Dynamische Osteosynthese

Springer

*Berlin
Heidelberg
New York
Barcelona
Budapest
Hong Kong
London
Mailand
Paris
Tokyo*

R. H. Gahr · W. Hein · H. Seidel (Hrsg.)

Dynamische Osteosynthese

Mit 118 Abbildungen in 176 Teilfiguren

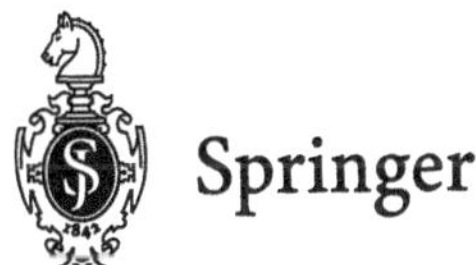

Springer

Dr. R. H. Gahr
Chefarzt der Klinik für Unfall- und Wiederherstellungschirurgie, Städtisches Klinikum „St. Georg", 04129 Leipzig, BRD

Professor Dr. W. Hein
Chefarzt der Klinik und Poliklinik für Orthopädie, Medizinische Fakultät der Universität Halle-Wittenberg, 06097 Halle, BRD

Dr. H. Seidel
Chefarzt der Chirurgie, Hafenkrankenhaus, 20355 Hamburg, BRD

ISBN-13: 978-3-540-58974-7   e-ISBN-13: 978-3-642-79582-4
DOI: 10.1007/978-3-642-79582-4

Die Deutsche Bibliothek – CIP-Einheitsaufnahme
Dynamische Osteosynthese / R. H. Gahr ... (Hrsg.). – Berlin;
Heidelberg; New York; Barcelona; Budapest; Hong Kong;
London; Mailand; Paris; Tokyo: Springer, 1995

NE: Gahr, Ralf H. [Hrsg.]

Satz: K+V Fotosatz GmbH, Beerfelden
SPIN 10487440   21/3135-5 4 3 2 1 0 – Gedruckt auf säurefreiem Papier

Vorwort

Professor Gerhard Küntscher trat 1940 vor die Deutsche Gesellschaft für Chirurgie und stellte erstmals seine Ergebnisse der Marknagelung zur Behandlung von Frakturen der breiten Öffentlichkeit vor. Die überwiegende Ablehnung der Marknagelung vor dem wissenschaftlichen Forum wurde durch ihren Erfolg in den Kriegsjahren wett gemacht, und die eloquente Kritik der epochalen Operationstechnik wurde in eine unerwartete weltweite Anerkennung der Methode verwandelt.

In den Nachkriegsjahren wurde die Osteosynthesetechnik von Frakturen durch das Dogma der rigiden stabilen Osteosynthese geprägt. Die Küntscher-Technik wurde erneut in den Hintergrund gedrängt. Das alte Argument gegen die Marknagelung, die Zerstörung der intramedullären Blutversorgung, wurde von Küntschers Gegnern ebenso heftig diskutiert wie die Gefahr der Röntgenstrahlen während der Durchleuchtung. Das Pendel der Osteosynthesetechnik kehrte jedoch zur biologischen Operation von Küntscher zurück. Die klinischen Ergebnisse zeigten hohe Versagensraten für die rigiden Osteosynthesen und Knochenuntergang unter der Platte, dagegen eine biologische Kallusheilung mit dem Nagel. Unter diesem Eindruck wurde die Marknagelung technisch perfektioniert. Neue Techniken – von Käsmann, sowie von Klemm und Schellman, als auch von Grosse und Kempf entwickelt – eröffneten Behandlungsindikationen, die dem klassischen Küntscher-Nagel nicht zugänglich waren und führten zu einer Renaissance der intramedullären Nagelung und zur Wiederbelebung des Gedankens der natürlichen dynamischen Knochenbruchheilung.

Die Internationale Arbeitsgemeinschaft für Dynamische Osteosynthese (A.I.O.D.) hat eher als andere die Kernideen von Küntscher erkannt, weiter ausgebaut und Osteosyntheseverfahren im Sinne von Küntscher für alle langen Röhrenknochen entwickelt. Der wie zu Küntschers Zeit aktuelle Disput über technische Details des Verfahrens hält an und wird ebenso heftig ausgetragen wie zu Beginn der Marknagelung.

Dieses Buch gibt einen Einblick zu den aktuellen Fragen der dynamischen Osteosynthese; es besteht aus Referaten, die anläßlich des Symposiums „Dynamische Osteosynthese-Verriegelungsnagel und Fixateur externe" – am 23. und 24. September 1994 im Gewandhaus in Leipzig gehalten wurden.

Die wissenschaftliche Leitung unter R. H. Gahr, W. Hein und H. Seidel führte Referenten zusammen, die zu gleichen Themen durchaus kontrovers Stellung nahmen. Der Vorstand der A.I.O.D. dankt Herrn Dr. R. H. Gahr für die Übernahme der Schriftleitung des Bandes.

H. Seidel, 1. Vorsitzender der A.I.O.D. Deutschland e. V.

Inhaltsverzeichnis

V. Spezielle Techniken der Behandlung der Tibiafraktur

VI. Spezielle Techniken der Behandlung der Humerusfraktur

VII. Handgelenksnahe Frakturen

VIII. Infektionen nach Nagelung

Teil I

Einführung

Geschichte der Verriegelungsnagelung

V. Vécsei[1]

Die Verriegelungsnagelung basiert nach Angaben von Gerhard Küntscher auf dem Transfixationsgipsverband. „Es ist das Verfahren der Detention, das Fernhalten aller Kräfte aus dem Bruchspalt, die Entspannung. Im Prinzip ist es auch etwas nicht vollkommen Neues. Es ist der grundlegende Gedanke des Transfixationsgipses, durch je einen proximal oder distal angebrachten Kirschner-Draht die Verkürzung zu verhindern. Die Vorrichtung wurde gewissermaßen in das Innere des Knochens verlegt. Auch hier wieder mit dem entscheidenden Vorteil des Fortfalles der äußeren Schienung und der Möglichkeit zur geschlossenen Einführung. Das Gerät ist äußerst einfach konstruiert. Der Marknagel trägt an seinen beiden Enden zwei quere Durchbohrungen. Durch diese werden mittels zweier seitlicher Stiche zwei Bolzen eingeführt. Das ist alles!" G. Küntscher (1968, Langenbecks Arch. Chir. 322:1063).

Die Idee, den Nagel selbst mit Bohrungen zu versehen und ihm mit Kirschner-Drähten an den Knochen zu fixieren, darf Herzog (1952?) für sich beanspruchen.

1953:	Modny gab einen Kreuznagel mit multiplen Perforationen an den Stoßstellen der Lamellen zur Aufnahme von Schrauben an.
1968:	Küntscher stellt den Detensor vor und berichtet über erste klinische Erfahrungen.
1972:	Von Klemm und Schellmann (BG-Unfallklinik Frankfurt/Main) wird der Verriegelungsnagel mit Gewindebolzen für den Femur und Tibia inauguriert. Die Bezeichnung VN und Bolzen wurde von Klemm mit Küntscher abgesprochen (Orthopedia/Kiel).
1973:	Gründung des Gerhard-Küntscher-Kreises in Berlin.
April 1977:	Grosse und Kempf stellen ein verändertes Nagelsystem mit neuen Zielgeräten für die Verriegelung proximal und ein auf den C-Bogen des Bildwandlers montiertes sterilisierbares distales Zielgerät, von Grosse und Lafforgue entwickelt, im Rahmen eines internationalen Symposiums in Strasbourg vor (Howmedica/Kiel).

---

[1] Universitätsklinik für Unfallchirurgie, Währinger Gürtel 18−20, A-1090 Wien.

Februar 1978: Internationales Symposium über die Verriegelungsnagelung in Wien. Erste Buchpulikation über die Technik und Anwendung im Maudrich-Verlag Wien (Herausgeber V. Vécsei).

Ab 1979: Zahlreiche Symposien und Fortbildungskurse in Strasbourg in deutscher, französischer, englischer und italienischer Sprache. Instruktionskurse.

1982: Internationales Symposium über Verriegelungsnagelung in Frankfurt/Main.

1986: Gründung des AIOD in Strasbourg.

September 1988: Vorstellung des OA-Verriegelungsnagels von Seidel.

1989: Der Gammanagel geht in Serie.

1990: Entwicklung des Ulnateleskopnagels von Lefevre.

1990: Erste Erfahrungen mit dem unaufgebohrten Tibianagel und Nagelsystemen.

1990: Gründung der Deutschen Sektion des AIOD.

Auf Grund der Kommerzträchtigkeit wurden sehr rasch in aller Welt von vielen Implantaterzeugern Verriegelungsnagelsysteme entwickelt und in alle Welt vertrieben.

Teil II

Frakturheilung, Kallus, Marknägel

Intramedullary Reaming and Callus Formation

R. N. Brueton and M. Brookes[1]

Zusammenfassung

Die frühen unverriegelten Nägel waren nur zur Behandlung von Frakturen am Isthmus langer Röhrenknochen geeignet (Küntscher 1968). Der Knochen wurde aufgebohrt, um einen festen Sitz in der Markhöhle zu gewährleisten und damit eine mögliche Rotation zu verhindern. Die Erfindung der Verriegelungsschrauben bedeutete, daß zur Erlangung einer gewissen Rotationsstabilität nicht mehr unbedingt das absolute Festsitzen des Nagels im Markraum nötig war. Das Aufbohren wurde damit nur noch benötigt, um die Einbringung von langen, mechanisch rigiden Nägeln zu ermöglichen. Seit kurzem gibt es nun einen Trend hin zur Verwendung von unaufgebohrten Verriegelungsnägeln. Andererseits ist es aber auch möglich, daß der Prozeß des Aufbohrens an sich positiv auf die Frakturheilung und die Kallusbildung wirkt. Ziel dieser Studie war es, die vaskulären und histologischen Effekte der intramedullären Bohrung und der Einbringung eines Nagels in gesunden Knochen zu untersuchen.

Introduction

Early unlocked intramedullary nails were only suitable for treating fractures at the isthmus of a long bone (Küntscher 1968). The bone was reamed in order that the nail would fit tightly within the medullary cavity, holding the inner cortex of both fragments at the level of the fracture site, and thus preventing rotation. The advent of locking screws meant that the tight fit of the nail within the medullary canal was no longer needed, in order to control rotation (Wiss et al. 1968). Reaming was therefore apparently only necessary to enable the insertion of a large and mechanically strong nail.

There has recently been a move towards narrow unreamed locking nails that are inserted without reaming (Whittle et al. 1991). It is possible, however, that the process of reaming itself may be advantageous in fracture repair, by stimulating external callus. The aim of this study is to investigate the vascular and histological effects of intra-medullary reaming and the insertion of simulated nails on intact bone.

---

[1] 22 Canterbury House, Royal Street, GB London SE17 LN

Materials and methods

The vascular and histological response of intact bone was studied in two experimental situations. The response to reaming and intramedullary nailing was studied in the first instance. Secondly, the response to the insertion of an unreamed intramedullary nail was investigated.

Reaming and intramedullary nailing

In two similar groups of 12 New Zealand white rabbits, the response of intact bone was investigated from 1 to 12 weeks post-operatively. Under general anaesthesia, the tibiae in the first group were reamed by the retraction of the patellar tendon and the insertion of a drill into the medullary cavity through the extra-articular area of the tibial plateau. In the second group, a flexible polyethylene tube was inserted into a similarly reamed medullary cavity. The bones were not fractured. The animals were perfused with intra-arterial barium sulphate at selected time periods up to 12 weeks, and the tibiae examined angiographically and histologically.

Unreamed tibial nail

In a group of 4 New Zealand white rabbits, the upper tibia was exposed by retraction of the patellar tendon, under general anaesthesia. The extra-articular area of the tibial plateau was pierced. A wide or narrow hollow polyethylene tube was then inserted into the medullary cavity without reaming. The bones were not fractured. The animals were perfused with intra-arterial barium sulphate at two or four weeks post-operatively and the tibiae studied angiographically and histologically.

Results

Reaming and intramedullary nailing

With reaming alone, the medullary supply to the cortex was partially restored by the end of the first week (Fig. 1), and was complete to two weeks (Fig. 2). Vascular regeneration in the marrow was accompanied by a large deposit of external callus supplied with blood from the periosteum (Figs. 3, 4). Hard periosteal callus was still present at 12 weeks. The cortex was thick and mildly hypervascular (Fig. 5).

With reaming and polyethylene nailing, marrow revascularisation was delayed until the second week. External callus formation (Figs. 6, 7) was marked throughout the observation period. At 12 weeks, the cortex was substantial, but mildly hypervascular (Fig. 8).

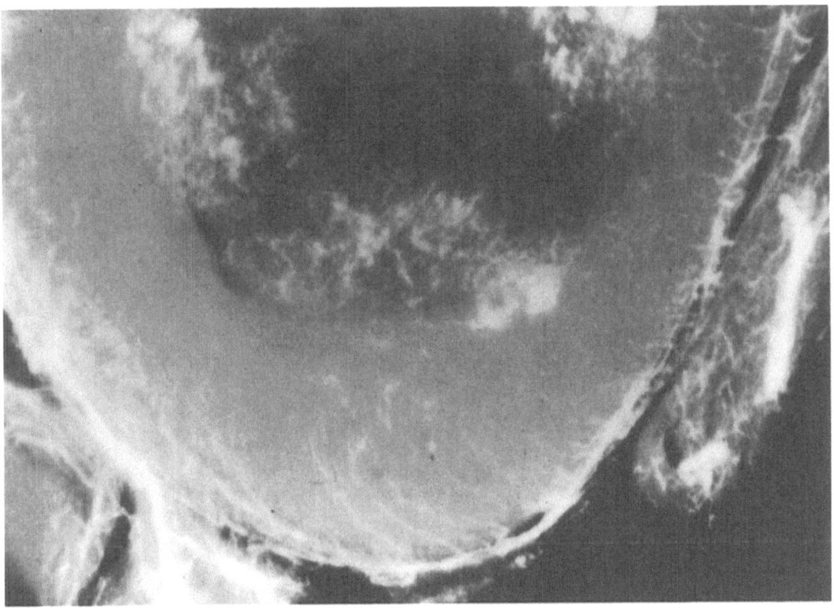

Fig. 1. Microangiograph of a reamed tibia (1 week) showing combined periosteal and medullary supply to cortex

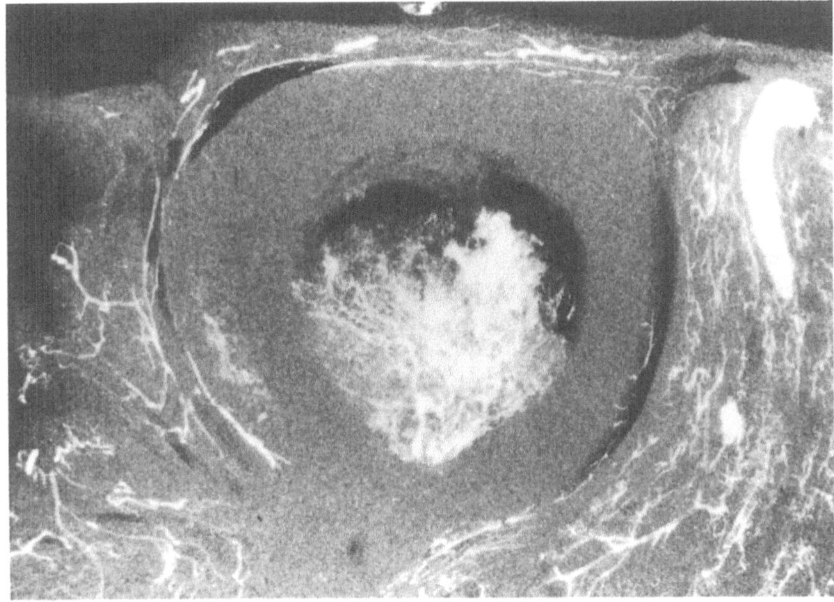

Fig. 2. Microangiograph of a reamed tibia (2 weeks) showing restoration of the medulla. Note presence of external vascular callus

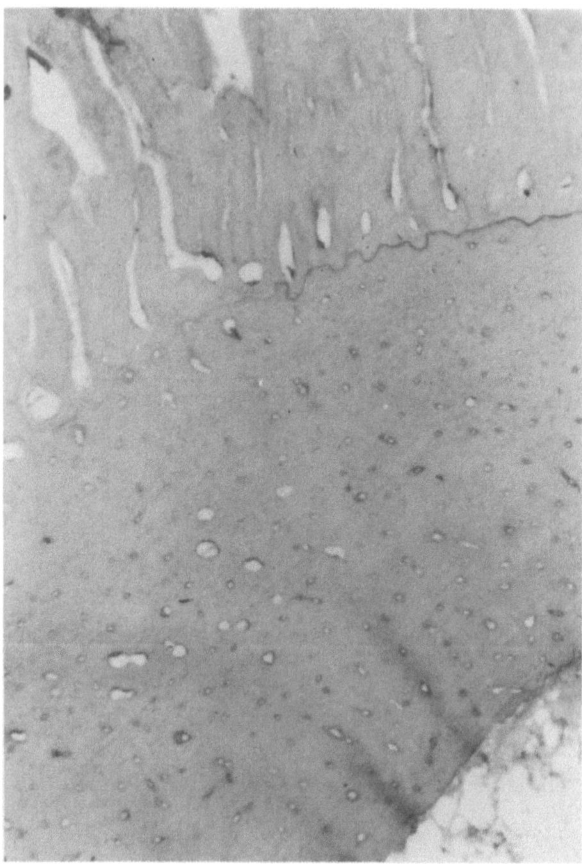

Fig. 3. Photomicrograph of a reamed tibia (3 weeks) showing external callus deposition

Unreamed tibial nail

Narrow tubes inserted into the tibial marrow did not destroy the medullary circulation. The cortex continued to be supplied by a medullary blood supply (Figs. 9, 10). External callus was absent (Fig. 11).

Large tubes produced similar results. Medullary destruction was more extensive than with the small tubes (Fig. 12). Histology confirmed that callus deposition was absent (Figs. 13, 14).

Discussion

Intramedullary reaming of the intact rabbit tibia resulted in the initial destruction of the medullary circulation. It was restored after two weeks. This was associated with an increased periosteal vascular response, together with external callus formation. A similar response was seen when reaming was followed by

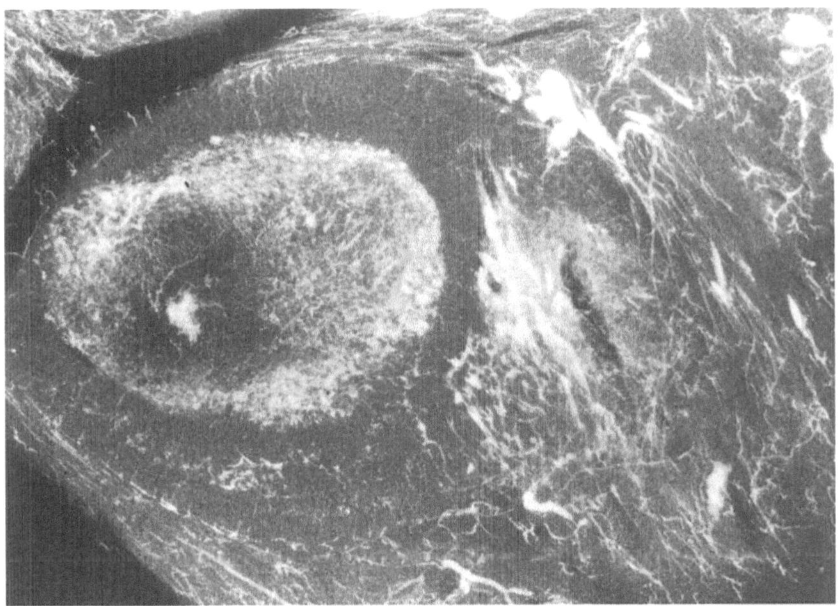

Fig. 4. Microangiograph of a reamed tibia (4 weeks) showing extensive external callus deposition

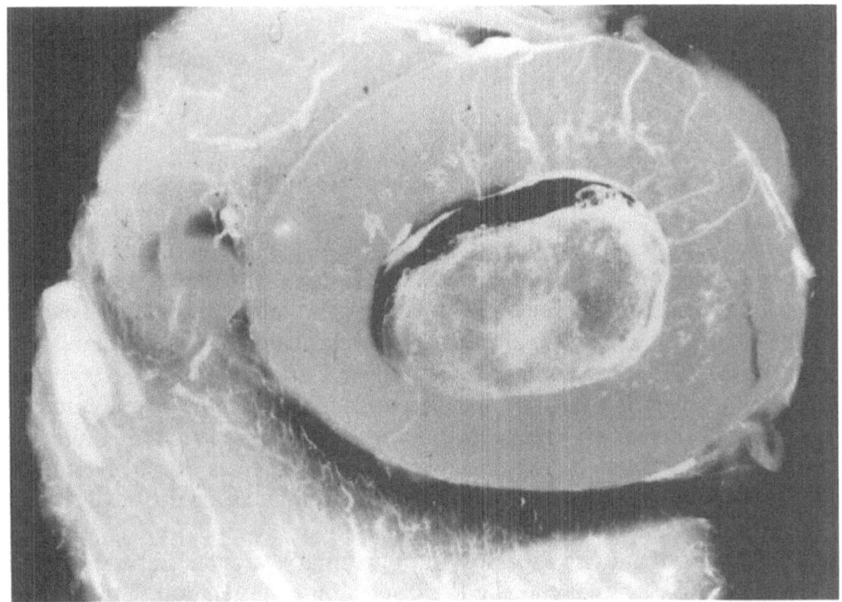

Fig. 5. Microangiograph of a perfused and reamed tibia (12 weeks) showing medullary restoration. The thick cortex is mildly hypervascular

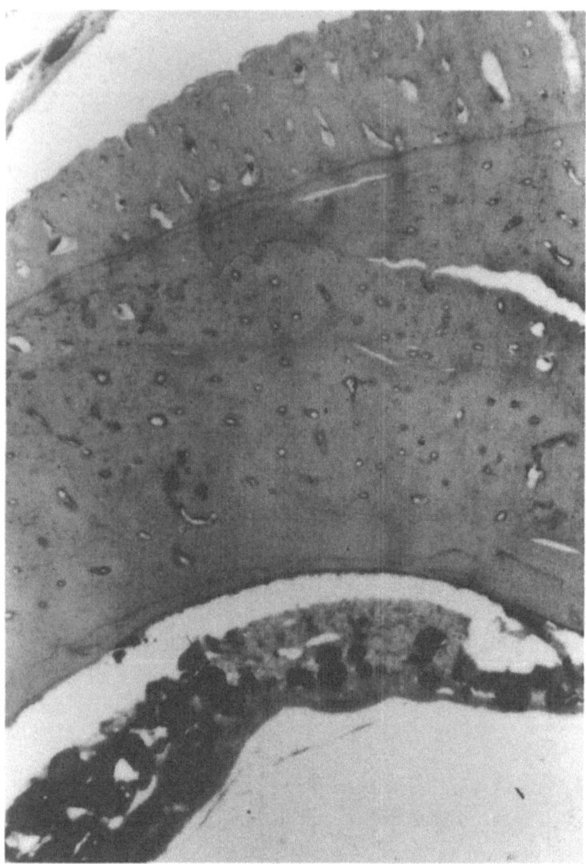

Fig. 6. Photomicrograph of a reamed and nailed tibia (3 weeks). Note periosteal callus, and the highly vascular medullary membrane coating the quondam polyethylene tube

the insertion of a polyethylene tube, although medullary revascularisation was slower.

It is suggested that the process of reaming has an advantageous effect in the repair of fractured long bones, in that reaming is associated with external callus formation (Grundes et al. 1994). This must however, be balanced against the possible production of fat embolus following reaming. The mechanism of external callus formation following reaming of a fractured bone, may involve the dispersion of the medullary products of remaining into the fracture gap, and so beyond the cortex. However, this cannot be the case in the reaming of intact bone as described here in this investigation. It seems that demaging the medullary vasculature by reaming intact bone, stimulates a periosteal vascular response and external callus deposition.

The unreamed nail produces less intramedullary vascular damage, and has the advantage of possible reducing the dispersion of fat emboli. However, the results of this investigation suggest that in the absence of reaming an intact bone, external callus does not form. In the management of fractures with an

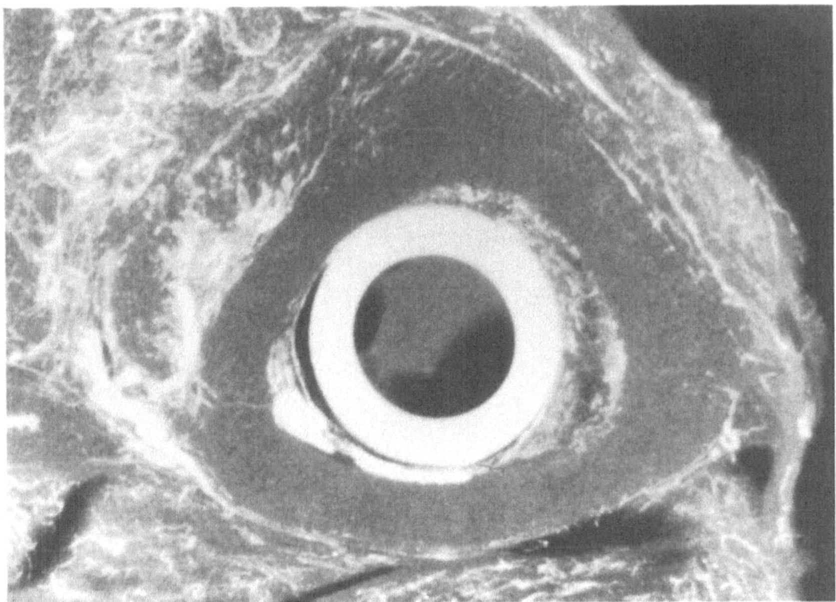

Fig. 7. Microangiograph showing polyethylene tube in situ in the vascular marrow (3 weeks). An extensive external callus deposit is present

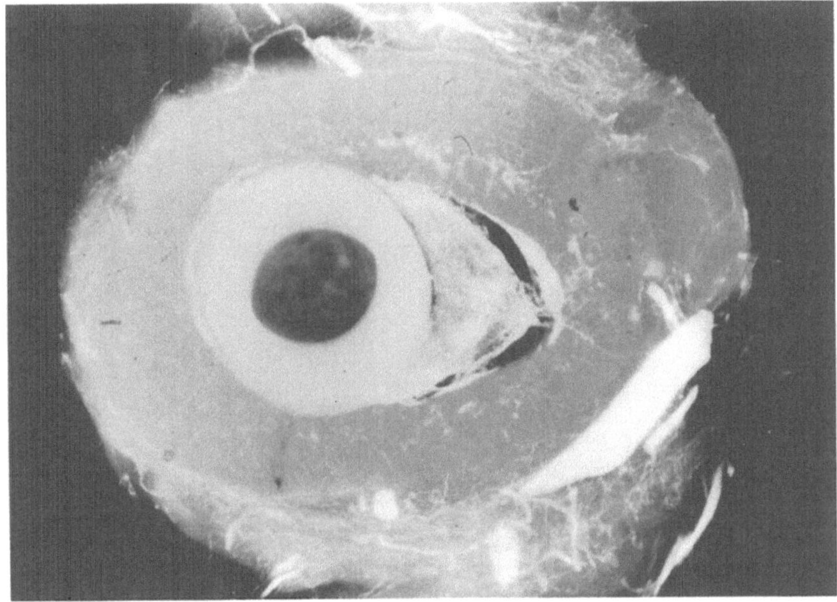

Fig. 8. Microangiograph of a reamed and nailed tibia (12 weeks) showing mild hypervascularity of the cortex, thickened by external callus deposition

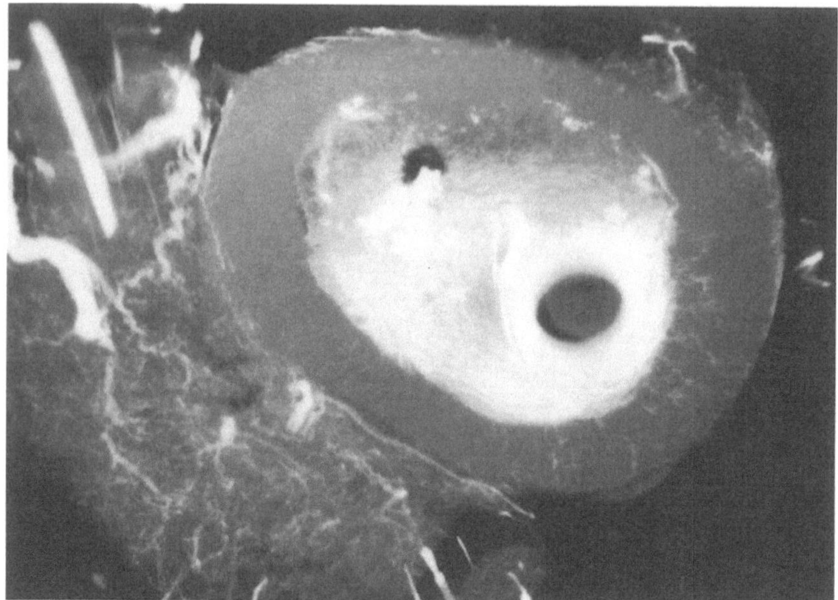

Fig. 9. Microangiograph of a perfused unreamed tibia (2 weeks). A small tube is in the marrow. The medullary circulation is not suppressed. Note absence of callus deposition

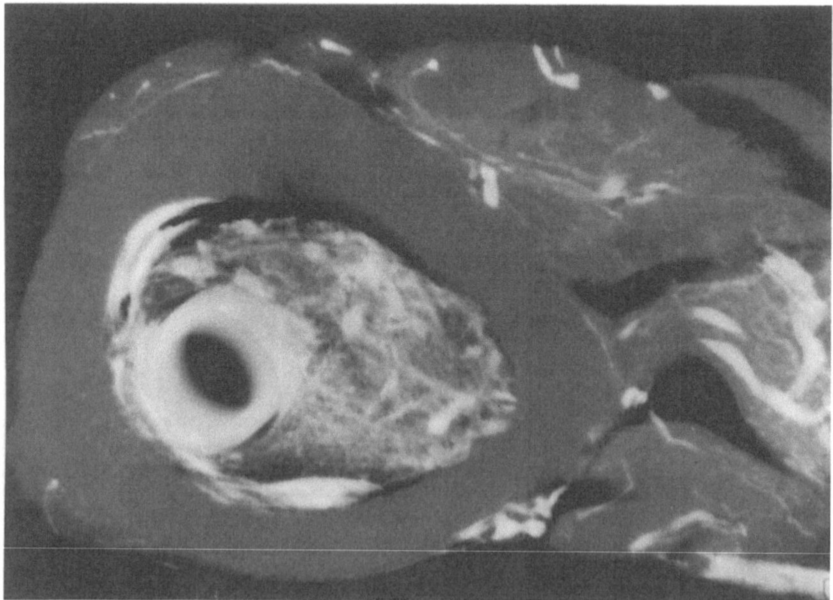

Fig. 10. Microangiograph of a small tube in an unreamed tibia (4 weeks). The cortex is normal and callus is absent

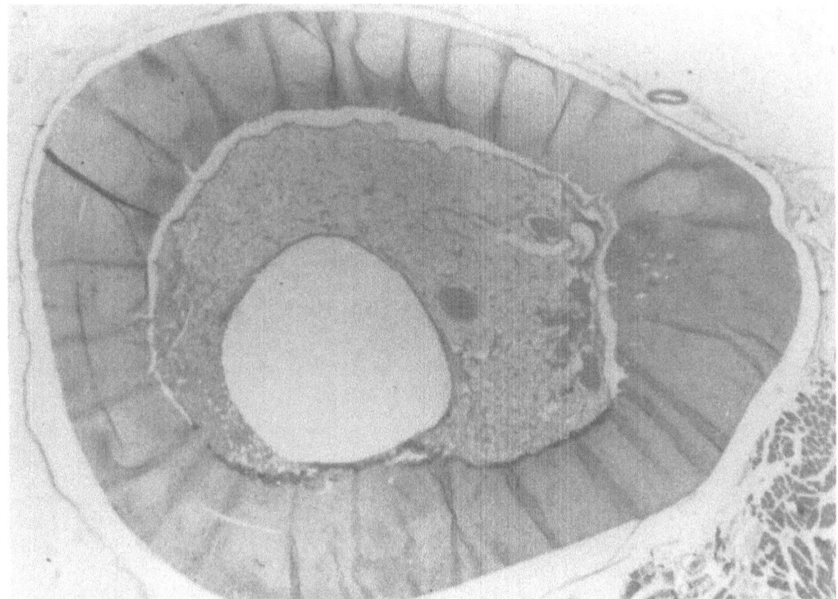

Fig. 11. Photomicrograph of an unreamed tibia with a small nail in situ (2 weeks). The marrow is largely undisturbed. The cortex is normal. External callus is absent

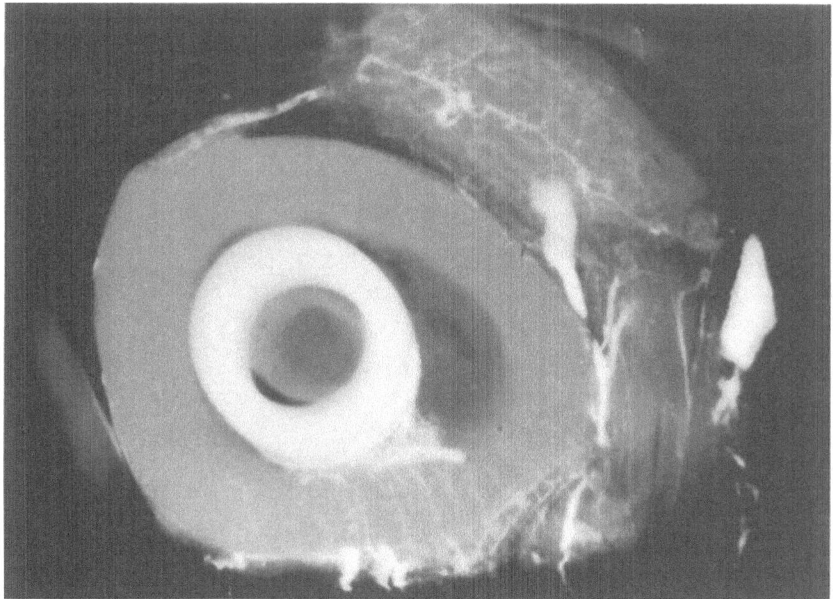

Fig. 12. Microangiograph of an unreamed tibia with a large nail in situ (2 weeks). Medullary damage is apparent, but callus formation is absent

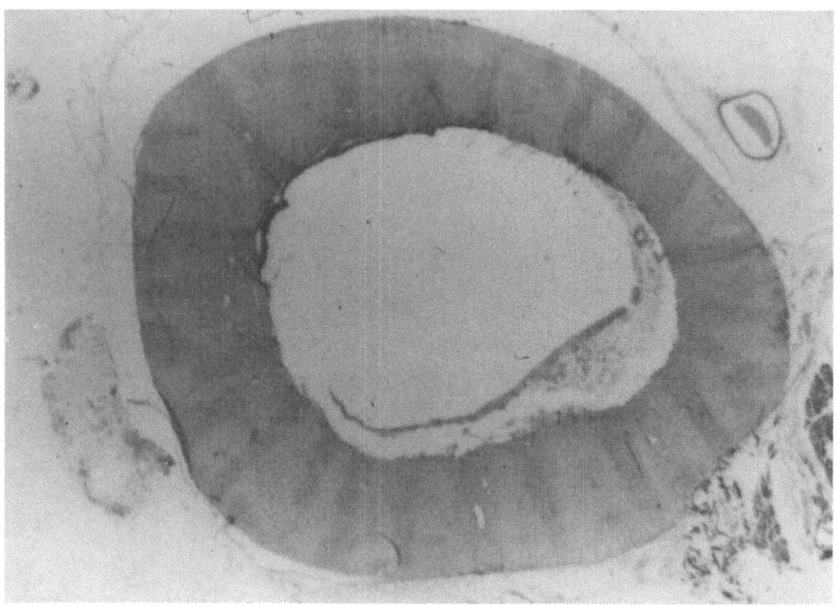

Fig. 13. Photomicrograph through an unreamed tibia (2 weeks). The site of a large nail occupies most of the medullary cavity. The cortex is normal. Callus is lacking

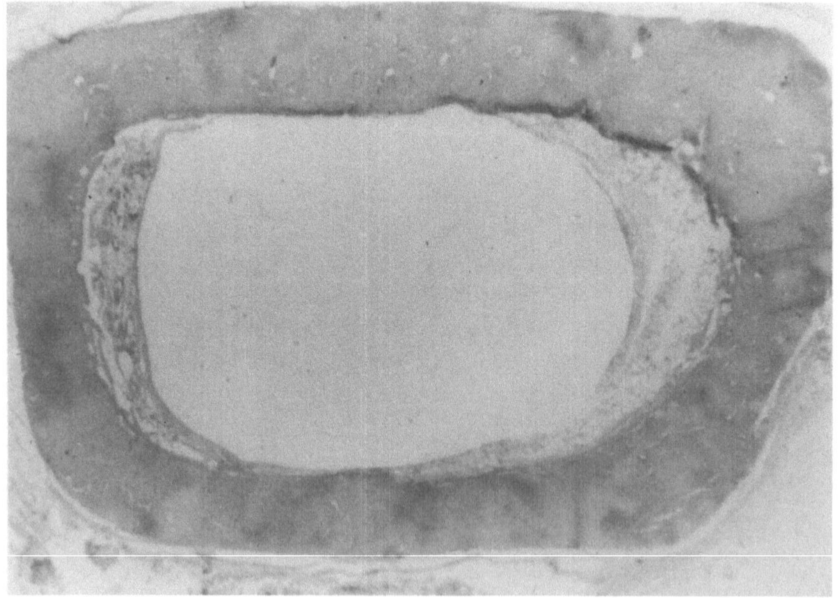

Fig. 14. Photomicrograph through an unreamed tibia, nailed 4 weeks previously with a large tube. External callus is absent. The cortex is mildly osteoporotic

unreamed nail, it can therefore be expected that callus formation will be considerably reduced, which may influence deleteriously the clinical outcome.

References

Grundes O, Utvag SE, Reikeras O (1994) Effects of graded reaming on fracture healing. Acta Orthop Scand 65(1):32–36
Küntscher G (1968) The intramedullary nailing of fractures. Clin Orthop 60:5
Whittle AP, LaVelle DG, Taylor JC, Russel TA (1991) Treatment of open tibial shaft fractures with unreamed interlocking intramedullary nails. Proc American Academy of Ortho. Surgeons meeting, Anaheim 244
Wiss DA, Fleming CH, Matta JM, Clark D (1986) Comminuted and rotationally unstable fractures of the femur treated with an interlocking nail. Clin Orthop 212:35

Callus Stimulation Through the Dynamic Mechanical Environment Imposed by Unilateral External Fixation

T. N. Gardner, J. Kenwright, M. Evans, and H. Simpson[1]

Zusammenfassung

Die Heilung der Frakturen langer Röhrenknochen wird signifikant durch die Stabilität des interfragmentären Bereichs bestimmt. Eine flexible Form der Fixation wie Gips oder unilateraler Fixateur externe läßt eine interfragmentäre Bewegung bei gleichzeitiger Gewichtsbelastung zu. Somit wird eine Frakturheilung unter dynamischen Bedingungen erzeugt. Eine eher starre Fixation wie interne Verplattung reduziert diese Bewegung erheblich und sorgt für eine „statische Umgebung" zur Frakturheilung. Aus den Ergebnissen der Studie zeigt sich, daß es eine Art „Belastungsfenster" gibt, das die frühe Wiederherstellung der mechanischen Integrität fördert. Es scheint, daß ein großer Teil der mit Fixateur externe versorgten Patienten, die hier untersucht wurden, innerhalb dieses Belastungsniveaus liegen. Dagegen liegt die Belastung des Frakturspaltes bei verplatteten Frakturen niedriger und bei eingegipsten Frakturen höher. Da eine starke Bewegung resultiert, wenn es sich um Frakturen mit einem großen Frakturspalt oder mit einer hohen Gewichtsbelastung handelt, könnte es sinnvoll sein, die Patienten zu identifizieren, bei denen eine Verkleinerung des Frakturspaltes bzw. eine Reduzierung des übertragenen Gewichtes zu einer Verbesserung der Frakturheilung führt.

Introduction

Long bone fracture healing is significantly influenced by the stability of the inter fragmentary region. Flexible forms of fixation, such as plaster casts and unilateral external fixators allow inter fragementary motion under weight-bearing (Lippert and Hirsch 1974; Gardner et al. 1994). This creates a *dynamic* environment for fracture healing. More rigid fixators, such as internal plates substantially reduce this motion (Hutzschenreuter et al. 1969) and provide a relatively *static* environment for healing.

The presence or absence of significant inter fragmentary motion influences healing in two ways. Firstly, it largely determines whether the repair process is by 'primary' od 'secondary' osteogenesis. Primary osteogenesis arises from a relatively rigid stabilisation and results in osteonal remodelling at the frag-

---

[1] Oxford Orthopaedic Engineering Centre, Nuffield Orthopaedic Centre, Headington, GB Oxford OX 37 LD.

ment ends, whereas secondary osteogenesis, arises from some degree of motion resulting initially in a collar of callus to surround and immobilise the fracture. Secondly, and of major interest in this study, movement significantly influences the speed of restoration of mechanical integrity and therefore of limb function in externally-fixated fractures, that largely adopt the pattern of secondary osteogenesis.

It has been shown by varying the rate, frequency and magnitude of movement at fractures that healing is significantly influenced by the nature of inter fragmentary motion (Kenwright and Goodship 1989, 1985). This was found by periodically applying motion mechanically to model fractures in animals and to real fractures in patients, where in both cases the motion was controlled externally and the subjects were passive. It is also suspected that the nature of the movements that occur naturally during the everyday function of patients may similarly influence healing. Here the subjects are active, and inter fragmentary motion arises from weight-bearing and from muscle activity. Consequently the motion is likely to be random with little control provided by either the patient or the clinician.

Since fractures normally heal under the natural environment of active motion, a study was made of inter fragmentary movement during routine walking activity, to determine the magnitude and direction of this movement and to forecast the effect on healing.

Method

Forty patients had non comminuted, transverse or oblique, mid-shaft tibial fractures fully reduced and stabilised by unilateral external fixators. Three-dimensional motion of the distal fragment in relation to the proximal was measured during walking, at intervals of two weeks throughout healing. This was performed using the Oxford Micromovement Transducer (Fig. 1), with magnetic field Hall Effect sensors (Gardner et al. 1994), clamped across the fracture between the inner pair of bone pins. Three linear orthogonal and three angular directions of movement were monitored to describe the 3-dimensional motion in six degrees of freedom. Patients were asked to walk in their normal manner, while motion was recorded by the transducer.

Results

Figure 2 illustrates typical fragmentary motion for one of the patients, and it may be used to identify an important property of the active motion commonly occurring at a fracture site. Three steps have been taken by the patient, which are indicated on the figure by the three major cyclic excursions of the group of seven curves from the horizontal datum line. Here, six curves illustrate the three linear and three angular directions of movement, while the seventh is the curve of ground load (present above the datum only for the second step). The

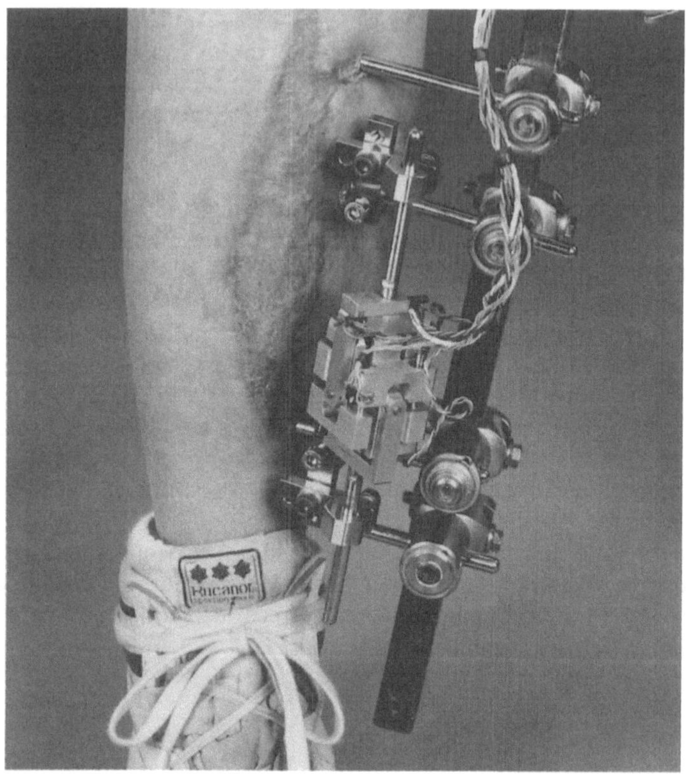

Fig. 1. The Oxford Micromovement Transducer. 3-dimensional interfragmentary movement is measured in six degrees of freedom during walking activity

load versus movement response indicated by the shape of the curves is largely sinusoidal; which means that inter fragmentary movement can be described as cyclic *elastic motion*, rather than be expected visco-elastic motion of it were dependant on the properties of the fracture tissue. This is because inter fragmentary motion is being driven alternately by weight-bearing (movement occurring under load) and by the elastic fixation frame acting as a 'mechanical spring' (recovering the movement after load removal). The cyclic motion is similar in frequency and rate to the fracture movement applied mechanically by Kenwright and Goodship which they varied in amplitude to investigate healing response. Therefore, if the motion occurring through routine daily walking activity may be similarly controlled in amplitude and direction, this motion may be used to optimise the healing response of the fracture.

Cyclic elastic motion during walking was found to vary considerably. At two to four weeks, axial motion varied between 0.1 and 1.8 mm, while transverse and torsional shear movements were generally found to be as significant as axial movement, varying from 0.0 to 1.5 mm and 0.0 to 1.5°, respectively. Angular movement in a vertical plane varied between 0.1 and 1.7°, and at fixa-

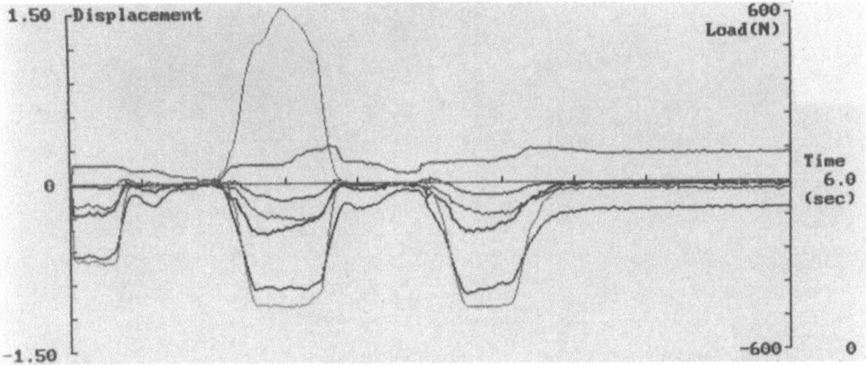

Fig. 2. Typical interfragmentary movement for a tibial fracture patient during walking with a unilateral fixator. The *six curves* illustrate the three linear and three angular directions of 3-dimensional movement, and the seventh curve is weight-bearing at ground level

tor removal stage, between 10 and 25 weeks, movement in all directions had reduced to below 0.75 mm and 0.75 ° for all patients as the fractures healed and stiffened. At this stage, bending stiffness of the fractures had increased to 15 Nm/degree (Evans et al. 1988).

In order to change the mechanical environment at the fracture, some fixator manufacturers have incorporated a means of allowing the fixator bar to slide telescopically (referred to as 'dynamising'). Contrary to general opinion, this mode of operation was not found, in a group of 10 patients, to alter significantly the Cyclic Axial Movement (active CAM) at the fracture during walking.

Discussion

Since the magnitude of inter fragmentary movement influences healing, the upper and lower limits of the range of peak movements found in our sample group should be examined to predict their effect on healing. The upper limit of the range of peak movements found in the sample group indicates that the strain amplitudes arising from normal activity in some patients may be great enough to damage the inter fragmentary tissue. Here axial strain is axial movement as a proportion of the initial gap size, and transverse shear strain as transverse movement also in proportion to initial gap size. Therefore, assuming a fracture gap below 1 mm (indicated by radiographs) and full gap closure under weight-bearing as indicated by compressive movements of at least 1 mm, fracture tissue trapped in the gap would undergo axial and shear strains as high as 100%. Although this would cause yield failure in most inter fragmentary tissue (Perren and Cordey 1977) it may simply result in callus proliferation (Lindholm et al. 1970) which may or may not inhibit healing. As plaster casted and braced patients have healed with inter fragmentary movement much greater

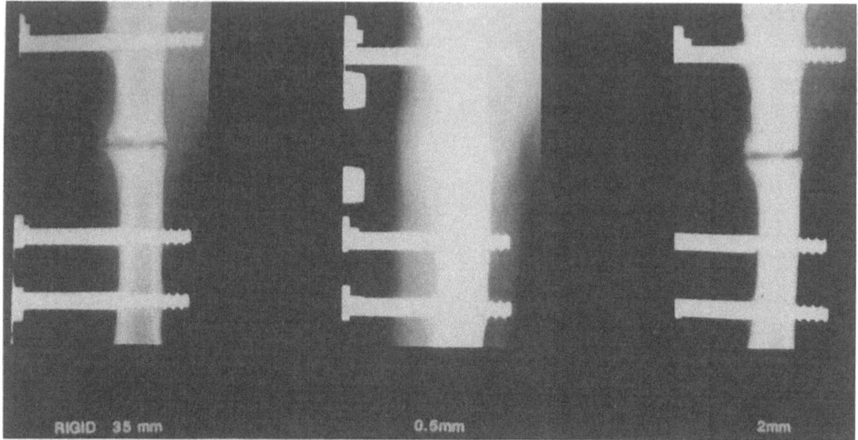

Fig. 3. Radiographs of sheep tibia with varying amounts of bridging callus at transverse mid shaft osteotomies due to the different mechanical environments (*left* to *right*): relatively static fixation, dynamic fixation providing 0.5 mm of peak cyclic movement and dynamic fixation of 2 mm cyclic movement

than has been found here (Lippert and Hirsch 1974), it is expected that intermittent yielding of the tissue may only produce an inhibitory effect on healing, as a consequence of prolonging the initial callus-building stage. At the lower limit of the range of peak movements of the sample group, the level of movement is likely to be similar to that occurring with interal plates; producing little callus.

An efficient healing process, may be one that stimulates the formation of only an optimum structure of callus, in order to constrain against further movement and progress earlier to the bone cell formation and remodelling stages. Indirectly, the work of Goodship and Kenwright (1985) suggests that this may be the case for early healing. Figure 3 shows a radiograph of three sheep tibii that have been osteotomised transversely mid shaft to create model fractures with 3 mm inter fragmentary gaps, and then stabilised with unilateral external fixators. The first animal (left) was taken from a group where the osteotomies were stabilised relatively rigidly. Axial strains were small, similar to the strains at the lower end of the range of movement in our sample of patients during walking, if 1 mm gaps are assumed. Little bridging callus can be seen across the model fracture. The second group (right) had cyclic axial movement applied mechanically to the osteotomy daily at 2 mm peak compression. Peak movement corresponded to an axial strain of 67%, approaching the magnitudes of strains generated at the upper end of the range of movement in our sample of patients. The effect on healing was to produce marginally less bridging callus than the 'rigid' group. Finally, the third animal (centre) had 0.5 mm of cyclic movement applied daily, corresponding to 17% strain. This strain level falls within the range of peak movement found for our patients during walking. The effect on healing was to produce a stiffer and stronger callus structure than the other two strain levels.

Conclusion

It would therefore appear that a window of strain exists (at around 17%) that speeds the early restoration of mechanical integrity at the fracture in comparison with both lower (around 0%) and higher strain levels (67%). It would also appear therefore that a good proportion of the externally fixated patients sampled here may well produce strain levels within this window, whereas plaster casted and braced patients may produce strains above this and internally-plated patients below. However, those patients with peak strains at the upper and lower end of the range of movement, may expect some inhibitive effect on healing during routine activities. Since large movements arise from greater than average gap size and weightbearing (vice versa for small movements), it may be prudent to identify these patients and adjust gap size and weight-bearing to reduce or increase motion as required.

References

Evans M, Kenwright J, Cunningham JL (1988) Design and performance of a fracture monitoring transducer. J Biomed Eng 10:64–69

Gardner TN, Evans M, Simpson AHRW, Turner-Smith (1994) 3-Dimensional movement at externally fixated tibial fracturesand osteotomies during normal patient function. J Clin Biomech 9:51–59

Goodship AE, Kenwright J (1985) The influence of induced micromovement upon the healing of experimental fractures. J Bone Joint [Br] 67/4:650–655

Hutzschenreuter P, Perren SM, Steinemann S (1969) Some effects of rigidity of internal fixation on the healing pattern of osteotomies. Injury 1:77–81

Kenwright J, Goodship AE (1989) Controlled mechanical stimulation in the treatment of tibial fractures. Clin Orthop Relat Res 241:36–47

Lindholm RV, Lindholm TS, Toikkanen S, Leino (1970) The effect of forced inter-fragmental movements on the healing of tibial fractures in rats. Acta Orthop Scand 40:721–728

Lippert FG, Hirsch C (1974) Three dimensional measurement of tibia fracture motion by photogrammetry. Clin Orthop 105:130–143

Perren SM, Cordey J (1977) Die Gewebsdifferenzierung in der Frakturheilung. Monatsschr Unfallheilkd 80:161–164

Stabilität von Marknägeln unter Belastung:
Schlitznagel, Rundnagel, Massivnagel

H. E. Harder und A. Speitling

Einleitung

Für moderne Implantate werden metallische Werkstoffe benötigt, die in erster Linie zwei Eigenschaften aufweisen:

- eine hohe Korrosionsfestigkeit und
- hervorragende mechanische Eigenschaften.

Eine hohe Korrosionsfestigkeit ist deshalb notwendig, weil die im menschlichen Körper vorhandenen Flüssigkeiten (Blut, Plasma, Lymphe) für den größten Teil der Metalle in hohem Maße aggressiv sind, besonders wegen des hohen Gehalts an Chlorionen, die in ihnen enthalten sind (ca. 0,9% NaCl).

Hervorragende mechanische Eigenschaften sind erforderlich, weil die Belastungen, denen die Implantate ausgesetzt sind, sehr hoch sein können, so auch im Zusammenhang mit ihrem geringeren widerstandsfähigen Querschnitt im Verhältnis zum Knochen, die sie stützen sollen. Während kortikaler Knochen eine Festigkeit von 90–120 MPa aufweist, muß das Material, aus dem die verschiedenen Implantate hergestellt werden, häufig eine über 900 MPa liegende Festigkeit aufweisen.

Aufgrund der Gesetzgebung, hier speziell des harmonisierten EU-Rechts für Medizinprodukte, und aufgrund der Implantatanforderungen kommt der Biomechanik und somit Laboruntersuchungen eine immer größere Bedeutung zu.

Dem von Küntscher 1939 erstmals eingesetzten Oberschenkelnagel folgte 1965 der erste Verriegelungsnagel, von Küntscher als Detensor bezeichnet. Diese Idee aufgreifend wurde von Klemm und Schellmann der Verriegelungsnagel entwickelt. 1977 erfolgte von Grosse eine Weiterentwicklung. Heute ist der Verriegelungsnagel als Standardversorgungsmittel nicht mehr wegzudenken.

Neue Entwicklungen, wie kleine ungeschlitzte und Massivnägel, sind in der Erprobung und werden kontrovers diskutiert. Der Vorteil der minimalen Traumatisierung mit relativ dünnen Implantaten birgt jedoch ein erhöhtes Bruchrisiko. Nachfolgend sollen Kräfteverhältnisse und Vergleiche unterschiedlicher Produkte dargestellt werden.

Die Belastungen eines intramedullären Kraftträgers sind vielfältig. Neben der chemischen Belastung durch Chlorionen treten hauptsächlich axiale Kräfte

Howmedica GmbH, Prof.-Küntscher-Str. 1–5, D-24232 Schönkirchen.

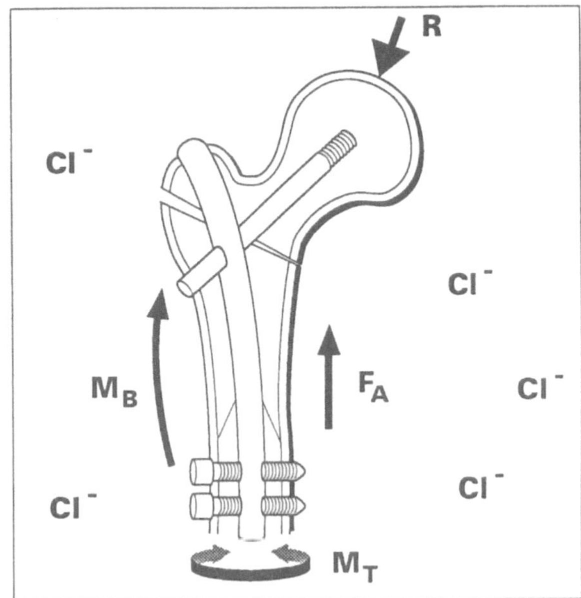

Abb. 1. Physikochemische Belastung von Implantaten

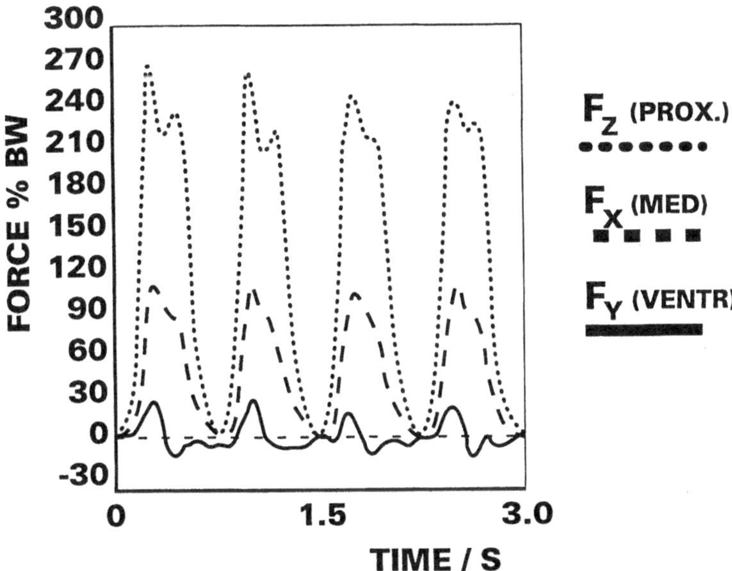

Abb. 2. An Hüftendoprothesen gemessene Kraftkomponenten (nach Bergmann et al. 1993)

sowie Momente in 3 Ebenen auf (Abb. 1). Dabei ist die Größe und Richtung ständig veränderlich. Bergmann et al. (1993) haben in ihrer Studie 3 Hauptbeanspruchungen am Oberschenkel gemessen (Abb. 2). Die Studie hat deutlich gemacht, daß es im Prinzip in keiner Lage und Stellung eine völlige Entlastung

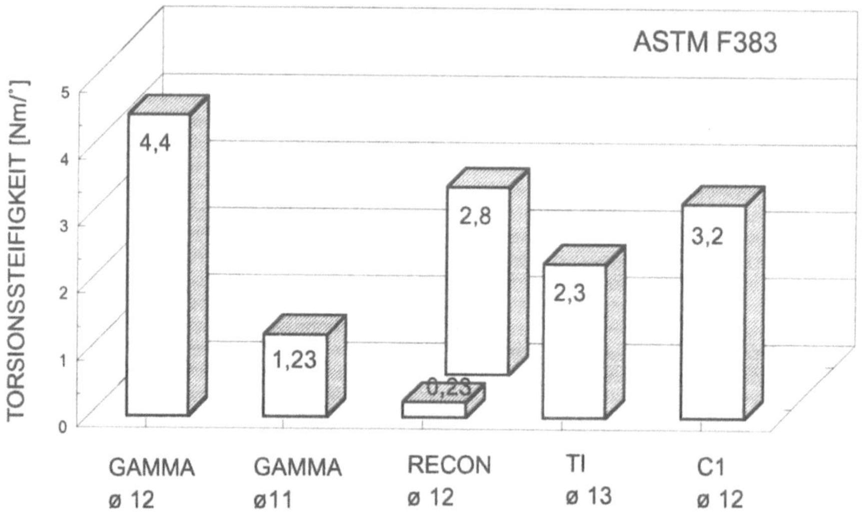

Abb. 3. Torsionssteifigkeit des langen Nagels im Vergleich zu anderen Nägeln. *Recon* entspricht einem GK-Hybrid in geschlitzter bzw. ungeschlitzter Ausführung, *T* einem Titannagel, ungeschlitzt, *C1* einem Mitbewerber

Tabelle 1. Biege- und Torsionsmomente am Femur, bezogen auf ein intramedulläres Implantat

Kraft [BW]	Moment [Nm] intramedullär
$F_x = +1,0$	$M_B = 54,0$
$F_z = +3,0$	
$F_Y = \pm 0,5$	$M_T = \pm 13,5$
BW = 70 kg	d = 38,7 mm

der Extremitäten gibt. Anhand eines Beispiels wird in Tabelle 1 gezeigt, daß am Femur bei einem mittleren Abstand vom Kopfmittelpunkt zur Schaftachse von 38,7 mm und einem Körpergewicht von 70 kg ein Biegemoment von 54 Nm und ein Torsionsmoment von 13,5 Nm besteht. Hieraus wird deutlich, welche Kräfte vom Implantat ständig aufzunehmen sind. Neue Entwicklungen von Implantaten auf der Werkstoff- und Festigkeitsseite stellen sich diesen Herausforderungen. In Tabelle 2 wird die Werkstoffentwicklung dargestellt. Der Orthinox-Stahl wir in allen Fällen den verschiedenen Anforderungen gerecht. Durch den relativ hohen Stickstoffanteil von 0,4% wird eine Festigkeit bis zu 1300 N/mm^2 erreicht. Dies erlaubt die seit einiger Zeit geforderte Reduzierung vom Implantatdurchmessern.

Freigaben von neuen Produkten können nicht nur nach theoretischen und rechnerischen Methoden erteilt werden. Der mechanische Vergleichstest ist aus Sicherheitsgründen immer noch erforderlich.

Tabelle 2. Chemische Zusammensetzung von Implantatstählen

Element %	V2A (1939)	316 LVM (1977)	Orthinox (1988)
C	0,070 max	0,030 max	0,060 max
Cr	17,0 – 20,0	17,0 – 20,0	19,0 – 22,0
Mo	–	2,35 – 3,50	2,0 – 3,0
Ni	10,5 – 12,0	13,0 – 16,0	8,0 – 11,0
N	–	0,10 max	0,25 – 0,5
Nb	–	–	0,25 – 0,8
Mn	2,0 max	2,0 max	2,0 – 4,25
P	0,045 max	0,025 max	0,025 max
S	0,030 max	0,010 max	0,010 max
Fe	Rest	Rest	Rest

Wirksumme: % Cr + 3x%Mo > 26

Produktvergleiche

Der lange Gammanagel

In Abb. 5 wird der Entwicklungsverlauf des langen Gammanagels dargestellt. Aus Sicherheitsgründen wurde zunächst ein Nagel von 12 mm Durchmesser konstruiert und erprobt. Aufgrund der guten Orthinox-Materialeigenschaften konnte der Nagel aus medizinischen Gründen auf einen Durchmesser von 11 mm reduziert werden. Die Torsionsmomente sind für diesen Nagel im Ver-

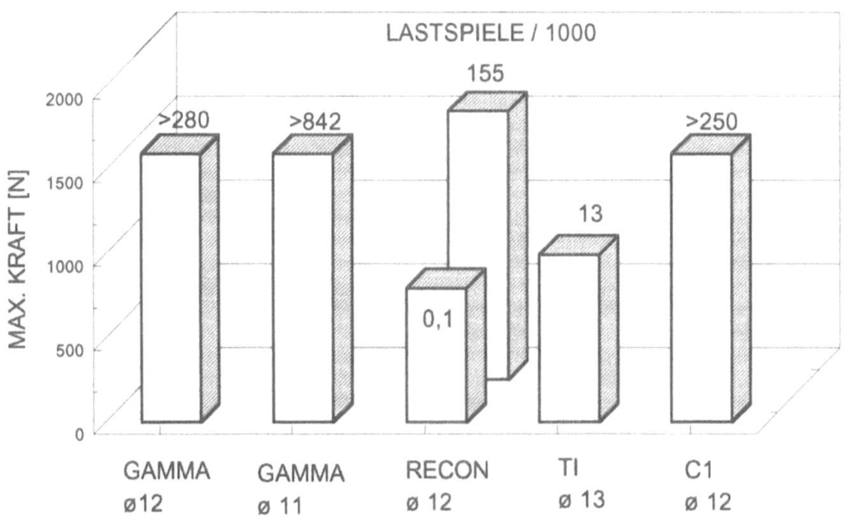

Abb. 4. Dynamische Beanspruchungstests an Implantaten zur Rekonstruktion des Femurs. Maximale Laststufe und erzielte Lastspiele bis zum Bruch bzw. bei Abbruch des Tests ohne Bruch (>). (Nageltypen s. Abb. 3)

gleich zum geschlitzten und ungeschlitzten RECON-Nagel (Durchmesser:
12 mm), einem USA-Titan-Nagel (Ti) von 12 mm Durchmesser sowie einem
USA-Nagel (Durchmesser: 12 mm), aus dem Standardimplantatstahl (C 1) ausgezeichnet. Bei diesen Daten handelt es sich um Laborvergleichsdaten. Auch
bei der statischen 4-Punkt-Biegung in Anlehnung an ASTM F 383 haben sich
eindeutige Vorteile für den Orthinox-Nagel mit einem Durchmesser von 11 mm
ergeben. Bei der entscheidenden dynamischen Prüfung (Abb. 4) erzielte der
Gammanagel bei gleichem Lastniveau von 1600 N deutlich mehr Belastungs-
zyklen.

Der Grosse-Kempf-Verriegelungsnagel

Laborvergleichstests vom Grosse-Kempf-Verriegelungsnagel wurden in ähnlicher Weise durchgeführt wie beim Gammanagel. Bei der Torsion wird der Unterschied zwischen geschlitzten und ungeschlitzten Nägeln besonders deutlich.
Wie in Abb. 5 und 6 dargestellt, haben die ungeschlitzten Nägel mit einem
Durchmesser von 10 und 11 mm signifikant höhere Torsionsfestigkeit und
-steifigkeit als die geschlitzten Nägel. Zu beachten ist, daß hier nur Nägel gleicher Güte und von einheitlichem Material verglichen wurden.

Bei der statischen Biegung ist der Schlitz von geringerer Bedeutung. Wie
in Abb. 7 und 8 dargestellt, steigt die Biegefestigkeit fast proportional zum Nageldurchmesser. Lediglich der Sprung zwischen dem Nagel (Durchmesser:
11 mm) und dem geschlitzten (Durchmesser: 12 mm) fällt wegen der höheren

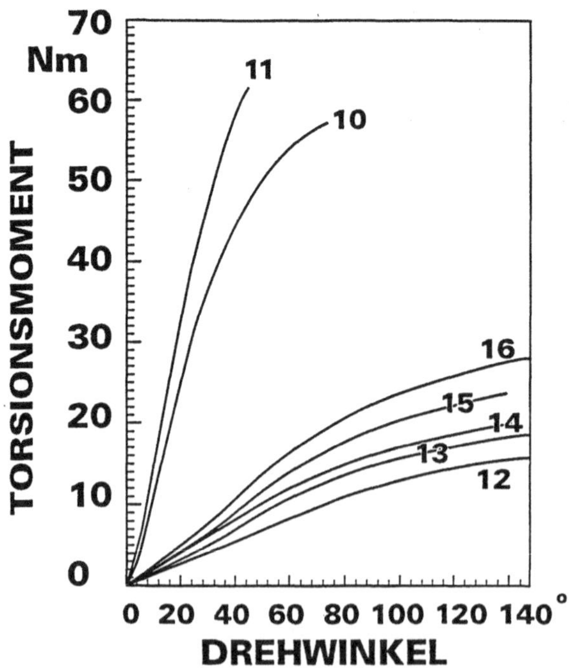

Abb. 5. Ermittlung der Torsionssteifigkeiten von GK-Nägeln

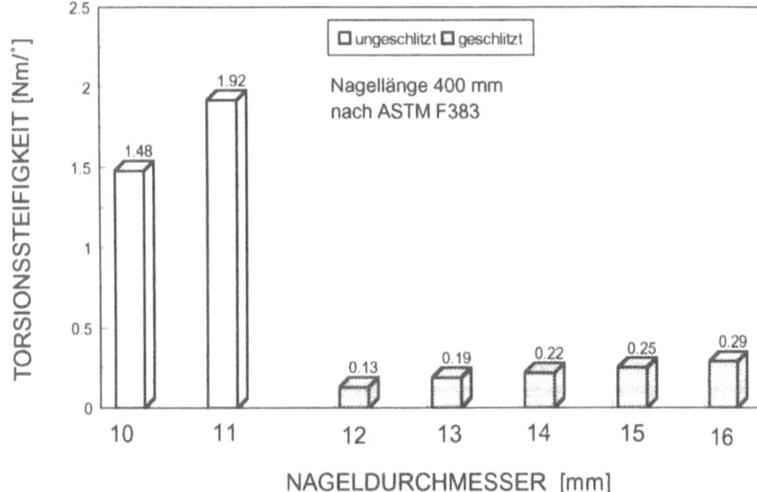

Abb. 6. Aus Abb. 5 abgeleitete Torsionssteifigkeiten von GK-Nägeln nach ASTM F 383

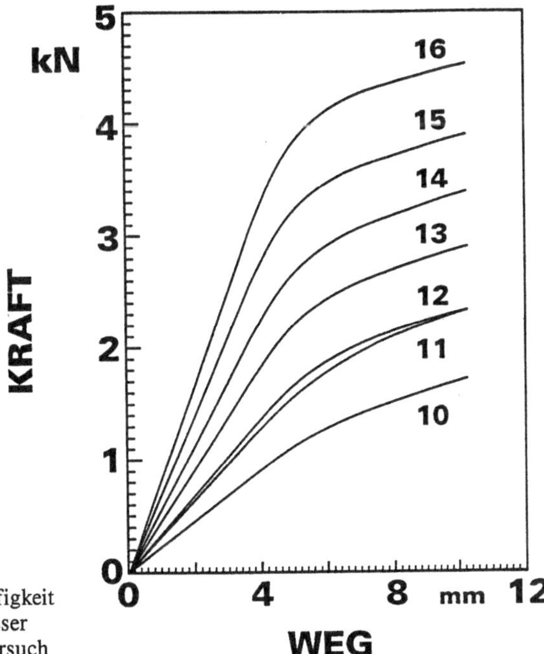

Abb. 7. Ermittlung der Biegesteifigkeit von GK-Nägeln (Nageldurchmesser 10–16 mm) im 4-Punkt-Biegeversuch

Festigkeit des 11-mm-Nagels etwas größer aus. Alle Messungen wurden mit nach unten liegendem Schlitz durchgeführt.

Über die Stabilität ungeschlitzter und geschlitzter Nägel ist viel geschrieben und diskutiert worden. Welchen Einfluß jedoch ein nicht so rigider Nagel

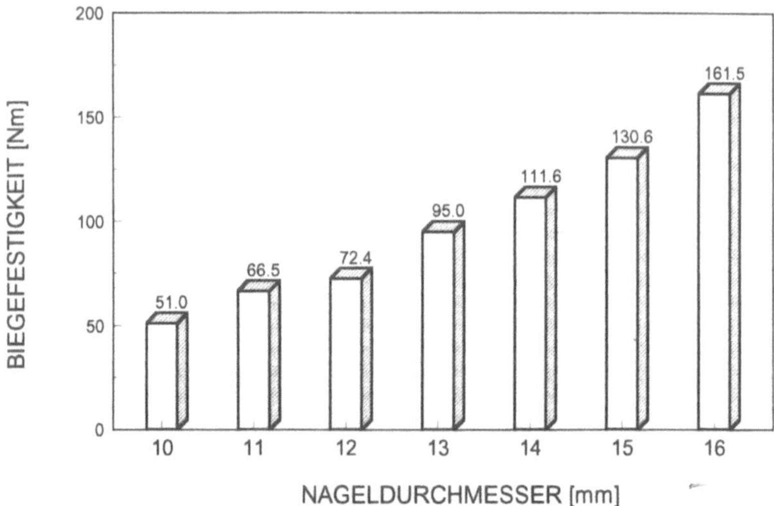

Abb. 8. Aus Abb. 7 abgeleitete Biegefestigkeiten (Beginn der plastischen Verformung) von GK-Nägeln, ermittelt in Anlehung an ASTM F 383

auf den Heilungserfolg eines Knochens hat, ist bis heute nicht ausreichend untersucht worden. Ob sich ein „flexibler" (geschlitzter) Nagel einfacher implantieren läßt, ist ebenso wenig nachweisbar. Die von Küntscher immer erwähnte elastische Verklemmung erfolgt erwiesenermaßen nicht.

Der ungebohrte Tibianagel (UN)

Der Einsatz von soliden Nägeln in unaufgebohrte Tibiae ist in kritischer Diskussion. Der medizinische Vorteil wird wegen der möglichen Produktkomplikationen nicht überall gesehen. Laboruntersuchungen geben Aufschluß über Produkte verschiedener Geometrien. Die Biegefestigkeit (Abb. 9) steigt bei Nägeln gleicher Produktfamilie proportional zum Nageldurchmesser. Wird jedoch der Orthinox-Stahl eingesetzt wie bei dem 7,5-mm-UN-Nagel, erhöht sich der Wert wesentlich. Trotz des kleineren Durchmessers von 7,5 mm ist er etwa vergleichbar mit einem ungeschlitzten 8-mm-GK-Testnagel, einem amerikanischen Nagel von 9 mm Durchmesser (C 1) sowie einem europäischen 8-mm-Nagel (C 2). Höhere Werte zeigen der 9-mm-GK- und ein amerikanischer 8,25-mm-Titannagel.

Noch deutlicher werden die Ergebnisse bei der dynamischen Vergleichsprüfung. Neben dem C 1-Nagel zeigt der Orthinox-Nagel (Durchmesser: 7,5 mm) mit 174 200 Lastzyklen das beste Ergebnis bei simulierter Belastung von 250 N (Abb. 10). Der C 2- und der Titannagel versagten wegen eines Bruchs der distalen Verriegelung frühzeitig. Trotz der guten Ergebnisse des soliden Tibianagels (Durchmesser: 7,5 mm) ist eine uneingeschränkte Sofortbelastung nicht angzeigt. Weitere klinische Ergebnisse sollten abgewartet werden.

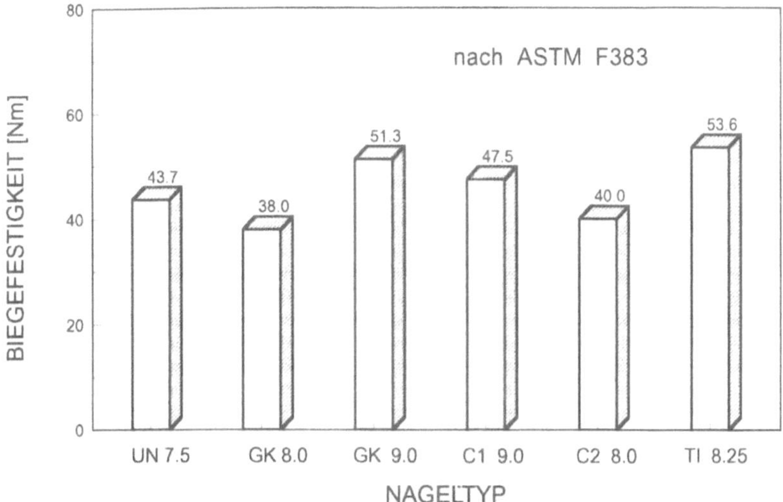

Abb. 9. Biegefestigkeit von Marknägeln mit kleinem Durchmesser *C1, C2* sind Mitbewerber (solide), *TI* ein aus Titanlegierung gefertigter Nagel

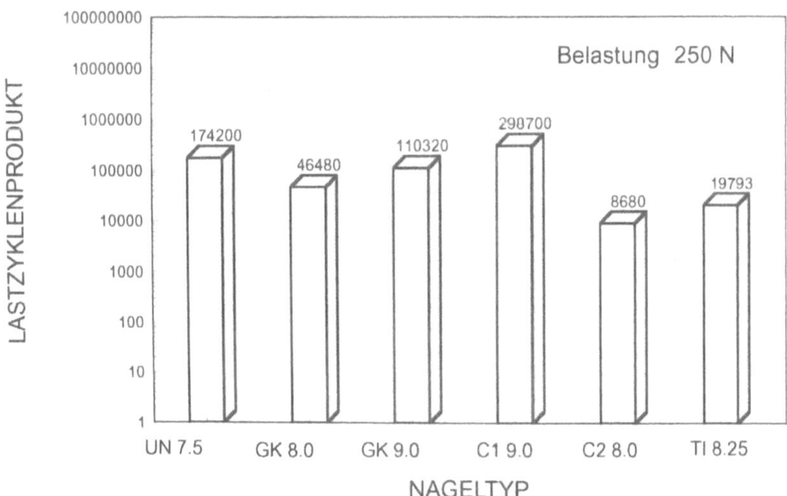

Abb. 10. Dynamische Festigkeit von Marknägeln mit kleinem Durchmesser. (Nageltypen s. Abb. 9)

Bei den Verriegelungsschrauben ist eine ähnliche Tendenz zu erkennen. Bei der dynamischen Prüfung (Abb. 11) zeigt die 3,7-mm-Orthinox-Schraube mit 3,0 Nm im Vergleich zu den stärkeren Schrauben nennenswerte Vorteile.

In Abb. 12 wird rechnerisch der Vergleich zwischen den 3 Nagelquerschnittsvarianten, ungeschlitzt, solide und geschlitzt, dargestellt. Dies soll verdeutlichen, wie unabhängig von Material und Werkstoff allein aufgrund der

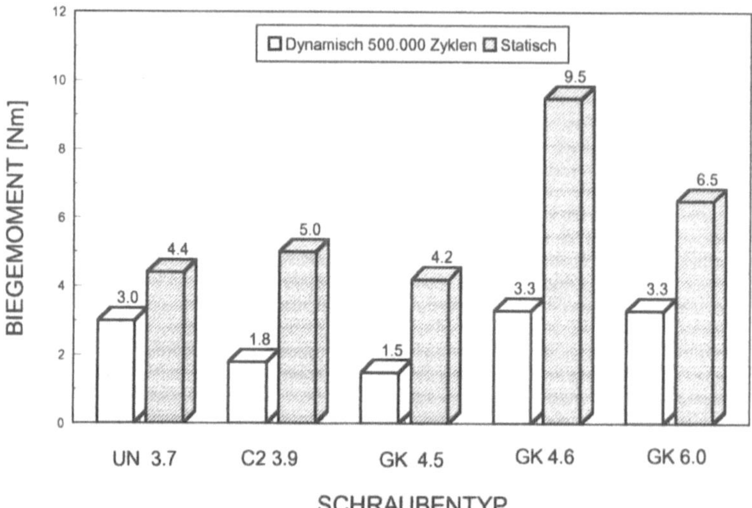

Abb. 11. Biegefestigkeit von Knochenschrauben in statischen und dynamischen Tests

PROFIL	AXIAL	BIEGUNG	TORSION
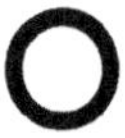 ◯	100	100	100
●	150	130	140
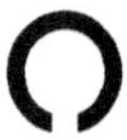 ◓	90	90	10

D = 11 mm / d = 8mm

Abb. 12. Relativer Vergleich der Festigkeit verschiedener Nagelquerschnitte bei axialer Belastung, Biegung und Torsion. Belastbarkeit des Rohrprofils wurde gleich 100% gesetzt

Geometrie zwischen den einzelnen Produkten die Werte voneinander abweichen. Im Vergleich zum Rohr werden beim Vollprofil etwas höhere Werte erzielt. Unter Torsionsbelastung erreicht der geschlitzte Nagel nur noch 1/10 der Festigkeit des ungeschlitzten Nagels.

Zusammenfassung

Verbesserte und neue Materialien mit erhöhter Festigkeit ermöglichen kleinere Dimensionen bei Implantaten. Der minimal-invasiven Chirurgie wird somit auch hier eine Tür geöffnet. Dennoch ist Vorsicht geboten, z. B. UN-Implantate mit sog. Standardimplantaten gleichzusetzen. Die klinische Erfahrung ist noch zu kurz, um von einem bezüglich der Versorgungsart gleichwertigen Produkt zu sprechen. Eine sofortige Vollbelastung der UN-Produkte ist auf jeden Fall nicht indiziert.

Der Einsatz von hochlegierten Stickstoffstählen hat sich als vorteilhaft erwiesen. Die Torsionswerte zeigen zwischen geschlossenen und geschlitzten Nägeln deutliche Unterschiede. Aus Stabilisationsgründen ist der Schlitz bei den kleinen Nageldurchmessern entfallen. Welcher medizinische Einfluß auf den Heilungserfolg hier zu sehen ist oder ob überhaupt ein Unterschied besteht, bedarf sicherlich genauerer Untersuchungen.

Die europäische Gesetzgebung verlangt zukünftig hohe Sicherheitsstandards. Viele Tests sind vor der Markteinführung erforderlich. Der Patient wird davon profitieren; die Herstellungskosten werden dadurch aber nicht sinken.

Moderne Herstellungsverfahren ermöglichen höchste Qualität. Ausgereifte Qualitätssicherungsverfahren und ständige Überwachungen sichern jederzeit eine reproduzierbare Produktqualität, jedoch gewährleistet nur der behutsame Umgang mit Implantaten in Verbindung mit den dazugehörigen Instrumenten eine gute Versorgung. Unsachgemäße Handhabungen können selbst bei qualitativ hochstehenden Implantaten zu störender Heilung oder gar zum Versagen führen.

Literatur

Bergmann G, Graichen F, Rohlmann A (1993) Hip Joint loading during walking and running, measured in two patients. J Biomech 26, 8:969–900

Vécsei V (1984) Biologische und biomechanische Gesichtspunkte bei der Marknagelung. In: Nonnemann HC, Havemann D (Hrsg) Marknagelung. Thieme, Stuttgart

Zitter H, Plenk H jr (1987) The electromechanical behaviour of metallic implant materials as an indicator of their biocompatibility. J Biomed Mater Res 21:pp 881–896

Teil III

Verriegelungsnagelung

Basistechnik der Verriegelungsnagelung des Femurs

A. Grosse und B. Schlemmer[1]

Seit Juni 1974 praktizieren wir die Verriegelungsnagelung am CTO in Strasbourg. Aus dieser langjährigen Erfahrung heraus haben wir die Grundprinzipien der Operationstechnik des Verriegelungsnagels definieren können.

Sie sollten grundsätzlich etappenweise und immer unter sorgfältiger Beachtung der einzelnen Operationsschritte befolgt werden.

Lagerung des Patienten

- In Allgemeinanästhesie wird der Patient auf dem Extensionstisch gelagert.
- Der Patient ist immer in Rückenlage.
- Zunächst wird ein transkondylärer Steinmann-Nagel eingesetzt, welcher die Extension und Reposition ermöglicht.
- Im Falle einer distalen Femurfraktur sollte der Steinmann-Nagel möglichst distal und anterior in die Kondylen plaziert werden.
- Wenn es sich um eine sehr distale Fraktur handelt, benutzen wir die transtibiale Extension. Um hierbei eine gute seitliche Reposition zu erhalten, muß eine Stütze unter das distale Fragment montiert werden.

Reposition

Die Fraktur muß immer vor Beginn der Operation reponiert werden.

Wie wird reponiert?

- Extension über den Steinmann-Nagel mittels eines Extensionsbügels, sowie unter Bildwandlerkontrolle im anteroposterioren und seitlichen Strahlengang.
- Die Extensionsmontage der unteren Extremität hängt von der Lokalisation der Fraktur ab.
- Das andere Bein wird in Flexion von Hüfte und Knie gelagert, womit der Einsatz des Bildwandlers nicht behindert wird.

---

[1] Centre de Traumatologie et d'Orthopédie, 10 Avenue Baumann, F-67400 Illkirch-Graffenstaden.

Operativer Zugang und Aufbohren der Markhöhle

- Der Hautschnitt wird von der Spitze des Trochanter major nach kranial geführt.
- Zugang von 7 bis 10 Zentimetern Länge, in Abhängigkeit von Ausmaß und Art der Fraktur.
- Nach dem Hautschnitt Durchtrennung der Faszia und der Muskulatur bis zum Trochanter major.
- Die Eröffnung des Markkanals erfolgt im Bereich des Trochanter major, *niemals im Bereich der Fossa*, und in Richtung der Achse des Markkanals. Seitlich betrachtet erfolgt das Aufbohren in der Mitte des Trochanter major und ebenfalls entlang der Femurachse.
- Zum Aufbohren benutzen wir immer den kleinen Pfriem von Küntscher, welcher so weit wie möglich in den Trochanter eingeführt wird.
- In diese Öffnung führen wir den Bohrführungsstab ein.
- Der an seinem Ende vorgebogene Führungsstab wird bis in den distalen Bereich des Femurs vorgeschoben.
- Um die Passage des Stabes im Frakturbereich zu erleichtern, bedienen wir uns eines kleinen Nagels, der nach Einführung in den proximalen Femurteil die endgültige Reponierung des Bruches ermöglicht.
- Dieses entspricht dem Handgriff des ‚Kleinen Nagels‘, wie er von Küntscher beschrieben wurde.
- Der Führungsstab muß im Bereich des distalen Femurendes genau zentriert werden, sowohl anteroposterior als auch seitlich.

Aufbohrung – Nagelung

- Das Aufbohren geschieht mit Hilfe von Bohrern *guter Qualität*.
- Wir bohren immer bis zu 1 mm oberhalb des Nageldurchmessers auf.
- Bei jungen Patienten empfehlen wird das Aufbohren von 1,5 oder sogar 2 mm oberhalb des Nageldurchmessers, um damit die Einführung des Nagels zu erleichtern und ein Verklemmen zu verhindern.
- Wir empfehlen, den Markkanal langsam aufzubohren, um die Entstehung eines Überdrucks zu vermeiden.
- Die Nagelung: Der Nagel wird auf den Einschlagbügel montiert und anhand eines Kardanschlüssels gut festgezogen.
- Der Nagel muß *von Hand* eingeführt werden, und mittels anteroposteriorer Rotationsbewegungen so weit wie möglich in den Markkanal vorgeschoben werden.
- In dem Moment, wo der Nagel den Frakturbereich passiert, müssen die Fragmente entsprechend der Femurachse ausgerichtet sein, damit es nicht zu einer Sekundärfraktur kommt: daher empfehlen wir die Benutzung des Bildwandlers für diesen Operationsschritt.

Proximale Verriegelung

- Vor der proximalen Verriegelung muß immer die feste Verbindung zwischen dem Nagel und der Zielvorrichtung überprüft werden. Dazu benutzt man den Kardanschlüssel, mit dem die Verbindungsschraube erneut festgezogen wird.
- Einführen der mit F gekennzeichneten Bohrbüchse in die Zielvorrichtung, so daß diese an die laterale Kortikalis des Trochanter major stößt.
- Anbohren der Kortikalis mittels eines Trokars.
- Aufbohren der beiden Kortikales mit einem 5-mm-Bohrer.
- Entfernen der Bohrbüchse, Messung der Schraubenlänge anhand des Schraubenmeßgerätes.
- Einsetzen der proximalen Verriegelungsschraube über die Zielvorrichtung.

Distale Verriegelung

Hierzu stehen unterschiedliche Systeme zur Verfügung. Wir benutzen weiterhin das System mit dem auf den Bildwandler montierten Zielgerät, welches in Strasbourg entwickelt wurde.
- Die Röntgenassistentin stellt den Bildwandler im seitlichen Strahlengang ein, wo sich das Loch des Verriegelungsnagels als kreisrunde Abbildung darstellt.
- Dann wird die sterile Zielvorrichtung befestigt.
- Die Röntgenassistentin projiziert dann die Abbildung des Nagelloches auf die Zielvorrichtung, so daß wieder eine genau kreisrunde Abbildung erscheint.
- Inzision von Haut und Faszia von 1 cm in Höhe des Loches.
- Die Bohrbüchse F wird in die Zielvorrichtung eingeführt und bis zur lateralen Femurkortikalis vorgeschoben.
- Erneute Bildwandlerkontrolle. Die Abbildung des Nagelloches muß wiederum genau kreisrund sein; *erst wenn die Abbildung des Nagelloches genau kreisrund ist, kann mit der Verriegelung begonnen werden.*
- Anbohren der Kortikalis mittels eines Trokars.
- Aufbohren der beiden Kortikales mit einem 5-mm-Bohrer.
- Der 6-mm-Bohrer wird nur für die laterale Kortikalis verwendet.
- Wir benutzen beide Bohrer, wenn wir nur Schrauben mit Teilgewinde zur Verfügung haben. Setzen wir Schrauben mit einem durchgehenden Gewinde ein, dann benutzen wir nur den 5-mm-Bohrer.
- Entfernung der Bohrbüchse und Messung der Schraubenlänge.
- Einsetzung der Schraube.
- Hautnaht.

Wundverschluß und postoperative Behandlung

- Schichtweiser Wundverschluß nach Einsetzen von nichtaspirativen Drainagen.
- Der Patient kann sofort die angrenzenden Gelenke mobilisieren.
- Alle Frakturtypen dürfen teilbelastet werden, die Querbrüche dürfen unabhängig von ihrer Lokalisation vollbelastet werden.

Basistechnik der Gammanagelung

G. Taglang

Der Gammanagel, den wir schon in mehr als 1100 Fällen im C.T.O. implantiert haben, gehört zu den femoralen Verriegelungsnägeln. Seine Implantation folgt den gleichen generellen Prinzipien, die auch für das Einsetzen der üblichen Nägel angewendet werden:

- Operation auf einem Extensionstisch,
- Rückenlage,
- In den meisten Fällen geschlossene Reposition

Lagerung des Patienten

Nach der Narkose (meistens eine rückenmarknahe Anästhesie) wird der Patient auf dem Extensionstisch in Rückenlage gelagert. Der Zug auf die gebrochene Extremität wird bei den meisten Frakturen mittels eines Lederschuhs ausgeübt. Eine Ausnahme stellen die trochantero-diaphysären Frakturen, die durch einen unmittelbar vor dem Eingriff angelegten transkondylären Zug reponiert werden. Der Zug wird in der Achse der gebrochenen Extremität ausgeübt, um Achsenfehlstellungen – vor allem lateral – zu vermeiden (valgus und varus).

Die Reposition wird mit dem Bildwandler, der zwischen den Beinen des Patienten installiert wird, kontrolliert. Damit wird eine genaue Darstellung des Femurs im anterior-posterioren und lateralen Strahlengang des Femurs gewährleistet.

Einführungspunkt

Der Hautschnitt beginnt an der Trochanter-major-Spitze und verläuft etwa 4–6 cm nach oben entsprechend der Morphologie des Patienten. Die Spitze des Trochanter major wird ertastet und der gebogene Pfriem zur Eröffnung des Markraums eingebracht. Dabei muß darauf geachtet werden, nicht in die Fossa zu geraten.

Aufbohrung – Nagelung

Nach der Einführung des vorgebogenen Bohrerführungsspießes wird die Aufbohrung vorgenommen.

Centre de Traumatologie et d'Orthopédie, 10 Avenue Baumann, F-67400 Illkirch-Graffenstaden.

Da es sich in der Regel um ältere, häufig an Osteoporose leidende Patienten handelt, verwenden wir 3 Bohrer (10, 12 und 14 mm). Der Trochanter major wird bei subtrochanteren Frakturen jüngerer Patienten bis auf 17 mm aufgebohrt. Der Gammanagel wird dann per Hand, ohne Hilfe eines Hammers, eingebracht. Es handelt sich in den meisten Fällen um einen 130-Nagel mit einem Durchmesser von 11 oder 12 mm, je nach Patient. Der 125-Winkel wird hauptsächlich für Patienten mit Coxa vara benutzt.

Proximale Verriegelung

Es wird ein Zielgerät mit einer Schablone, die dem Winkel des Nagels entspricht, auf den Gammanagel aufgesetzt. Nach einem 2 cm langen Hautschnitt wird die Führungshülse auf der externen Kortikalis des Femurs aufgesetzt und darüber der Pfriem angesetzt. Mittels BV kann man im a.p. und lateralen Strahlengang die Richtung des Pfriems genau verfolgen. Wenn die Spitze des Pfriems nicht an der optimalen Stelle liegt, kann man die Position des Gammanagels leicht ändern.

Mit dem Pfriem wird die externe Kortikalis geöffnet und anschließend der Kirschner-Draht eingeführt. Der Kirschner-Draht geht bis zum subchondralen Knochen, das Gewinde des Stiftes liegt am oberen Ende des Femurkopfes.

Die Länge wird mit einer Schieblehre ausgemessen und der Schenkelhalsbohrer entsprechend eingestellt.

Nach der Bohrung wird die Schenkelhalsschraube eingebracht. Es ist nun darauf zu achten, daß am Ende der Griff des Schraubendrehers parallel zur Ziellehre ist. Der Kardanschlüssel wird mittels eines fest installierten Eindrehers durch das Zielgerät eingeführt. Dieser Kardanschlüssel wird ganz festgeschraubt und dann um 1/4 Umdrehung zurückgedreht, um ein Gleiten der Schenkelhalsschraube in der longitudinalen Achse unter Belastung zu erleichtern.

Die distale Verriegelung

Die distale Führungshülse wird über die distale Ziellehre in das proximale Loch eingebracht. Die Führungshülse wird bis zur externen Kortikalis geschoben. Die zweite Führungshülse (blau markiert) wird dann auf der ersten festgeschraubt. Man braucht den distalen Pfriem nicht unbedingt zu nehmen, da seine Benutzung zum Brechen der Kortikalis führen kann. Wir benutzen einen 5,5-mm-Bohrer (markiert mit einem blauen Ring), um die Kortikalis und die Gegenkortikalis zu durchbohren. Die nötige Länge der Schraube wird ausgemessen. In den meisten Fällen beträgt die nötige Länge 30 mm bei einem Durchmesser von 6,28 mm. Es ist nicht unbedingt notwendig, eine zweite distale Schraube einzubringen, außer für bestimmte Patienten, wie z.B. solche mit Knochenmetastasen.

Schließen der Wunden – postoperative Pflege

Die Wunden werden über einer Wunddrainage verschlossen. Der Patient darf am Tag nach der Operation schon in den Rollstuhl, die frühzeitige Mobilisation mit Belastung kann meistens nach der Extraktion der Wunddrainage, d. h. nach 48 h, stattfinden.

Tricks zur Vermeidung von Komplikationen nach Gammanagelung und Femurverriegelungsnagelung

Die genaue Einhaltung der OP-Technik erlaubt es meistens, das Auftreten von postoperativen Komplikationen zu vermeiden, wenn Femur- und Gammanägel eingesetzt werden. Die Erfahrung zeigt jedoch, daß viele Probleme von vorneherein vermieden werden können, wenn der Patient richtig gelagert wird. Wir werden uns also ganz speziell diesem wichtigen Punkt widmen.

Lagerung des Patienten

Der Patient wird in Rückenlage auf dem Extensionstisch gelagert. Diese Lagerung bringt folgende Vorteile:

- bessere Reposition der Fraktur, insbesondere bezüglich der Valgisierung, die fast immer auftritt, wenn der Patient seitlich gelagert wird,
- Vereinfachung des distalen Zielens, insbesondere bei der Verwendung von Zielgeräten, die mit BV funktionieren,
- bessere Kontrolle bei der „Ventilation" des Patienten, vor allem bei polytraumatisierten Patienten.

Sofort vor Interventionsbeginn wird die Reposition ebenfalls vereinfacht durch Extension mittels eines transkondylären Steinmann-Nagels. Das Zugaggregat muß perfekt am Extensionstisch angebracht sein, damit die Winkeländerungen am Tisch ohne Verluste auf den Frakturbereich übertragen werden.

Die Lagerung der unteren Extremität hängt ebenfalls von dem Frakturtyp ab. Zusammengefaßt kann man folgende Regel festlegen:

- untere Extremität in Adduktion mit gestrecktem Knie bei distalen Frakturen des Femurs
- untere Extremität in Adduktion mit „indifferentem" Knie bei Frakturen des mittleren diaphysären Bereichs
- untere Extremität in der Achse des Beines mit gebeugtem Knie bei den proximalen Frakturen des Femurs

Einführungspunkt

Im Gegensatz zu Vorschlägen von anderen Autoren (insbesondere aus dem nordamerikanischen Bereich) bleibt der Einführungspunkt, wie bereits von G. Küntscher vorgeschlagen, in Höhe der Trochanter-major-Spitze. Der Zugang in Höhe der Fossa ist mit Gefahren verbunden, insbesondere bei septischer Entwicklung oder bei Materialentfernung.

Intraoperative Reposition

Bei bestimmten komplexen Frakturen (z. B. proximal und bifokal) kann die Reposition verbessert werden durch die Anwendung eines Instrumentes, das aus dem sog. „Manöver" des durch Küntscher beschriebenen kleinen Nagels entstand. Dieses Instrument, das in den diaphysären Kanal eingeführt wird, erlaubt es den Frakturbereich anzupassen und erleichtert den Durchgang des Führungsstabes.

Aufbohren – Nagelung

Wir bleiben der Devise treu, daß die Bohrung im Durchmesser bis zu 1 mm höher gehen sollte als der Nagel, der eingesetzt wird. Für die schlitzlosen Nägel sowie für die Gammanägel soll die Bohrung 2 mm über dem Nageldurchmesser liegen. Wir vertreten die Ansicht, daß die Probleme, die in der Literatur beschrieben sind und die wegen des Aufbohrens entstehen sollten, tatsächlich damit verbunden sind, daß Bohrer benutzt werden, deren Design (AO-Bohrer) kein gutes Aufbohren des Kanals ohne Druckerhöhung ermöglicht.

Die Nagelung wird so oft wie möglich und so weit entfernt wie möglich, per Hand gemacht, um Streßerscheinungen der Kortikalis zu vermeiden (insbesondere der Kortikalis des mitttleren Schaftdrittels bei Frakturen des proximalen Drittels), die manchmal verantwortlich sind für die Entstehung eines dritten Fragmentes.

Distale Verriegelung

Die einfache Ausführung der distalen Verriegelung hängt besonders von der Lagerung des Patienten und dem Positionieren des BV ab. Das Erreichen einer perfekten Übereinstimmung der Kreise mit den Verriegelungslöchern am Bildschirm ist die unentbehrliche Bedingung einer guten distalen Verriegelung, welches auch immer die angewandte Technik ist. Für die distale Verriegelung bevorzugen wir die Technik unter Anwendung eines Zielgerätes im Bildwandlerstrahlengang, da unserer Ansicht nach diese Technik die sicherste ist, und zwar auch unter Berücksichtigung der Strahlenbelastung für das OP-Team.

Lagerung und Abdeckung beim Gammanagel

C. E. Heyde[1]

Bei der Gammanagelung sind Lagerung und Abdeckung wichtige Voraussetzungen, die − einschließlich Reposition − eine schnelle und komplikationsarme Operation ermöglichen.

Die fachgerechte und korrekte Lagerung dient 1. dem Schutz des Patienten, d. h. der Vermeidung von Lagerungsschäden und 2. werden mit der Lagerung die Voraussetzungen zur Durchführung der Reposition und der BV-Kontrolle und damit zur OP geschaffen. Wer mit dieser Methode vertraut ist, weiß, wie sehr Operationsdauer und Operationserfolg von einer sachgerechten Vorbereitung abhängen. Deshalb sollte der Operateur auch an der Lagerung beteiligt sein. Ist dies nicht möglich, muß er sie zumindest kontrollieren.

Der Patient wird in Rückenlage auf dem Extensionstisch gelagert. Alle folgenden Manöver sollten erst beim anästhesierten Patienten, unabhängig vom Anästhesieverfahren, durchgeführt werden.

Als Anästhesiearm muß grundsätzlich der Arm der gesunden Seite genommen werden. Der Arm der verletzten Seite muß zur Gegenseite gelagert werden, um Platz für den Operateur zu lassen.

Die eigentliche Lagerung beginnt mit der Positionierung des Patienten, so daß der Patient mit dem Gesäß auf der Grenze zu den abnehmbaren Beinteilen zu liegen kommt. Zwischen die Beine wird unter Schutz der Genitale der gepolsterte Mittelholm eingesetzt.

Der Oberkörper wird weit zur gesunden Seite gedrängt. Gehalten wird er in dieser Position von einer gepolsterten Stütze in Höhe der Mamillen. Diese Lagerung ist wichtig, um intraoperativ einen freien Zugang zur Spitze des Trochanter major zu haben, bei gleichzeitig ausreichend Platz nach proximal (*cave* Länge des Führungsspießes!). Der Arm der zu operierenden Seite wird mit Hilfe des Anästhesiebügels über dem Oberkörper zur gesunden Seite hin fixiert. Dies sollte in Rechtwinkelposition im Ellenbogen und bei ausreichender Polsterung erfolgen.

Das zu operierende Bein wird in der Fußhalterung der Extensionsvorrichtung fixiert. Wichtig ist hierbei eine ausreichende Polsterung des gesamten Fußes mit einer Wattebinde bis über das obere Sprunggelenk. Darüber hinaus empfehlen wir die Wickelung mit einer elastischen Binde, die nur zur Hälfte ausgewickelt wird. Mit dieser Polsterung wird der Fuß so fest in die Ledermanschette der Fußhalterung eingebracht, daß auch unter Extension keine Distanz

[1] Klinik für Unfall- und Wiederherstellungschirurgie, Städtisches Klinikum St. Georg, Deltizschen Straße 141, D-04129 Leipzig.

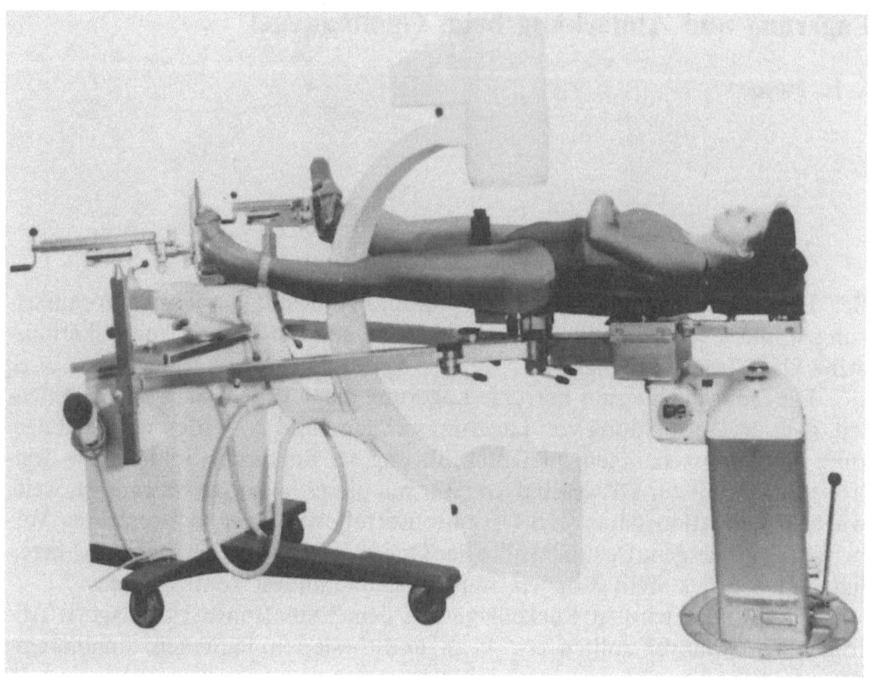

Abb. 1. Lagerung in der Extensionsvorrichtung

zwischen Fußsohle und Fußblech der Halterung entstehen kann. Über der
Fußhalterung wird dann der Rest der elastischen Binde verwickelt, um eine zusätzliche Fixierung zu erreichen. Jetzt kann das Beinteil dieser Seite entfernt
werden. Um ein Durchhängen der Fraktur zu vermeiden, soll jetzt schon eine
leichte Extension durchgeführt werden. Diese führt man besser durch Längs-
zug der gesamten Repositionseinheit durch. Die Vorrichtung zur Feinreposition soll noch in Mittelstellung belassen werden, um noch für spätere Manöver
in beiden Richtungen verfügbar zu sein.

Für die Lagerung des Beines der Gegenseite gibt es 2 Möglichkeiten: 1. die
Lagerung in der Extensionsvorrichtung ohne Zug (Abb. 1), 2. die Lagerung im
gynäkologischen Beinling (Abb. 2). Erfolgt die Lagerung in der Extensionsvorrichtung, wird der Fuß entsprechend der Gegenseite gepolstert und gefaßt und
dann das Bein in maximaler Abduktion ohne Extension gehalten. Damit besteht ausreichend Platz für den BV und keine Gefahr der Beckenkippung und
damit der instabilen Lagerung. Ungeeignet ist diese Lagerung bei der langen
Gammanagelung und gleichzeitig bestehender Indikation zur distalen Verriegelung, da das Bein hierbei den Zielvorgang distal behindern würde. Die Lagerung des Beines im gynäkologischen Beinling in Beugung und Außenrotation
läßt Platz zur BV-Kontrolle der distalen Verriegelung beim langen Gammanagel. Sie ist jedoch bei alten Menschen mit Beuge- bzw. Beuge-Adduktions-
kontrakturen oft schlecht durchführbar. Außerdem birgt sie die Gefahr der
Beckenkippung mit nachfolgend instabiler Lagerung in sich.

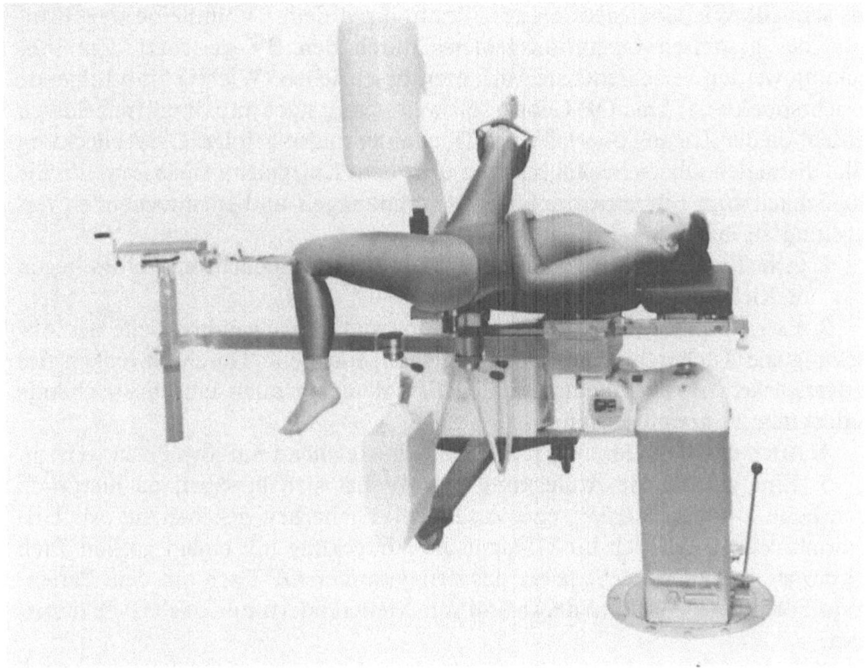

Abb. 2. Lagerung im gynäkologischen Beinling

Der nächste Schritt ist die Reposition, unsteril und durch den Operateur selbst durchzuführen. Die Reposition muß unter BV-Kontrolle in 2 Ebenen erfolgen.

Für die Arbeit mit dem BV gibt es mehrere Empfehlungen. So existieren sowohl Empfehlungen zur Arbeit mit 2 BV als auch zur Arbeit mit einem C-Bogen mit 2 Durchleuchtungseinheiten und sich kreuzendem Strahlengang. Wir halten bei guter Positionierung einen BV für ausreichend. Dieser wird zwischen die Beine des Patienten geschoben und somit ist gewährleistet, daß der Operateur nicht behindert wird. Die beschriebene Lagerung erlaubt die Darstellung des gesamten Nagels sowohl im anterior-posterioren als auch im mediolateralen Strahlengang ohne Behinderung durch den Extensionstisch. Zur Reposition wird das Bein in Adduktionsstellung gebracht und unter Extension in eine Innenrotation von 10–15 Grad eingestellt. Das Repositionsergebnis wird mit dem Bildverstärker kontrolliert und dokumentiert. Der BV wird anschließend zurückgezogen, um die Abdeckung nicht zu behindern. Dabei ist zu beachten, daß am einmal eingestellten C-Bogen keine Veränderungen vorgenommen werden, sondern dieser nur zurückgezogen wird. Damit ist gewährleistet, daß beim Zurückschieben des BV nach Abwaschen und Abdeckung eine schnelle Orientierung möglich ist. Nach Beendigung dieser Arbeitsgänge hat man eine reponierte Fraktur in leichter Extensionsstellung mit freiem Zugang zum Trochanter major von proximal-lateral. Außerdem hat man sich damit eine schnelle Wiedereinstellung der Situation mit dem BV und eine freie Kontrolle des gesamten Operationsgebietes durch den BV gesichert. Zur Abdeckung werden verschiedenste Varianten beschrieben. Wichtig sind folgende Gesichtspunkte: 1. Das OP-Gebiet soll weit genug nach proximal freigelassen werden, da der Zugang oberhalb des Trochanter major erfolgt. Die Abdeckung sollte distal den Oberschenkel bis kurz über dem Kniegelenk freilassen, um die Möglichkeit zum Einbau eines langen Gammanagels und entsprechender Verriegelung zu lassen.

2. Alle Tuchklemmen sollen außerhalb des Durchleuchtungsfeldes liegen bzw. mit Klebetüchern gearbeitet werden.

3. Es ist wichtig, daß auf der dem Operateur zugewandten Seite der Abdeckung die Tücher bis zum Boden reichen, um beim Durchschwenken des Bildverstärkers in den mediolateralen Strahlengang auch eine ausreichende Abdeckung zu gewährleisten.

4. Auch das Bein der Gegenseite sollte ausreichend mit abgedeckt werden.

5. Eine zusätzliche Abdeckung des BV hat sich bewährt, da hierdurch auch beim Durchschwenken eine zusätzliche Sicherheit gegeben ist. Als eine Alternative zeichnet sich im Moment die Abdeckung mit einem großen Tuch auf der zu operierenden Seite ab, das den gesamten OP-Tisch mit dem Patienten in Form einer Wand abdeckt und mit Kleberändern nur das OP-Feld ausspart.

Zusammenfassend möchten wir wiederholen, daß man sich mit der Einhaltung dieser Prinzipien die Voraussetzungen für eine schnelle und leicht durchzuführende Operation schafft und daß weiterhin ein einfaches und schnelles Röntgen in 2 Ebenen möglich ist. Sind diese Voraussetzungen optimal erfüllt, läßt sich diese Operation als Einpersonenoperation in relativ kurzer Zeit bei entsprechender Übung durchführen. Es ist nur noch ein zweiter Helfer für die Bedienung des Bildverstärkers notwendig.

Behandlung offener Tibiafrakturen mit dem Verriegelungsnagel

H. Seidel

Die Behandlung offener Tibiafrakturen wird durch eine große Infektionsrate belastet. Diese Komplikation überschattet jegliche Behandlung, besonders die operative. Aus diesem Grund werden invasive Methoden häufig eher vermieden, um das Risiko einer Auseinandersetzung um Ursache und Verursacher einer etwaigen Infektion mit konsekutiver Schuldzuweisung zu vermeiden. Ganz im Gegensatz zu diesem Verhalten erfordern aber offene Frakturen eine zielgerichtete, aktive Behandlung, um frakturbedingte Komplikationen möglichst unmittelbar nach dem Trauma zu verhindern und definitiv auszuschalten. Häufig wird die Behandlung mit dem Fixateur externe bevorzugt. Eine Behandlungsmethode, die für den Patienten ebenso wie für den Chirurgen risikoarm erscheint. Mit dem externen Fixateur können aber spezifische Komplikationen nicht ganz vermieden werden. Die Behandlung mit dem Fixateur externe erfordert von dem Patienten eine behandlungsorientierte Compliance, die nicht immer aufgebracht wird. In diesem Fall ist das Schicksal der Behandlung dem Einfluß des Chirurgen entzogen und hängt in hohem Maß vom Wollen und Verständnis des Patienten ab. Lokale Infektionen, Osteomyelitis, verzögerte Bruchheilung und Pseudarthrosen werden in z. T. großem Prozentsatz nach der Fixateur-externe-Behandlung berichtet. Die in der Literatur mitgeteilte Rate an Pseudarthrosen liegt zwischen 7–39% [1]. Die Infektionsrate liegt bei 27–50% [10]. Ein signifikanter Unterschied zwischen den einzelnen Behandlungsmethoden wird in der Literatur nicht deutlich [8]. In unseren verschiedenen Behandlungsserien betrug die Infektionsrate 9% nach konservativer Behandlung, 6% nach der Nagelung mit dem klassischen Küntscher-Nagel und 11% nach Verplattung nach der AO-Methode. Nach Nagelung mit dem Grosse-Kempf-Verriegelungsnagel betrug die Infektionsquote nur noch 1,5%.

Wenn man den ausgedehnten Weichteilschaden geschlossener Frakturen mit dem Weichteilschaden offener Frakturen vergleicht, so schneiden offene Frakturen häufig günstiger ab, da sich die Wunde nach außen drainiert und kompartmentgefährdende Drucke nicht entstehen. Die Gefahr der Wundkontamination und der Knochenkontamination über die offene Wunde kann durch spezielle Sofortmaßnahmen minimiert und ausgeschaltet werden.

Die Behandlung des Weichteilschadens bildet den Schlüssel zum Erfolg bei der Behandlung offener Unterschenkelfrakturen.

Die Behandlung des Weichteilschadens muß sofort und umfassend durchgeführt werden. Zusätzlich ist eine generelle, auf die Wunde ausgerichtete Be-

Hafenkrankenhaus Hamburg, Zirkusweg 11, D-20359 Hamburg.

handlung erforderlich. Die Stabilisierung der Fraktur ist die Voraussetzung für die komplikationsarme Ausheilung der offenen Fraktur. Wesentlichen Einfluß auf den Heilungsverlauf haben:

1. Unfallort
2. Zeitpunkt der ersten Behandlung
3. Energie des Traumas
4. Frakturtyp

Die Wundkontamination ist abhängig vom Ort des Unfalls, von dem Grad der offenen Wunde und der allgemeinen Traumatisation. Die offenen Frakturen werden nach Gustillo [4] eingeteilt. Diese Einteilung ist einfach zu erfassen und ermöglicht einen Vergleich ähnlicher Frakturen.

Die Behandlung der offenen Tibiafrakturen wird nach einem speziellen Schema systematisch und ohne Zeitverzögerung durchgeführt:

1. Die offene Wunde wird sofort mit Betavidon getränkten Kompressen verbunden.
2. Ein Antibiotikum wird unmittelbar nach Aufnahme verabreicht. Wir verwenden Optocillin. (Nach dieser Erstversorgung in der Aufnahmestation wird die Wunde nach erfolgter Röntgen- und Labordiagnostik erst wieder im OP freigelegt.)
3. Im OP erfolgt ein ausgiebiges Débridement mit Ausschneiden aller ernährungsgestörten Strukturen.
4. Die Wunde wird ausgiebig mit verdünnter Betavidonlösung und Ringerlösung gespült. Diese Wundbehandlung wird in Narkose durchgeführt.
5. Anschließend wird das Bein im Extensionstisch gelagert.
6. Zur Stabilisierung wird der Grosse-Kempf-Nagel eingesetzt. Der dünnste mögliche Nagel wird nach leichtem Aufbohren des Markraumes implantiert.
7. Die Wunde darf nicht unter Spannung geschlossen werden. Häufig wird von uns die durch die Muskelfaszie geführte Skarifizierung angewandt, um die Gewebespannung zu entlasten. Große offene Wundflächen werden mit Kunsthaut (Epigard) gedeckt.
8. Bei Frakturen vom Typ Gustillo III A – B wird der Fixateur externe vorübergehend verwendet und nach 8 – 14 Tagen gegen einen Grosse-Kempf-Nagel in einer Sitzung getauscht (Abb. 1).

Patientengut

Von 1982 – 1990 wurden 72 Patienten mit offenen Tibiafrakturen behandelt. Der Typ Gustillo I war dominant in 57% der Fälle, der Typ II kam in 30% vor und der Typ III A wurde in 13% der Fälle behandelt.

Das Durchschnittsalter betrug 42 Jahre. 30% waren Frauen und 70% Männer. In 80% lagen Straßenunfälle vor. Die häufigste Verletzung war die Stoßstangenverletzung. Die Frakturen lagen häufiger im distalen Drittel als im

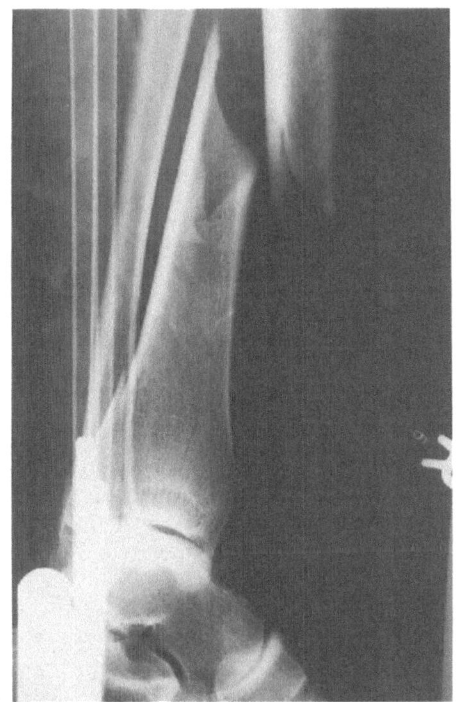

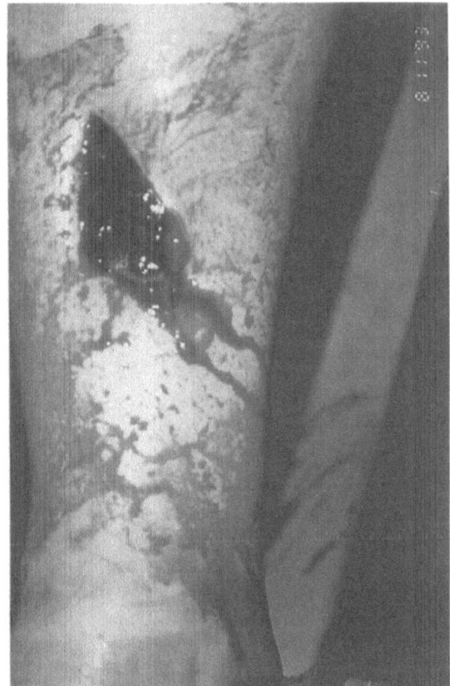

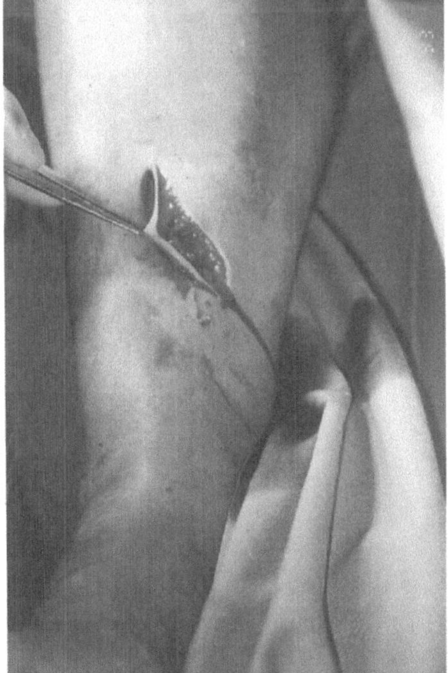

Abb. 1a–f. Zweitgradig offene Unterschenkelfraktur. **a** Kurzer Spiralbruch im unteren Drittel, Abbruch des Volkman-Dreieckes. **b** Zweitgradig offene Fraktur, klaffender Weichteildefekt. **c** Exzision der Wundränder (Forts.)

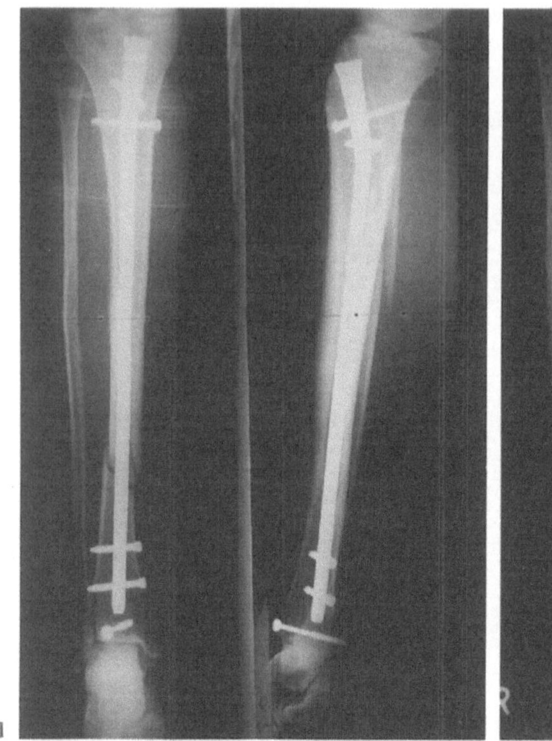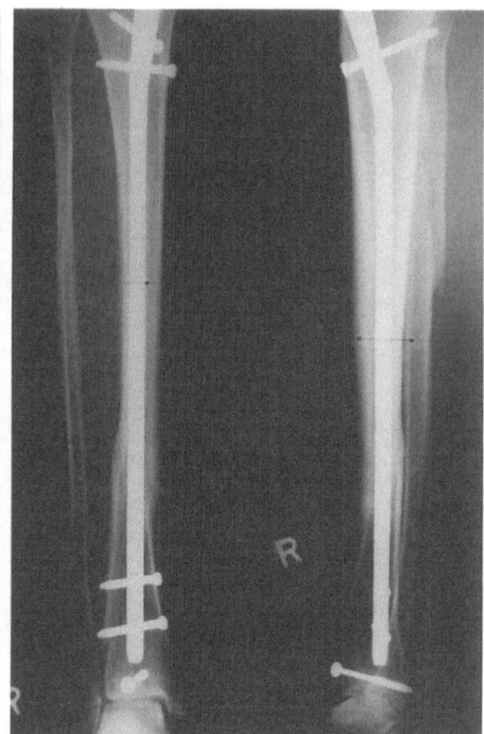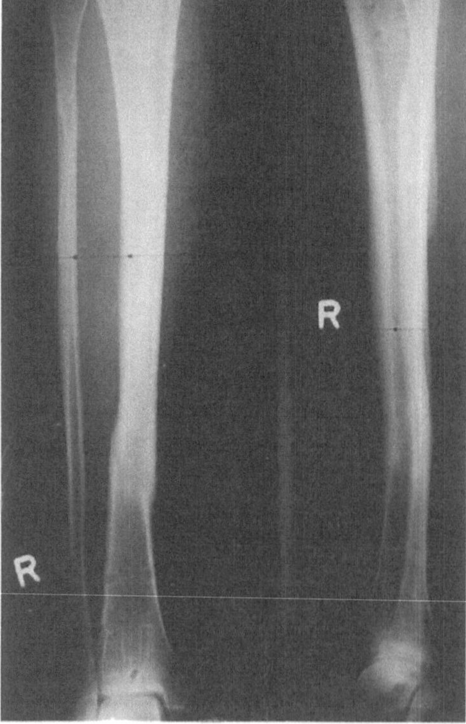

Abb. 1. d Statische Nagelung der Fraktur, Verschraubung des Volkman-Dreieckes von ventral. **e** Konsolidierung der Fraktur bei statischer Verriegelung. **f** Zustand nach Materialentfernung

proximalen. In 35% lagen Trümmerbrüche vor. In 92% führten wir die Nagelung unmittelbar nach dem Unfall durch. In 6 Fällen verwendeten wir den Fixateur externe zur ersten Frakturstabilisierung. Er wurde nach Abschluß der 1. Woche gegen einen Nagel ausgetauscht.

Alle Nägel wurden vorgebohrt. Der am häufigsten verwendete Nagel hatte einen Durchmesser von 11 mm. In 90% der Fälle verwandten wir einen Nagel ohne Schlitz. Alle Montagen wurden statisch verriegelt. Fibulafrakturen distal der Tibiafraktur wurden verplattet.

Alle Patienten wurden sofort bei Einlieferung mit Optocillin behandelt. Die antibiotische Therapie wurde in Abhängigkeit zur Wundheilung 2 Tage oder länger durchgeführt. Am Ende der Operation wurden Wundabstriche abgenommen. Nur in eimem Fall bestand eine positive Kultur. Der nachgewiesene Staphylococcus-aureus-Stamm konnte unter antibiotischer Behandlung beherrscht werden. Die Wunde verheilte primär ohne weitere Komplikationen.

54 Patienten wurden 8–36 Monate nach der Operation nachuntersucht. Bei diesen Patienten wurde der Nagel entfernt. Alle Frakturen waren konsolidiert. Nur in 20% wurde eine Dynamisierung, d. h. eine Entfernung des proximalen oder distalen Schraubenpaars durchgeführt. In 7% wurde das distale Schraubenpaar zusätzlich zur proximalen Dynamisierung zeitversetzt entfernt, da die Schrauben unter der Haut schmerzhaft auftrugen. Die komplette Materialentfernung wurde durchschnittlich nach 14 Monaten durchgeführt.

Die bakteriologischen Abstriche zum Zeitpunkt der Materialentfernung wurden mit den Abstrichen anläßlich der Nagelung verglichen. Alle Erstabstriche waren bis auf einen steril. Dieser letzte Patient entwickelte keine Infektion und hatte zur Materialentfernung einen sterilen Abstrich. Dieses positive Resultat führen wir auf die primäre Optocillin-Behandlung zurück. In diesem speziellen Fall wurde die Antibiose 18 Tage lang fortgeführt.

Eine Patientin erlitt eine Osteomyelitis 3 Monate nach der Operation. Ursache der Entzündung war eine vereiterte distale Verriegelungsschraube, die sich unter einer Drucknekrose der Haut entwickelte. Wir resezierten ein Drittel der Tibia, stabilisierten mit einem Fixateur externe, behandelten mit lokaler Einlage von Septopalketten und führten die Antibiose mit Fosfocin durch. Die Fraktur verheilte unter dieser Therapie.

Diskussion

Die Literatur zur Behandlung von offenen Unterschenkelfrakturen ist uneinheitlich und geteilter Ansicht über die beste Behandlungsform. Der Bohrvorgang wird allgemein als Ursache für Heilungsstörungen angesehen [5]. Die Zerstörung der endostalen Blutzufuhr durch das Bohren wird als Ursache für die Infektion und die verzögerte Frakturheilung bzw. Pseudarthrose angeschuldigt [3, 5–7, 9, 11]. Brookes [2] dagegen konnte den gegenteiligen Effekt der Bohrung im Tierexperiment zeigen. Er wies nach dem Aufbohren des Knochens während der ersten 2 Wochen zwar eine Störung der endostalen Durchblutung nach, konnte aber eine gesteigerte periostale Durchblutung als Antwort auf die Aufbohrung zeigen. Diese vermehrte periostale Durchblutung stimuliert die Kallusheilung. Die Bohrspäne haben den gleichen Effekt wie eine Spongiosaplastik. Sie beschleunigen zusätzlich die Kallusheilung der Fraktur.

Wenn der Markraum aufgebohrt wird, kann ein mechanisch stabiler, ausreichend dimensionierter Nagel eingesetzt werden, der die sofortige Belastung erlaubt. Die Mobilisation bei ungebohrten Nägeln ist dagegen um Wochen verzögert. In unserer Patientenserie war ein Umnageln nicht erforderlich.

Unsere Erfahrungen mit dem Grosse-Kempf-Nagel zeigte, daß der am häufigsten eingesetzte Nagel zwar der 11-mm-Nagel war, daß aber auch mit 9-mm- und 10-mm-Nägeln die Früh- und Sofortbelastung möglich war. Das Aufbohren führte nie zu einer verzögerten Bruchheilung. Ebenso unbeeinflußt blieb die Wundheilung der Weichteile durch den Bohrvorgang.

Die vorgebohrte Nagelung vereint den Vorteil der schnellen Kallusheilung mit der Möglichkeit der sofortigen Belastung. Da der Behandlungserfolg ganz wesentlich von der Wundbehandlung und der Wunddeckung unter Einschluß plastischer Verfahren abhängt, sollten offene Unterschenkelfrakturen ausschließlich in der Regie von erfahrenen Unfallchirurgen behandelt werden.

Literatur

1. Behrens F, Kate E (1986) External fixation of the tibia. Basic concept and prospective evaluation. J Bone Joint Surg [Br] 68:246−254
2. Brookes M (1990) Blood flow in the diaphysis of long bones. ARCO Newsletter. Ass Res Circ Oss 2:61−72
3. Claudi BF, Oedekoven G (1991) Biologische Osteosynthesen. Chirurg 62:367−377
4. Gustillo RB, Anderson JT (1976) Prevention of infection of treatment of one thousand and twenty five open fractures of long bones. Retrospective and prospective analysis. J Bone Joint Surg [Am] 58:453−458
5. Harvey FJ, Hodgkinson AHT, Harvey PM (1975) Intramedullary nailing treatment of open fractures of the tibia and fibula. J Bone Joint Surg [Am] 57:909−915
6. Krettek C, Haas N, Schandelmaier P, Frigg R, Tscherne H (1991) Die unaufgebohrte Tibianagelung (UTN) bei Unterschenkelfrakturen mit schwerem Weichteilschaden. Unfallchirurg 94:579−587
7. Kuhner EH, El-Nasr MS, Münst P, Staiger M (1993) Die Tibiamarknagelung ohne Aufbohrung. Unfallchirurgie 19:278−283
8. McGraw JM, Lim EVA (1988) Treatment of open tibial shaft fractures. J Bone Joint Surg [Am] 70:900−911
9. Rhinlander FW (1974) Tibial blood flow supply in relation to fracture healing. Clin Orthop 105:34−81
10. Seidel H (1994) Management of open tibiafractures with reamed nailing. The combined second international trauma congress and 20th aniversy of the locking nail. Strasbourg
11. Trueta JC, Cavadias AX (1955) Vascular changes caused by the Küntscher type of nailing. An experimental study in the rabbit. J Bone Joint Surg [Br] 37:492

Teil IV

Spezielle Techniken zur Femurnagelung

Klassifikation der Femurfraktur

B. Herzfeldt

Gegenüber der konservativen Versorgung mit langer Immobilisation und den entsprechenden Komplikationen steht heute die Stabilisierung der Femurfraktur mit einem adäquaten Osteosyntheseverfahren im Vordergrund. Die Wahl des Osteosyntheseverfahrens wird unter anderem vom Frakturtyp und von der Belastungsstabilität des Implantats bestimmt.

Beispiele zu Osteosyntheseverfahren am Oberschenkel:
- Plattenosteosynthese
- Schraubenversorgung
- Cerclagenversorgung
- Verbundosteosynthesen
- Versorgung mit Fixateur externe
- Küntscher-Nagelung
- Ender-Nagelung
- Verriegelungsnagelung
- Condylenplatte
- DCS
- Plattenkombinationen
- Schraubenosteosynthesen
- Verriegelungsnägel mit und ohne zusätzliche Verschraubungen.

Die Klassifikation ist eine der Voraussetzungen für die Indikationsstellung zur Operation und für die Wahl des Osteosyntheseverfahrens.

Durch die Vorgabe von Bildern ist es der AO [2] gelungen, eine Einteilung von Frakturtypen zu erstellen. So wird nach der AO-Klassifikation jedem Röhrenknochen eine arabische Zahl zugeordnet. Das Femur trägt z. B. die Nummer 3. Die weitere Einteilung erfolgt in 3 Segmente, proximal (1), diaphysär (2) und distal (3).

Zusätzliche Grundlagen des Dokumentationsschlüssels sind Typ, Gruppe und Untergruppe. Die Typen werden mit A, B und C bezeichnet. Im Schaftbereich erfolgt die Einteilung in „einfache" (A), „relativ einfache" (B) und „komplexe mehrfragmentäre" (C) Frakturen. Im distalen Segment stehen A für „extraartikulär", B für „partiell artikulär" und C für „vollständig artikulär".

Jeder Typ unterteilt sich nochmals in 3 Gruppen, steigend im entsprechenden Schweregrad. Die Untergruppen spezifizieren die Frakturen genauer; sie entsprechen den 3 speziellen Varianten jeder Gruppe.

Hafenkrankenhaus Hamburg, Zirkusweg 11, D-20359 Hamburg.

Bezüglich der anatomisch-topographischen Zuordnung weist dieses System jedoch Lücken auf; gerade die Höhenlokalisation und die Länge der Frakturzone sind nicht gesondert ausgewiesen.

Ein weiteres Klassifikationsschema für den Femurschaft ist die Nürnberger Klassifikation [1]. Anders als bei der AO wird der Schaft in Fünftel eingeteilt. Unterschiede gibt es auch bezüglich der Gruppeneinteilung der Schaftfrakturen, d.h. in der Beurteilung des Schwierigkeitsgrades; die Gruppen resultieren aus der Entwicklung unterschiedlicher Osteosynthesesysteme, der Plattenosteosynthese auf der einen und der intramedullären Osteosynthese auf der anderen Seite.

In unserem Haus bevorzugen wir die Einteilung des Schaftes in 6 Sektionen:

Das frakturtragende Fragment wird mit großen Buchstaben bezeichnet (S1 bis S6). Die Frakturen mit Gelenkbeteiligung erhalten proximal die Bezeichnung A1, distal A2 (Abb. 1). S1 und S6 beziehen sich auf den epiphysären Bereich, S2 und S5 auf den metaphysären, S3 und S4 auf den diaphysären Bereich. Die laterale Schenkelhalsfraktur und die pertrochantäre Oberschenkelfraktur würden demnach dem S1-Bereich zugeordnet, eine S2-Fraktur entspricht dem subtrochantären Bereich.

Die Länge der Fraktur wird den Segmenten mit kleinen Buchstaben und arabischen Ziffern zugeordnet (S1 und S6). Die Bezeichnung „s1s5" gibt die Frakturlänge vom proximalen bis zum distalen Femurschaft an.

Sowohl die Frakturlänge als auch der Frakturtyp bestimmen dann die Implantatauswahl und die implantatspezifischen Operationstechniken. Eine s1s5-Fraktur erfordert eine lange Platte über den gesamten Oberschenkel mit breiter Weichteilfreilegung. Für die gleiche Fraktur wird eine statische Verriegelung mit dem Verriegelungsnagel bei minimaler Weichteilpräparation ohne

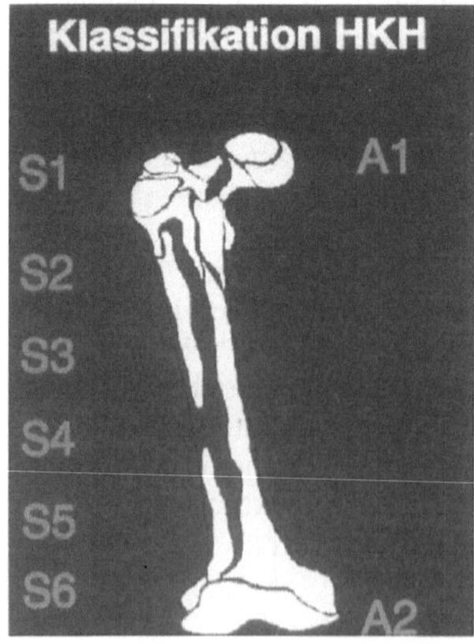

Abb. 1. Frakturklassifikation im Hafenkrankenhaus Hamburg

Frakturöffnung eingesetzt. Der Fixateur externe überbrückt ebenso wie der Verriegelungsnagel die s 1 s 5-Fraktur bei geschlossener Technik.

Die Achsabweichung der Fraktur wird mit kleinen Buchstaben bezeichnet: m = medial, l = lateral, v = ventral, d = dorsal.

Frakturtragende Fragmente werden ausgezählt und mit dem Buchstaben f und arabischen Ziffern angegeben. „f 4" bedeutet, daß der Bruch 4 Fragmente hat.

Schematisch erfaßt wird der Verlauf der Fraktur als Quer-, Schräg-, Spiral- oder Trümmerbruch; Schräg- und Spiralbrüche werden in lange und kurze Brüche unterteilt: tr = Querbruch, obl = Schrägbruch, sp = Spiralbruch, s = kurz, l = lang.

Natürlich ist auch noch die Knochenqualität entscheidend; in den Segmenten S 1, S 2, S 5 und S 6 ist der Knochen eher spongiös als in den Segmenten S 3 und S 4. Auch dieses ist entscheidend für die Implantatauswahl. Die Knochenqualität (Q) wird in 5 Grade eingeteilt, wobei mit 0 die schlechteste und mit 4 die beste Qualität gemeint ist.

Diagnose und Reproduzierbarkeit haben bei der AO-Klassifikation weite Toleranzen, sowohl in der eigenen als auch in der vergleichenden Beurteilung eines 2. Gutachters. Die Ursache liegt darin, daß es sich um eine visuelle Darstellung und nicht um eine anatomisch exakte Erfassung handelt.

Insgesamt halten wir die Segmentklassifikation, die sich als ein eng an die Anatomie anlehnendes Schema erweist, in bezug auf die Diagnosestellung und daraus resultierenden Therapieüberlegungen für jedermann nachvollziehbar.

Es folgen zum Abschluß einige Beispiele aus unserer Klinik:

Nach dem HKH-Schema ergibt sich folgende Klassifizierung (Abb. 2):

- Sektion: S 3
- Frakturlänge: s 3 s 4
- Achsabweichung: m
- Fragmente: f 4
- Frakturtyp: obl, l
- Knochenqualität: 4.

Die AO klassifiziert in 32-B 2.2 (Femur, mittleres Segment, Keilfraktur, Biegungskeil, mittlere Zone).

Nach dem HKH-Schema ergibt sich folgende Klassifizierung (Abb. 3):

- Sektion: S 4
- Frakturlänge: s 4
- Achsabweichung: m
- Fragmente: f 4
- Frakturtyp: obl, s
- Knochenqualität: 3.

Die AO-Klassifikation lautet: 32-A 3.2 (Femur, mittleres Segment, einfache Fraktur, quer (< 30 Gr.), mittlere Zone); nach der Nürnberger Klassifikation handelt es sich um eine A 1-Fraktur, Querfraktur.

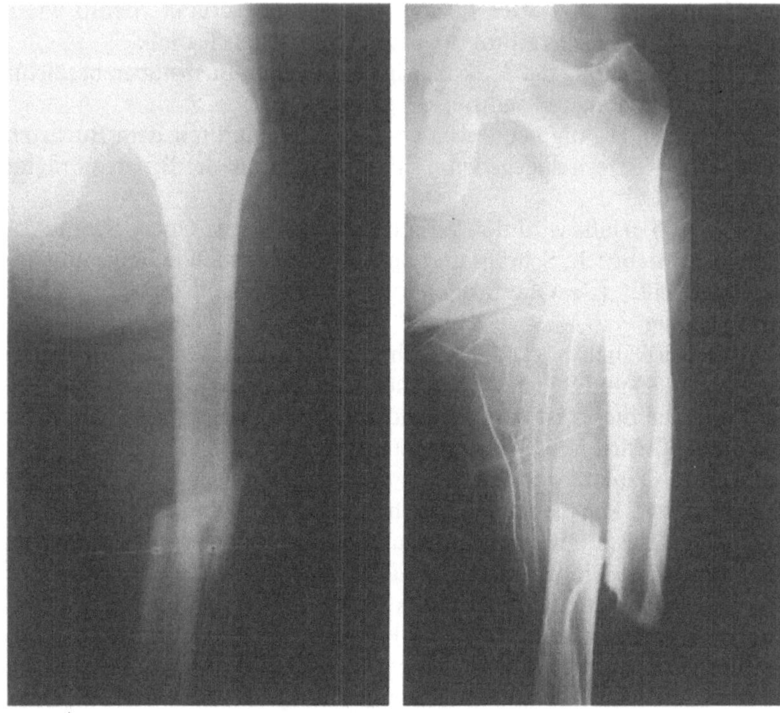

Abb. 2   **Abb. 3**

Abb. 2. Nach dem HKH-Schema ergibt sich folgende Klassifizierung: S 3, s 3 s 4, m, f 4, obl, l, 4

Abb. 3. Klassifizierung nach HKH-Schema: S 4, s 4, m, f 4, obl, s, 3

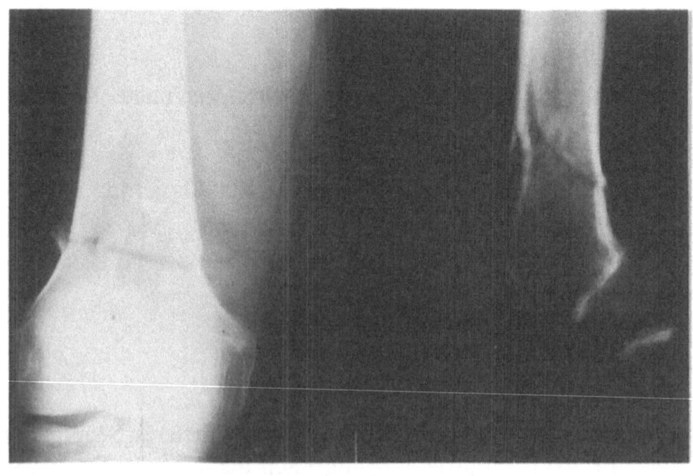

Abb. 4. Klassifikation nach HKH-Schema: S 5, s 5, f 3, tr, 4

Nach dem HKH-Schema ergibt sich folgende Klassifizierung (Abb. 4):

- Sektion: S 5
- Frakturlänge: s 5
- Achsabweichung: –
- Fragmente: f 3
- Frakturtyp: tr
- Knochenqualität: 4.

Nach der AO-Klassifikation handelt es sich um folgende Fraktur: 33-A 1.3 (Femur, distales Segment, extraartikuläre Fraktur, einfach, metaphysär quer).

Allein mit obigen Beschreibungen sind in der HKH-Klassifikation Aussagen getroffen worden, mit denen die weitere Planung sofort durchgeführt werden kann. Die Zuhilfenahme von weiteren Abbildungen (AO) ist nicht erforderlich.

Literatur

1. Dittrich V, Stedtfeld H-W (1992) Manual der Frakturklassifikation. Deutscher Ärzte-Verlag, Köln
2. Müller ME, Allgöwer M, Schneider R, Willenegger H (1992) Manual der Osteosynthese, 3. Aufl, Springer, Berlin Heidelberg New York Tokyo

Biomechanik nach operativ versorgter Femurfraktur

R. Kreusch-Brinker[1]

Nach Einführung der biomechanischen Betrachtungsweise von Implantaten durch die AO 1958 ist eine ständige Verbesserung der Implantgeometrie und -metallurgie erreicht worden. Grundlage aller Betrachtungen zum Verhalten von metallischen Fremdkörpern zur Stabilisierung von Frakturen sind zunächst einmal die grundsätzlichen mechanischen Eigenschaften der Implantate selbst. Diese werden definiert durch ihre Verformbarkeit unter Belastung, also der Dehnung bzw. Verbiegung des Metalls entsprechend einer axial oder seitlich einwirkenden Kraft als Spiegelbild der Elastizität bzw. des Widerstandes des Metalls gegen eine einwirkende Gewalt. Technisch gesprochen handelt es sich dabei um die Steifigkeitsprüfung, die angegeben wird in Newton/mm, d. h. es wird eine Kurve hergestellt zwischen der einwirkenden Kraft, gemessen in Newton, und der Verbiegung des Metalls in einer Ebene, z. B. bei der Betrachtung des Femur in varischer Abknickung, gemessen in mm oder bei Torsionsbeanspruchung, gemessen in Grad. Tatsächlich wirken auf Implantate im Knochen jedoch nicht nur die Kräfte in axialer oder direkt seitlicher bzw. reiner Drehrichtung, es liegen immer gemischte Krafteinflüsse auf den Implantat-Knochen-Verbund vor. Die Kräfte wirken im wesentlichen dabei exzentrisch entsprechend den angreifenden Muskelvektoren, so daß neben der eigentlich einwirkenden Gewalt auch Hebelmomente wirksam werden, die dann als Kraft×Weg, als Momente in Nm (Newton·m) angegeben, definiert werden.

Zusätzlich ist bei der auf den Knochen einwirkenden Kraft auch die zeitliche Komponente zu berücksichtigen, also der Kraftfluß pro Zeiteinheit, um letzten Endes auch die Beschleunigung der einwirkenden Gewalt zu bestimmen. Dafür ist der technische Begriff des Impulses als Newton pro Sekunde definiert.

Auf Grund seiner Geometrie hat jedes Implantat ein bestimmtes Widerstandsmoment. Dieses Widerstandsmoment ist zunächst einmal abhängig von der Lage des Implantates im Verlauf des Kraftflusses im Knochen und von seinem eigentlichen Querschnitt. Dabei spielt die Höhe des Querschnittes eine wesentlich größere Bedeutung als die Breite. Anders ausgedrückt, je mehr Volumen ein Implantat im Bereich des Kraftflusses hat, um so höher ist sein Widerstandsmoment. Dieses ist als Volumenangabe definiert als mm.

Der Quotient aus dem einwirkenden Biegemoment im Bereich der Fraktur geteilt durch das Widerstandsmoment des Implantates ergibt die sog. Biege-

---

[1] Asklepios Klinik Birkenwerder, Hubertusstraße 12−22, D-16547 Birkenwerder.

steifigkeit des Implantat-Knochen-Verbundes, der als Parameter herangezogen wird, um die Qualität einer Osteosynthese unter statischen Bedingungen zu definieren. Diese grundsätzlichen Überlegungen sind im wesentlichen bisher zur Qualifizierung von Osteosyntheseimplantaten herangezogen worden, um die tatsächliche statische Beanspruchung und Belastbarkeit als Qualitätsmerkmal herauszuheben. Streng genommen ist eine Definition der Implantatqualität auf dem Boden dieser theoretischen Berechnung nur für einen geradlinigen Kraftfluß, z. B. im Bereich der Femurdiaphyse, zulässig. Je proximaler ein Implantat nach diesen Prinzipien auf seine theoretische Belastbarkeit hin betrachtet wird, um so komplexer wird das Problem dahingehend, daß der Hüftkopf exzentrisch zur Femurschaftachse zentral am Körper gelagert ist und das proximale Femur zwischen Schenkelhals und subtrochantärer Region durch seinen sternförmigen trajektoriellen Aufbau den Flächenkraftfluß vom Hüftkopf auf die beiden Säulen der Kortikalis der Femurdiaphyse übertragen.

Im Hinblick auf die vom Biomechanischen Institut der AO in DAVOS mit Vorliebe in den Vordergrund gestellten Steifigkeitsmerkmalen einer Osteosynthese ist im Laufe der 60er und 70er Jahre die Plattendimensionierung immer breiter und kräftiger geworden, um möglichst eine langstreckige, übergreifende Osteosynthese im Sinne der angestrebten absoluten Ruhe im Frakturspalt zu erreichen. Tatsächlich wurden mit diesen Platten zwar erhöhte Steifigkeitswerte erreicht, aber die rigide Anordnung mit der breitflächigen Abstützung auf der Kortikalis führte im biologischen Test zu einer Atrophie des Knochens, einerseits durch die venöse Stase, die die Kortikalis unter einer Platte erleidet (Brookes 1971), und andererseits durch die mechanische Abstützung, die den Kraftfluß von der Kortikalis auf die Platte umleitet.

Insofern war die reine Betrachtung in Hinblick auf die Steifigkeit eines Implantats bzw. einer Osteosynthese irreführend. Für die Diskrepanz zwischen in biomechanischen Lasttesten geprüften Implantateigenschaften und der tatsächlichen biologischen Situation stehen z. B. die Untersuchungen von Tencer et al. (1984). Er maß maximale frontale Belastungsfähigkeit ohne Knochenkontakt an verschiedenen intra- und extramedullären Implantaten bei einem subtrochantären Frakturmodell des Femurs. Diese Tests ergaben im Hinblick auf die Drehstabilität bei Ender-Nägeln und 3 verschiedenen Verriegelungsnagelsystemen in den Dicken zwischen 13 und 16 mm eine durchschnittliche Rotationssteifigkeit von 10–20% des gesunden Femurs. Der Zickelnagel, eine Variante des Y-Nagels aus Amerika, erreichte bei einem Querschnitt von 15 mm 30%, wogegen z. B. die 9-Loch-Kondylenplatte oder die 150-Grad-DNS mit 6-Lochplatte ca. 40% der Ausgangsdrehstabilität erbrachten. In der sagittalen Biegesteifigkeit, geprüft im 3-Punkt-Test in Ap-Richtung auf der Diaphysenmitte, zeigte sich eine hohe Instabilität der Ender-Nägel zwischen 15 und 30% der Ausgangssteifigkeit. Alle anderen Systeme, Platten und Verriegelungsnägel boten bei vollem Knochenkontakt 60–80% des Ausgangswertes. Die reinen Lasttests zur Prüfung der maximalen Beanspruchung der Nägel ohne Knochenkontakt ergaben für die statisch verriegelten Systeme des Klemm-Schellmann- und Große-Kempf-Nagels 2,5–5 kN, für die Ender-Nägel und dem Brooker-Wills-Nagel 0,7–1 kN.

Die Plattensysteme incl. DHS hatten eine Maximalbeanspruchbarkeit von 1,1 – 1,3 kN und lagen damit nur unwesentlich oberhalb der kleinformatigen intramedullären Implantate. Ein ähnlicher Versuchsaufbau von Weimer et al. (1990) erbrachte z. B. für die Drehstabilität für die zentralen Kraftträger eine deutlich niedrigere Torsionssteifigkeit im Vergleich zu den Plattensystemen, wogegen die Biegesteifigkeit und die Frontalbelastbarkeit der intramedullären Systeme den Platten deutlich überlegen waren.

Biologische Betrachtung

Von der Untersuchung durch Pohler u. Stramann (1976) ist bekannt, daß Implantatversagen in der Regel auf einen Dauerschwingbruch und nicht auf eine einmalige Überbeanspruchung zurückzuführen ist. Im klinischen Alltag ist eine akute Überlastungssituation in der Regel mit einem Implantatrandbruch vergesellschaftet, falls das Implantat den Steifigkeitskriterien der AO genügt und in adäquater Form mit weit übergreifender Technik eingebaut wurde. Prüfungen der Dauerschwingfestigkeit für Implantate selbst sind zwar leicht durchführbar und auch kontrollierbar, allerdings im Implantat-Knochen-Verbund liegt bei einem heilenden Knochen die Situation einer sich ständig reduzierenden Dauerschwingbeanspruchung vor.

Auf Grund der Messung mit dem Hüftprothesensender durch Bergmann et al. (1989) ist bekannt, daß eine absolute Entlastung der Extremität nur eine unwesentliche Verminderung des Kraftflusses auf den Knochen bzw. das Implantat des gebrochenen Beines erbringt. Das Anheben des Beines aus gestreckter in gebeugte Position ohne Auflage des Beines ergab Kräfte von 1 bis dem 1 1/2fachen des Körpergewichtes. Das Bilden einer Brücke im Bett in der direkten postoperativen Phase ergibt Kräfte bis zu dem 2fachen des Körpergewichtes, ebenso die geführte krankengymnastische Übungsbehandlung im Bett, die von jedem der operativ versorgten Patienten abverlangt wird. Beim reinen Gehen ohne Bodenkontakt liegen beim hängenden Bein Kräfte von etwa der Hälfte des Körpergewichtes vor, wogegen z. B. die Aufforderung an den Patienten, sein Bein im Vierpunktgang nur mittels Bodenkontakt zu beanspruchen, nach spätestens 10 Schritten zu einer vollen Belastung des Beines mit dem 3fachen des Körpergewichtes führt. Dieses konnte auch bei muskelkoordinativ trainierten Patienten gemessen werden, so daß eine Forderung an einen Patienten, eine Teilbelastung durchzuführen, nach diesen Messungen unsinnig ist, da sie de facto nicht eingehalten werden kann.

Vom biomechanischen Standpunkt müßte daher bestimmt werden, inwieweit das Implantat in einer definierten Fraktursituation mit zunächst hoher Ausgangslast und Vorspannung im Rahmen der dann einsetzenden Knochenbruchheilung einer sich immer wieder reduzierenden biomechanischen Beanspruchung im Sinne eines Dauerschwingtestes unterworfen ist. Dieses ist jedoch im Labor fast nicht zu simulieren. Einzig zulässig sind Tests von Implantaten in einem konstanten Lastniveau mit rezidivierenden Zyklen bis zu 100 000 Einheiten.

Die Limitierung auf diese Zahlen ergibt sich aus der Tatsache, daß bei Lastprüfung eine maximale Frequenz von 3 Hz anzuwenden ist, ohne unkontrollierbare Beschleunigung auf den Implantat-Knochen-Verbund hervorzurufen. Andererseits wird nach ca. 8 h die Struktur des tiefgefrorenen Leichenknochens auch bei adäquater Befeuchtung so spröde, daß keine verwertbaren Ergebnisse mehr für die Haft eines Implantates im Knochen zu erzielen sind. Deswegen haben am Biomechanischen Institut der Freien Universität in Berlin Tests zur Prüfung der Stabilität vom Implantaten für die subtrochantäre Osteotomie bei DHS, Winkelplatte und Gammanagel stattgefunden, die für alle Standardfrakturen der subtrochantären Region eine eindeutige Überlegenheit des Gammanagels bei einem Lastniveau von einem 2- bis 3-fachen des Körpergewichtes erbracht hatte. Mechanische Schwachstelle des konventionellen Gammanagels ist die distale Verankerung in der Diaphyse, die das Femur, wie bei einer zementfreien diaphysär verklemmenden Prothese, unter eine Spitzenbeanspruchung stellt. Sie wird zwar durch die Verriegelung flächenmäßig eher verteilt, andererseits besteht aber in Anbetracht der zusätzlichen Schwächung durch die Verriegelungsschrauben auch eine erhöhte Gefahr des Nagelrandbruches. Dieser manifestiert sich dann als Überlastbruch und gelegentlich als Ermüdungsbruch, wogegen auch eine maximal ausgesteifte Winkelplatte in der Regel die Hüftkopfspongiosa als Abstützungsregion überfordert, und die DHS durch unkontrollierte Einstauchungsvorgänge mit maximaler Verkürzung des Schenkelhalses und Unterstellung des Schaftes unter den Hüftkopf zu einer nicht akzeptablen Deformierung des Knochens führt.

Literatur

Bergmann G, Rohlmann A, Graichen F (1989) In vivo Messung der Hüftgelenksbelastungen. Z Orthop 127:672

Brookes M (1971) The blood supply of bone. Butterworth, London

Kreusch-Brinker R (1992) Biomechanische Untersuchung zur Dauerschwingfestigkeit trochanterer Femurosteosynthesen. Habil-Schrift, FU Berlin

Pohler OEM, Stramann F (1980) Fatigue and corosion fatigue studies in stamilees − steel implant material. In: Winter, Leray, de Groot (eds) Evaluation in biomaterial. Wilex, London

Tences AT, Johnson KD, Johnston DW, Gill U (1984)A biomechanical comparison of varicus methods of stabilisation of subtrochanteric fractures of the femur. J Orthop Res 2:297

Weimer RA, Wright PH, Gilbert JA, Taylor DF (1990) Biomechanics of Ender rods compression screw, and Zickel nail in the fixation of stable subtrochanteric femur osteotomics. J Orthop Trauma 4:58

Vergleichende klinische Ergebnisse
nach Gammanagelung und DHS

H. von Kroge[1]

In Abhängigkeit der zunehmenden Lebenserwartung und Prädisposition im höheren Alter ist in den letzten Jahren ein deutlicher Anstieg von Frakturen des proximalen Femurendes im unfallchirurgischen Patientengut zu beobachten. Diese Wachstumstendenz wird durch die zu erwartende altersspezifische Zunahme der koxalen Femurfrakturen in den nächsten 20 Jahren eindringlich dargestellt. Bei Patienten zwischen dem 80. und 85. Lebensjahr ist eine Zunahme der Verletzung auf über 200%, bei Patienten über 85 Jahren sogar auf über 300% zu erwarten. Hiernach wird die Inzidenz der koxalen Femurfrakturen pro 1000 Einwohner von 46 im Jahre 1987 auf 138 im Jahre 2010 steigen (Kuner 1993).

Steht bei den biologisch jungen Patienten die anatomische Erhaltung des Gelenkes, der Gelenkfunktion und des koxalen Femurs im Vordergrund der ärztlichen Bemühungen, so ist bei den älteren Patienten die Erhaltung der Mobilität vorrangig. Häufig bedeutet die reduzierte Leistungsfähigkeit dieser Patientengruppe einen Verlust der Bewegungsfreiheit und Unabhängigkeit. Die limitierte Mobilität geriatrischer Patienten mit koxalen Frakturen führt bei 20% zu einem Verlust der gewohnten häuslichen Umgebung und Einweisung in ein Alten- oder Pflegeheim. Chirurgischerseits muß deshalb gefordert werden, die Gehfähigkeit des alten Menschen wiederherzustellen, um seine soziale Reintegration zu ermöglichen. Die jeweils angewandten Operationsverfahren müssen deshalb nicht nur übungs-, sondern zwingend belastungsstabil sein.

Seit Einführung 1980 ist der Anteil der DHS in der Versorgung proximaler Femurfrakturen im deutschsprachigen Raum von 11,7% im Jahr 1980 auf 63,8% 1989 kontinuierlich angestiegen (Stürmer et al. 1993). Die Überlegenheit der DHS gegenüber anderen Verfahren, wie die operative Einfachheit, die geringen technischen Komplikationen und die primäre Belastbarkeit bei stabilen als auch instabilen pertrochanteren Frakturen, konnte in zahlreichen Studien belegt werden (Osterwalder et al. 1985).

Mit dem bereits 1957 von Küntscher vorgestellten Y-Nagel und dem von Grosse und Mitarbeitern als Synthese von dynamischer Gleitlaschenschraube und Küntscher-Nagelung weiterentwickelten Gammanagel steht seit 1985 ein konkurrierendes Implantat zur Verfügung. Die Vorteile des Gammanagels sind aufgrund der geringeren Biegekräfte die hohe primäre Belastungsstabilität, die halboffene Implantationstechnik und das Prinzip der intramedullären Schie-

---

[1] Universitätsklinik Hamburg-Eppendorf, Abtlg. für Unfall- und Wiederherstellungschirurgie, Martinistr. 50, D-20245 Hamburg.

nung (Boriani et al. 1991). Die statische und dynamische Komponente des Gammanagels ermöglicht bei proximalen Femurfrakturen eine Frühbelastung der versorgten Extremitäten und somit eine sofortige Mobilisation der häufig polymorbiden Patienten unabhängig vom Frakturtyp.

Schwerpunkt zahlreicher experimenteller und klinischer Studien der letzten Jahre war der Vergleich dieser beiden intra- und extramedullären Verfahren in der Versorgung proximaler Femurfrakturen.

Die an der Unfallchirurgischen Abteilung Eppendorf durchgeführten biomechanischen Untersuchungen der Tragfähigkeit und damit Biopraktikabilität konkurrierender extra- und intramedullärer Osteosynthesen (DHS versus Gammanagel) zeigten bei stabilen und instabilen pertrochanteren Osteotomien eine vergleichbare Belastbarkeit. Bei der dynamischen Wechseldruckbelastung bis 2000 N bei insgesamt 8000 Lastwechseln traten sowohl bei den mit der DHS als auch mit dem Gammanagel versorgten stabilen (Abb. 1) und instabilen (Abb. 2) pertrochanteren Osteotomieformen keine Instabilitäten auf. Die statischen Belastungen zeigten zwischen den beiden Systemen deutliche Unterschiede auf (Tabelle 1) (Kroge v. et al. 1993). Friedl kam bei einem ähnlichen Versuchsdesign zu vergleichbaren Ergebnissen. Innerhalb der physiologischen Belastung (2000 N) traten bei der A1- und A2-intertrochanteren Osteotomie bei beiden Implantaten keine Instabilitäten auf, die maximale Belastbarkeit des Gammanagels lag im Vergleich zur DHS 135° deutlich höher (Friedl 1993).

Vergleichbare klinische Studien finden sich in der Literatur nur wenige. Bisher wurden lediglich 4 prospektive randomisierte Studien über die Behandlung pertrochanterer Femurfrakturen mit der DHS oder dem Gammanagel publiziert (Pahlplatz et al. 1993; Guyer et al. 1993; Bridle et al. 1991; Leung et al. 1992). Insgesamt wurden in diese 4 Studien 482 Patienten aufgenommen.

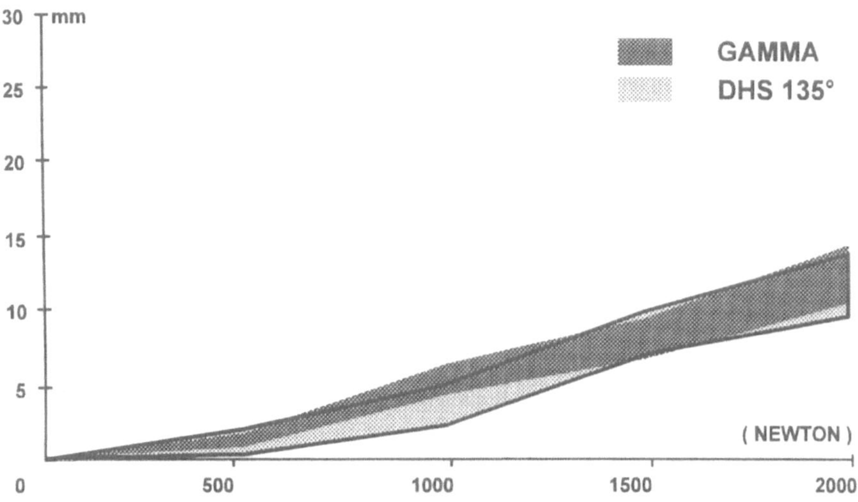

Fig. 1. Elastische Verformung stabiler pertrochanterer Osteotomien unter dynamischer Wechseldruckbelastung

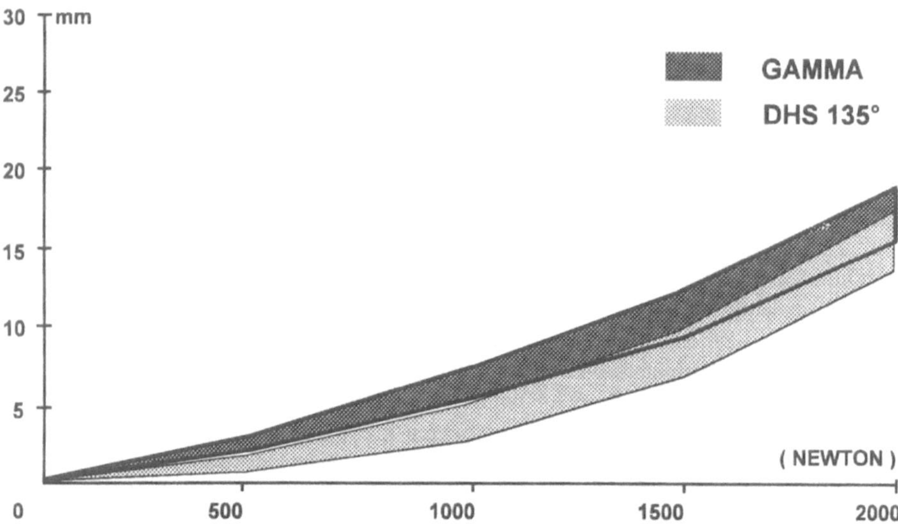

Abb. 2. Elastische Verformung instabiler pertrochanterer Osteotomien unter dynamischer Wechseldruckbelastung

Tabelle 1. Statische Maximalbelastbarkeit stabiler und instabiler pertrochanterer Osteotomien, versorgt mit einer DHS 135° und Gammanagel

Osteotomiemodell	DHS 135°	Gamma
Stabile pertrochantere	2800 N	4800 N
Instabile pertrochantere	2700 N	4700 N

Von diesen wurden 244 (105 stabile/139 instabile) mit einer DHS und 238 (102 stabile/136 instabile) mit einem Gammanagel versorgt. Das Durchschnittsalter lag in beiden Kollektiven um 80 Jahre bei gleicher Geschlechtsverteilung. Signifikante Unterschiede beim Vergleich des Alters, des Geschlechts, des Frakturtyps, der Stabilität, präklinischer Mobilität, Morbidität und sozialer Integration zeigten sich nicht. Operationszeiten, intra- und postoperativer Blutverlust in Abhängigkeit vom Hämoglobinwert waren, soweit in den Studien berücksichtigt, vergleichbar oder statistisch nicht signifikant. Die postoperative Mobilität war nach Bridle et al. (1991) in 35% unverändert und in 45% reduziert, zeigte aber keinen Unterschied zwischen den beiden Osteosyntheseverfahren. Zu einem vergleichbaren Ergebnis kamen Pahlplatz und Langius (1993). Sie untersuchten die individuelle Selbständigkeit nach dem Broos-Score. 80% der Patienten mit einer stabilen Fraktur erreichten unabhängig vom Verfahren den gleichen präoperativen Level. Hingegen zeigte sich bei den instabilen Frakturen beim Gammanagel ein deutlich besseres Ergebnis. Waren die meisten Patienten dieser Gruppe bereits innerhalb von 4 Tagen bei Vollbelastung mobilisiert, so erreichten nur wenige Patienten der DHS-Gruppe innerhalb der ersten Woche diesen Mobilisationsgrad. 35% mit einer DHS und 62,5% mit einem Gamma-nagel erreichten nach 6 Monaten die Ausgangsmobilität. Nach Guyer et al. (1993) konnten 90% der Gamma- und 80% der DHS-Patienten innerhalb der ersten Woche bei Vollbelastung mobilisiert werden.

Die postoperative Komplikationsrate war bei beiden Implantaten gering. Insgesamt kam es bei der DHS zu 9 und bei dem Gammanagelsystem zu 5 Kopfperforationen infolge einer Impaktierung des Kopf-Hals-Fragmentes mit anschließender Varisierung. Ein Versagen der Implantate lag hier nicht vor, sondern vielmehr fanden die Schrauben bei hochgradiger Osteoporose im Kopf keinen Halt. In 4 Fällen kam es beim Gammanagel zu einer Femurschaft-fraktur in Höhe der Nagelspitze. Inwieweit es sich hier um implantatbedingte Komplikationen oder eine indikatorische Fehleinschätzung handelt, geht aus den Publikationen nicht hervor. Eine implantatsbedingte Erhöhung der Mor-talitätsrate innerhalb der ersten 6 Monate wurde von keinem Autor beschrie-ben.

Die retrospektive Analyse der in dem Zeitraum 1990 bis 3/1993 im eige-nen Krankengut mit einem Gammanagel versorgten proximalen Femurfraktu-ren ergab ein vergleichbares Ergebnis. Insgesamt wurden 112 Patienten, 12% des Gesamtkollektivs der proximalen Femurfrakturen, mit einem Gammanagel versorgt. Die Geschlechtsverteilung lag bei 74 Frauen (66,1%) zu 38 Männern (33,9%). Das Alter der Patienten lag bei einem Durchschnittswert von 73,4 Jahren zwischen 24 und 97.

73 Patienten (65%) zogen sich die Fraktur bei einem Sturz in der häus-lichen Umgebung zu, wobei sicherlich ein gewisses Kausalitätsbedürfnis hin-sichtlich der Unfallursache seitens der Patienten zu einer Verzerrung führt und die Häufigkeit innerer Ursachen höher liegen dürfte. Als weitere Unfallursa-chen wurden in 23% Straßenunfälle angegeben, 6 männliche Patienten zogen sich eine A 3.3-Fraktur im Rahmen eines Polytraumas zu. Bei 7 weiblichen Patienten lag eine pathologische Fraktur innerhalb einer malignen Grund-erkrankung vor. In einem Fall handelte es sich um einen Implantatbruch bei Pseudarthrose 6 Monate nach operativer Versorgung einer intertrochanteren Oberschenkelfraktur mit einer DCS.

Von den 112 Patienten wiesen lediglich 21,6% keine Allgemeinerkrankun-gen auf, was die Altersstruktur widerspiegelt. Bei 59,5% lagen kardiovaskuläre Erkrankungen vor, gefolgt von respiratorischen (29,7%), zerebrovaskulären (17,6%) Erkrankungen und 13,5% Malignomen. Bei vielen Patienten kamen Mehrfachnennungen vor. Die operative Versorgung erfolgte bei 84 Patienten mit dem 200-mm-Gammanagel, in 28 Fällen wurde der 320-mm-Nagel oder ei-ne Sonderanfertigung implantiert.

Die häufigsten postoperativen Komplikationen im Wundbereich waren mit 8,1% Hämatome und Serome, die in keinem Fall eine Revision erforderlich machten und sich ohne Superinfektion resorbierten. Bei 2 Patienten traten Wundinfekte auf, die nach Revision und PMMA-Ketteneinlage folgenlos aus-heilten. Als nicht wundassoziierte postoperative Komplikationen traten in 9,5% Harnwegsinfektionen und in 3 Fällen Dekubitalulzera auf. Weiterhin wurden postoperativ Vigilanzstörungen bei präexistenter DBS in 10,8% sowie

Pneumonien und kardiale Dekompensation bei vorbestehender Herzinsuffizienz gefunden. Komplikationen aus dem thrombembolischen Formenkreis wurden bei 9% der Patienten gefunden.

Von den insgesamt 112 Patienten waren bis zum Abschluß der Nachuntersuchung 24 Patienten (21,4%) mit einem Durchschnittsalter von 80 Jahren verstorben. 15 (13,4%) Patienten verstarben bereits während der postoperativen stationären bzw. rehabilitativen Phase. Die häufigsten Todesursachen waren in 9 Fällen ein Herz-Kreislauf-Versagen sowie jeweils in 3 Fällen die Folgen einer Pneumonie bzw. einer thrombembolischen Komplikation. Drei Patienten verstarben im Rahmen einer Tumorkachexie. Die Mortalität der Patienten, bezogen auf das Alter zum Zeitpunkt der Operation, war um ein ca. 3faches höher als bei der Normalbevölkerung.

Bei der klinischen Nachuntersuchung an 88 der noch lebenden Patienten 14 (3–24) Monate postoperativ hatten 86% keine bzw. leichte belastungsabhängige Schmerzen in dem betroffenen Bein, das Sitzen als Minimalleistung auch für den hinfälligen Patienten war bei 96% in dem vorher bestehenden Ausmaß schmerzfrei möglich. Bei der zusammenfassenden Auswertung der Ergebnisse fand sich in 85% ein gutes bis sehr gutes Resultat, lediglich bei 15% war das Ergebnis unbefriedigend oder schlecht.

Die vergleichende Analyse der Literatur hinsichtlich der operativen Versorgung proximaler Femurfrakturen mit dem Gammanagel oder der DHS zeigen, daß die postoperativen Spätergebnisse bei den A1-Frakturtypen keine wesentlichen Unterschiede aufweisen. Beide Osteosyntheseverfahren gewähren bei geringer intra- und postoperativer Komplikationsrate eine primäre belastungsstabile Versorgung der häufig polymorbiden Patienten und damit eine schnelle Reintegration. Bei den A2-Frakturen zeigt sich bei zunehmendem Instabilitätsgrad (A2.2–A2.3) aufgrund der erhöhten primären Stabilität des Systems eine Überlegenheit des Gammanagels.

Der Gammanagel sollte nicht als Konkurrenz, sondern eher als Ergänzung zur DHS gesehen werden. Bei differenzierter Betrachtungsweise beginnt die Indikation für den Gammanagel dort, wo mit der DHS keine belastungsstabile Versorgung erreicht werden kann.

Zusammenfassend entspricht der Gammanagel, als intramedullärer Kraftträger, den Kriterien, die an ein ideales Implantat gestellt werden. Als Osteosyntheseverfahren, das eine einfache Anwendbarkeit, kurze OP-Zeiten und eine unmittelbare Belastbarkeit neben einer Minimierung der Früh- und Spätkomplikationen ermöglicht, bietet sich der Gammanagel insbesondere bei der Versorgung von Problemfrakturen bei hochbetagten Patienten an.

Literatur

Boriani S, Bettelli G, Zmerly H, Specchia L, Bungara P, Montanari G (1991) Results of multicentric italian experience on the gamma nail: A report on 648 cases. Orthopedics 14:1308−1314

Bridle SH, Patel AD, Bircher M, Calvert PT (1991) Fixation intertrochanteric fractures of the Femur − a randomised prospective comparison of the gamma nail and the dynamic hip screw. J Bone Joint Surg [Br]73:330−334

Friedl W (1993) Relevance of osteotomy and implant characteristics in inter- and subtrochanteric osteotomie. Arch Orthop Trauma Surg 113:5−11

Guyer P, Landolt M, Keller H, Eberle Ch (1993) The gamma nail in per- and intertrochanteric femoral fractures − alternative or complementary to the DHS? In: Marti R (ed) Proximale femoral fractures − operative techniques and complications, vol. 2. Medical Press, London, pp 481−498

Kuner EH (1993) Spezielle Aspekte der operativen Behandlung von Frakturen bei alten Menschen. Hefte Z Unfallchir 232:190−198

Kroge H v., Hennig FF, Sweeney P, Langendorff HU (1993) Biomechanische Untersuchungen verschiedener Osteosynthesen bei Frakturen des proximalen Femur. Hefte Z Unfallchir 232:348−349

Leung KS, So WS, Shen WY, Hui PW (1992) Gamma nail and dynamic hip screws for peritrochanteric fractures − a randomised prospective study in elderly patients. J Bone Joint Surg (Br)74:345−351

Osterwalder A, Dietschi C, Martinoli S (1985) Erste Erfahrungen mit der dynamischen Hüftschraube (DHS) der AO. Z Orthop 123:193−200

Pahlplatz PVM, Languis FB (1993) Comparing the gamma nail and the dynamic hip screw in the treatment of pertrochanteric fractures − preliminary results of a prospective randomised study. In: Marti RK (ed) Proximale femoral fractures − operative techniques and complications, vol 2. Medical Press, London, pp 475−480

Stürmer KM, Dressing K, Meeder PJ, Hanke J, Aufmkolk M, Boesing P (1993) Wandel bei der Osteosynthese pertrochantärer und subtrochantärer Femurfrakturen. Hefte Z Unfallchir 232:99−121

Erfahrungen mit dem langen Gammanagel

R. H. Gahr

Zusammenfassung

Die Einführung des langen Gammanagels (LGN) in die klinische Routine erlaubt es, die Indikationsgrenzen der Gammanagelung wesentlich weiter zu fassen. Mit dem langen Gammanagel werden die Grenzen zwischen Oberschenkelverriegelungsnagel- bzw. Rekonstruktionsnagelsystemen und dem Gammanagelsystem fließend.

Zu den Hauptindikationen des langen Gammanagels zählen vor allem langstreckig in die Diaphyse hineinreichende subtrochantäre, intertrochantäre und pertrochantäre Oberschenkelfrakturen, Trümmerfrakturen der proximalen 2/3 des Oberschenkels sowie Mehretagenfrakturen des Oberschenkels unter Mitbeteiligung der lateralen Schenkelhalsregion bzw. der Trochanterregion.

Weitere Indikationen ergeben sich bei intra- und postoperativen Komplikationen nach konventioneller Gammanagelung sowie bei Verfahrenswechseln bzw. Zweitosteosynthesen nach erneutem Trauma.

Einleitung

Seit der Einführung durch Taglang und Grosse (1993) hat sich das Prinzip der Gammanagelung in der operativen Behandlung proximaler Oberschenkelfrakturen zunehmend durchgesetzt, vereint es doch in idealer Weise die Vorteile der geschlossenen Reposition, des kleinen operativen Eingriffs und die primäre Belastungsstabilität eines intramedullären Kraftträgers.

Stellt nach proximal eine mediale Schenkelhalsfraktur die nur in Einzelfällen praktizierte Grenzindikation dar, so zeigt sich nach distal hin, im subtrochantären Übergangsbereich die Grenze des „kurzen" Standardgammanagels.

Gerade bei längerstreckigen, in den diaphysären Bereich hineinlaufenden per- und subtrochantären Frakturen reicht die Länge des Standardnagels häufig nicht aus, um eine sichere Verankerung des Implantates im distalen Fragment sicherzustellen. Auch erhöht sich bei zu kurzer Führung des Implantates im distalen Fragment das Risiko eines sekundären Implantatausbruches beträchtlich.

Klinik für Unfall- und Wiederherstellungschirurgie, Städtisches Klinikum „St. Georg" Leipzig, Delitzscher Straße 141, D-04129 Leipzig.

Das Implantat

Frühere Versuche mit „custom-made", langen Gammanägeln ergaben Probleme beim Vorschieben des Nagels in den diaphysären Bereich, da zum einen die Implantate zu dick waren, zum anderen der absolut gerade laufende Nagelschaft der physiologischen Femurkrümmung nicht zu folgen vermochte.

Der mit der Entwicklung des 11-mm-Gammanagels auf den Markt gekommene lange Gammanagel weist eine leichte Krümmung im distalen Abschnitt auf, der der physiologischen Krümmung der Femurachse folgt. Zusammen mit der Reduzierung des Nagelquerschnittes auf 11 mm ergibt sich so ein Nageldesign, das ein müheloses Vorschieben und sicheres Plazieren des Nagels bis in den kniegelenknahen Abschnitt hinein ermöglicht.

Die Operation

Lagerung und Abdeckung erfolgen nach den Standards der konventionellen Gammanagelung. Auch der Zugangsweg in den Markraum ist identisch. Wichtig ist, ein Verklemmen des Nagels im Markraum zu vermeiden. Hierzu genügt das schonende und langsame Aufbohren des Markraumes um 1,5–2,0 mm über den Nageldurchmesser. Läßt sich der Nagel nicht völlig mühelos vorschieben, so muß etwas weiter aufgebohrt werden, bis ein kraftfreies Vorschieben möglich ist. Auf keinen Fall darf der Nagel mit Gewalt eingeschlagen werden.

Im unmittelbaren Frakturbereich wird der Markraumbohrer ohne Bohren weiter vorgeschoben, um die umgebenden Weichgewebe, insbesondere das Periost, nicht weiter zu schädigen.

Auf ein geeignetes scharf schneidendes Markraumbohrersystem ist zu achten, um unnötige Druckerhöhungen und Hitzeentwicklungen im Markraum zu vermeiden (Howmedica-System).

Die distale Verriegelung erfolgt unter Bildwandlerkontrolle freihand oder mit Zielgerät. Bevorzugt sollten Vollgewindebolzen verwendet werden.

Die Indikationen

Bei folgenden Hauptindikationen hat sich der lange Gammanagel bewährt (Tabelle 1):

Tabelle 1. Indikationen zum langen Gammanagel

Frakturform	Weiblich	Männlich
Subtrochantär	7	2 (1 offen, 1 PT)
Pertrochantär	13	3
Refraktur nach GN	2	0
Trümmerfraktur 1/3-2/3	0	3 (2 PT)

- Langstreckig in die Diaphyse hineinreichende subtrochantäre, intertrochantäre und pertrochantäre Oberschenkelfrakturen,
- Trümmerfrakturen der proximalen 2/3 des Oberschenkels, sowie
- Mehretagenfrakturen des Oberschenkels unter Mitbeteiligung der lateralen Schenkelhalsregion bzw. der Trochanteregion

Weitere Indikationen ergeben sich bei pertrochantären Frakturen, Pseudarthrosen, intra- und postoperativen Komplikationen nach konventioneller Gammanagelung, sowie bei Verfahrenswechseln nach Winkelplatten- oder DHS-Versorgung bzw. Zweitosteosynthesen nach erneutem Trauma.

Bei entsprechender Erfahrung können auch erst- und zweitgradige offene Frakturen mit dem langen Gammanagel versorgt werden, zumal dieses System trotz geringerer Dimensionierung eine höhere Stabilität aufweist als konventionelle VN-Systeme, so daß der Grad der systembedingten Markraumschädigung bei gleicher Stabilität geringer ist.

Entsprechend lassen sich auch Oberschenkelfrakturen bei Polytraumatisierten mit begleitendem Thoraxtrauma in der Frühphase mit geringerem Risiko definitiv versorgen als mit konventionellen Verriegelungsnagelsystemen.

Ergebnisse

Im Zeitraum 10/92 bis 9/94 wurden an der Klinik für Unfall- und Wiederherstellungschirurgie am Städtischen Klinikum „St. Georg", Leipzig, 131 Gammanägel implantiert, davon waren 30 lange Gammanägel (Tabelle 2).

Tabelle 2. Gammanagelimplantationen 10/92 – 9/94

Standardgammanägel [n = 101]	Lange Gammanägel [n = 30]
W/M = 79/22 = 3,59	W/M = 22/8 = 2,75
Alter = 79,9/61,9 Jahre	Alter = 76,1/50,0 Jahre
PT II-III = 0/101	PT II-III = 3/30

Im Vergleich mit den Standardgammanägeln, die überwiegend in der Alterschirurgie (vorwiegend proximale Femurfrakturen alter Frauen) Anwendung fanden, waren in der Gruppe der Langer-Gammanagel-Patienten vermehrt jüngere männliche, polytraumatisierte Patienten zu finden.

Kasuistik

Fall 1 (**Abb. 1**): 78jährige Frau, häuslicher Sturz (Pflegeheim), pertrochantäre Fraktur.

Standard-Gammanagel am Unfalltag, Mobilisierung ab 1. postoperativen Tag. Entlassung am 16. postoperativen Tag. Erneuter häuslicher Sturz, proxi- ▷

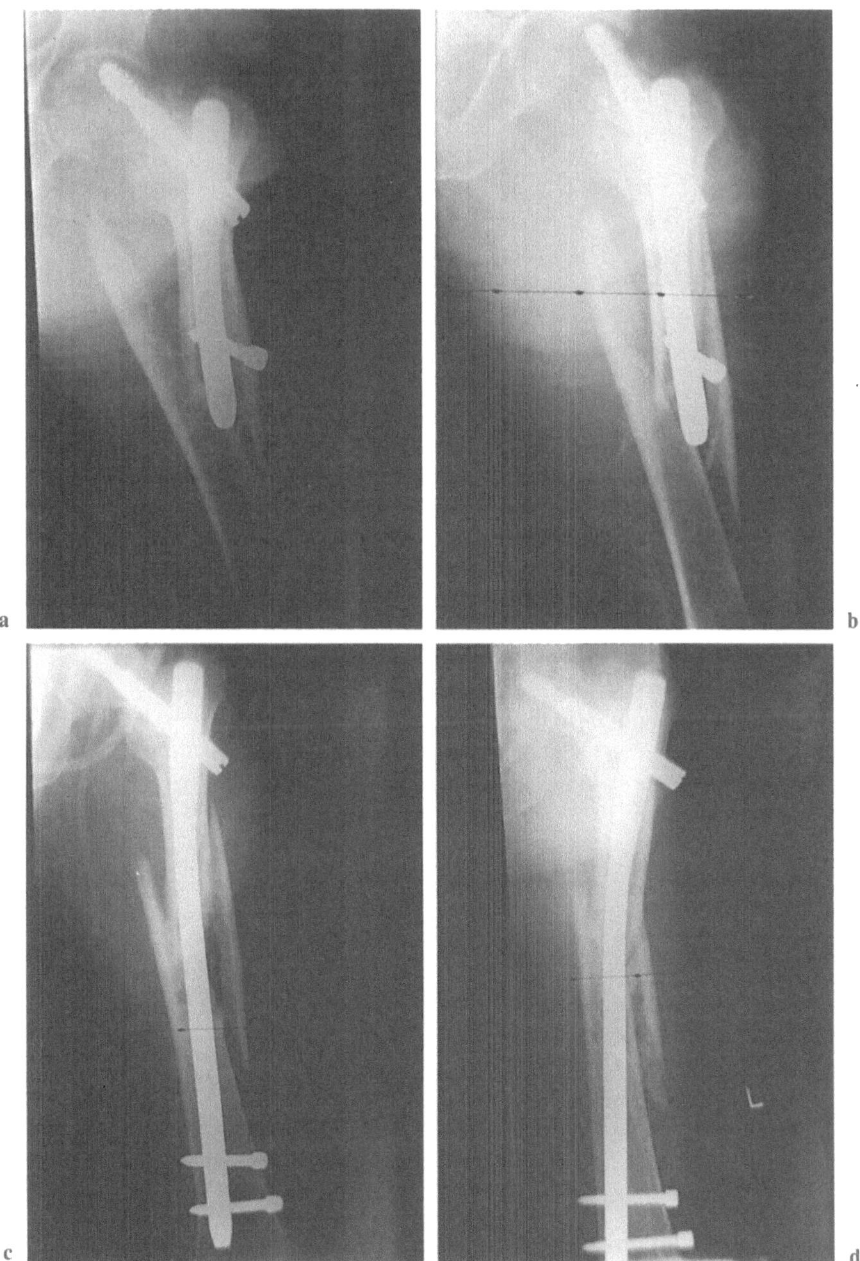

Abb. 1a–d. Reosteosynthese nach Zweittrauma nach Standardnagelung

male Schaftfraktur mit hinterem Ausbruch der Schenkelhalsschraube, Reosteosynthese mit LGN am Unfalltag, Mobilisierung ab 2. postoperativen Tag.

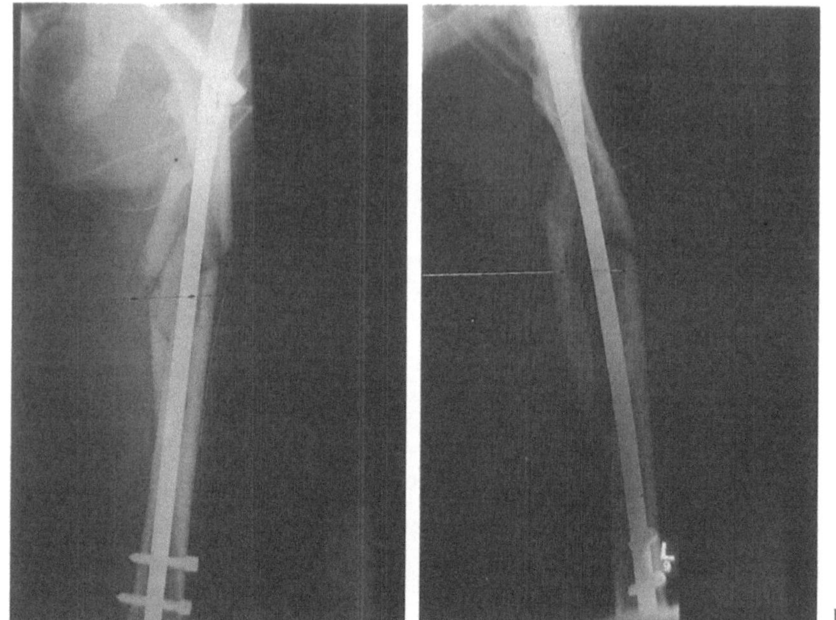

Abb. 2 a, b. Polytrauma mit Trümmerfraktur

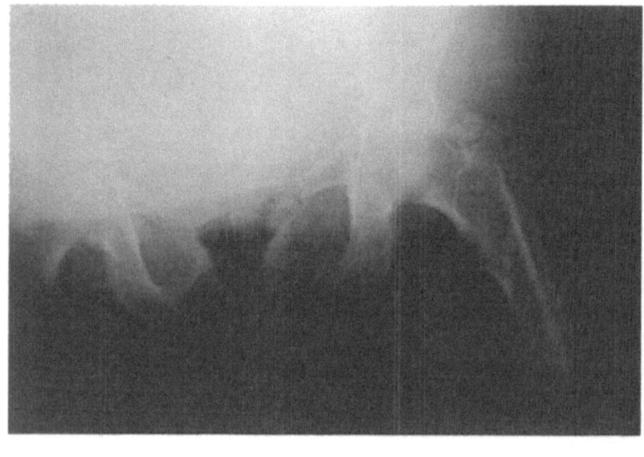

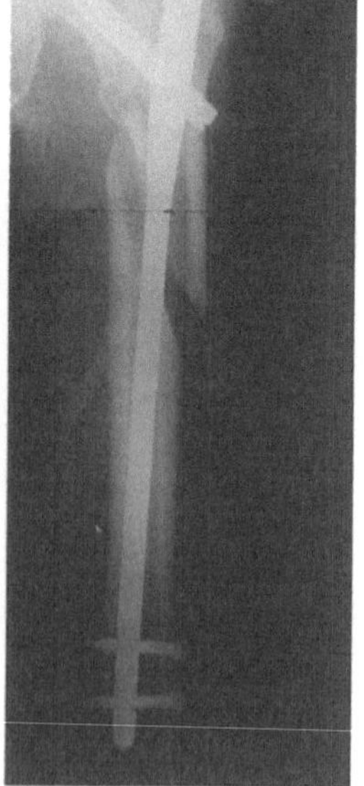

Abb. 3 a, b. Lange subtrochantäre Oberschenkelschaftfraktur

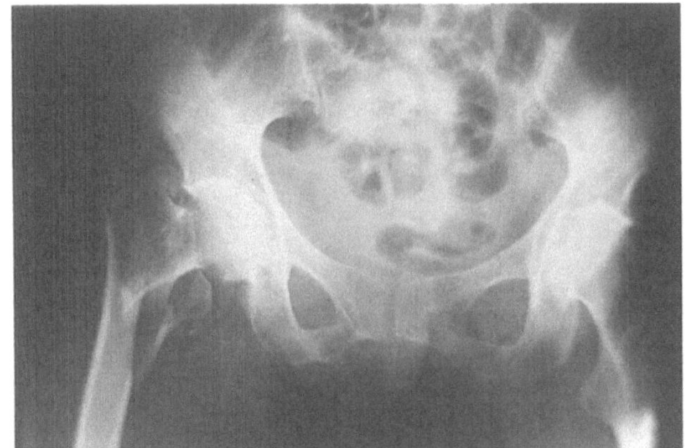
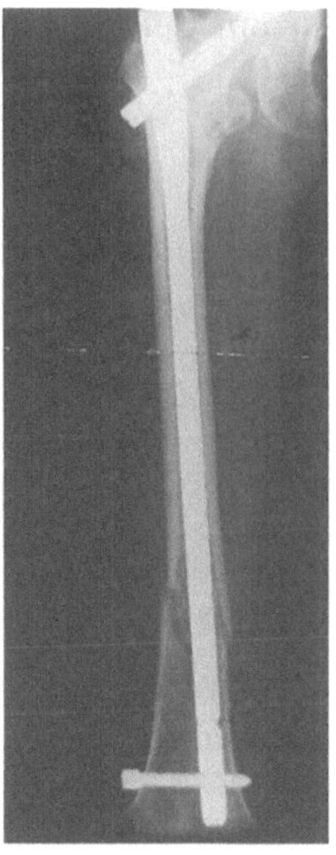

Abb. 4a, b. Zweietagenfraktur: laterale Schenkelhalsfraktur und Oberschenkelschaftfraktur

Fall 2 (**Abb. 2**): 26jähriger Mann, Verkehrsunfall. Intubation am Unfallort. SHT II, stumpfes Thoraxtrauma, Oberschenkeltrümmerfraktur 1/3−2/3. LGN am Unfalltag (unaufgebohrt), Extubation am 3. posttraumatischen Tag. Mobilisierung ab 5. posttraumatischen Tag.

Fall 3 (**Abb. 3**): 72jährige Frau, häuslicher Sturz, subtrochantäre Fraktur. LGN am Unfalltag, Mobilisierung ab 1. postoperativen Tag.

Fall 4 (**Abb. 4**): 49jährige Frau, Verkehrsunfall, Zweietagenfraktur, LGN am Unfalltag, Mobilisierung ab 1. postoperativen Tag.

Literatur

1. Grosse A, Favreul E, Taglang G (1993) The Long Gamma Nail. Experience from the C. T. O.-Strasbourg-about 79 Cases. Combined 2nd National Trauma Congress Strasbourg, 18−22 April 94
2. Stapert JWJL, Vierhout PAM, Schuppers HA (1990) Erste Erfahrungen mit einem verlängerten Gammanagel für die Problemfrakturen des proximalen Femurs, 53. Jahrestagung der DGU, Berlin. Hefte Unfallheilkd
3. Stapert JWJL, Geesing PB, Dunki-Jacobs RJ, de Wit RJ, Vierhout PA (1993) First Experience and Complications with Long Gamma Nail J Trauma 34:394−400
4. Wölfel R, Meister R, Walther M, Wagner W (1993) Der lange Gammanagel − Indikationen und Ergebnisse. In: Beck H, Vecsei V, Wagner W (Hrsg) Osteosynthese International 1993, Kongreßband des Gerhard-Küntscher-Kreises. Mayer, Erlangen, S 255−259

Nachbehandlung nach Gammanagelung

W. Roth[1]

Die Zahl der Frakturen am proximalen Femurende hat in den letzten Jahren eine Steigerung erfahren. Bedingt durch die höhere Lebenserwartung der Gesamtbevölkerung und die dadurch zunehmende Osteoporose ist der Altersdurchschnitt der Patienten mit diesen Erkrankungen deutlich angestiegen.

Mit dieser Zunahme der Verletzungen ist auch eine Veränderung der Frakturlokalisation hin zum Femurschaft eingetreten. Waren früher die medialen, lateralen und pertrochanteren Schenkelhalsfrakturen eindeutig die häufigsten Frakturformen, so sind dies heute die instabilen per- und subtrochanteren Frakturen des Femurs. So fallen heute 70% unserer Frakturen, und das sind pro Jahr zwischen 130 und 150 Patienten, in die Gruppe der instabilen Frakturen am proximalen Femur (Abb. 1).

Das Ziel der Versorgung ist, möglichst durch einen operativen Eingriff den prätraumatischen Zustand schnell wiederherzustellen. Dies kann man nur erreichen durch eine Osteosynthese, die auch bei instabilen Frakturen eine frühe Belastung der Extremität erlaubt.

Wir überblicken inzwischen über 250 operative Versorgungen mit dem Gammanagel am proximalen Femur und können auf Grund der Verläufe unsere Erfahrungen mit der Nachbehandlung mitteilen.

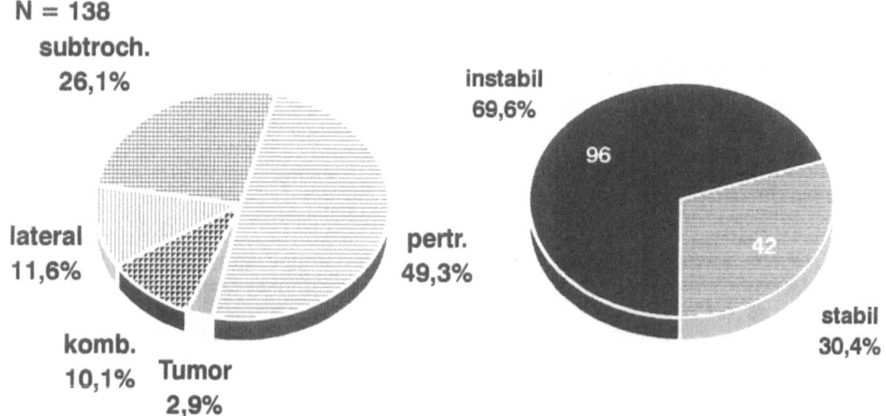

Abb. 1. Gammanagelosteosynthese

[1] Chirurgische und Unfallchirurgische Klinik, St. Elisabeth-Klinik, D-66740 Saarlouis.

Tabelle 1. Nachbehandlung nach Gammanagelung (St.Elisabeth-Klinik, Saarlouis)

Op-Tag: postop. Röntgenkontrolle
  KG-Behandlung zur Pneumonieprophylaxe mehrmals täglich ab Op-Tag
  Bein in Lagerungsschiene
2. postop. Tag:
  Drainageentfernung
  bis dahin Lagerung des Beines in einer Lagerungsschiene
  Sitzen auf der Bettkante mit Hilfe
4. postop. Tag:
  Mobilisierung im Gehwagen, je nach Schmerzen und Allgemeinzustand auch Beginn
  der Mobilisierung mit Gehstützen bei voller Belastungsfreigabe durch den Operator
10. postop. Tag:
  Entfernung der Fäden
14. postop. Tag:
  Röntgenkontrolle

Möglichst frühzeitige Wiedereingliederung in das soziale Umfeld und in die gewohnte Umgebung u.U. über Reha-Klinik

Ambulante Nachuntersuchung und Röntgenkontrolllen bei Schmerzzunahme oder *vier* und *acht* Wochen nach Entlassung.

Ein Schema für eine einheitliche postoperative und ambulante Nachbetreuung kann sich nur an den prätraumatischen Zustand orientieren. Es ist verständlich, daß bereits immobile Patienten nach operativer Versorgung nicht mehr in einen besseren Zustand postoperativ gelangen, als er vor dem Unfall bestand (Tabelle 1).

Ist es jedoch möglich, bei einer instabilen Fraktur eine stabile, belastbare Osteosynthese zu erreichen, und dies kann nur der Operateur selbst bescheinigen, so kann die postoperative Mobilisation sich an dem von uns praktizierten Schema orientieren.

Die krankengymnastische Behandlung muß bereits am Operationstag mit Atemgymnastik zur Pneumonieprophylaxe einsetzen. Das operierte Bein wird in einer Schaumstoffschiene ohne besondere Hochlagerung ruhiggestellt. Eine Röntgenaufnahme wird postoperativ in 2 Ebenen durchgeführt.

Am 2. postoperativen Tag wird in der Regel die Redon-Drainage entfernt, und der Patient kann unter krankengymnastischer Anleitung sich auf die Bettkante setzen.

Ab dem 3. Tag kann bei sonst wenig morbiden Patienten, bei anderen jedoch spätestens 1–2 Tage später, die Mobilisation außerhalb des Bettes erfolgen. Dabei wird in der Regel zunächst der Gehwagen zu Hilfe genommen. Die Belastung der operierten Extremität wird nach Beurteilung des Röntgenbildes und des Operationsverlaufes in der Regel gleich komplett frei gegeben. Je nach Sicherheit des Patienten werden die Gehübungen nach einem weiteren Tag mit Kirschner-Stöcken weitergeführt. Die echte Belastung der Extremität wird dabei von dem Patienten selbst ja nach Ausmaß der Schmerzen selbst dosiert. Zeigt sich bei den postoperativen Aufnahmen eine exakte Lage der Schenkelhalsschraube im ap-Strahlengang im unteren Quadranten und im seitlichen

Strahlengang zentral in der Mitte, so kann auch bei Bestehen einer Dehiszenz die Belastung freigegeben werden. Sie muß sogar erfolgen, da nur so die Dynamik der Osteosynthese wirksam werden kann. Durch Herausgleiten der Schenkelhalsschraube bekommen die beiden kortikalen Knochen medial Kontakt miteinander, und es kommt somit zu stabilen Verhältnissen. Zu erkennen ist diese Eigendynamisierung an den Röntgenkontrollen, die am 10. bis 14. Tag, je nach Schmerzsituation, durchgeführt werden. Man kann deutlich ein Herausgleiten der Schenkelhalsschraube aus dem Nagel erkennen. Tritt diese Dynamik bei der Belastung nicht ein, und ist auch die mediale Abstützung nicht zu erkennen, so muß sofort die volle Belastung zurückgenommen werden. Geschieht dies nicht, kann es, vor allem bei osteoporotischen Knochen, zu einer Wanderung der Schenkelhalsschraube nach kranial und dorsal kommen. Die Folge muß der Ausbruch der Schraube mit der Notwendigkeit einer Reosteosynthese sein. Eine weitere Möglichkeit der ,Rettung' der Osteosynthese kann bei frühzeitigem Erkennen die Dynamisierung des Gammanagels sein. Meist hat sich für die Rotationsstabilität zu diesem Zeitpunkt bereits eine ausreichende Kallusbrücke gebildet, so daß nach Entfernung der distalen Schrauben unter Belastung nun die Konsolidierung eintreten kann.

Für die Osteosynthese mit dem langen Gammanagel gelten die gleichen Kriterien für den Beginn der vollen Belastung. Einzige Ausnahme ist die gleichzeitige Oberschenkelschaftfraktur, die in der Nachbehandlung individuellen Verordnungen unterliegen muß.

Probleme in der Mobilisierungsphase sind immer dann zu erwarten, wenn in den postoperativen Röntgenaufnahmen eine Fehllage der Schenkelhalsschraube zu erkennen ist. In diesen Fällen sind individuelle Entscheidungen angezeigt. Das gleiche gilt für Patienten, bei denen intraoperativ eine Fehllage der Schenkelhalsschraube durch erneutes Aufbohren und Plazierung in die richtige Lage erfolgen mußte.

Bei der Versorung von pathologischen Frakturen, die immer nur einen palliativen Charakter haben, gelten als Kriterien für eine Stabilität und damit eine frühe Belastung der sichere Sitz der Schenkelhalsschraube und die richtige Lage des Nagels mit distaler Doppelverriegelung. Bei Vorliegen einer großen Defektzone im intertrochanteren Bereich empfiehlt es sich, die Schenkelhalsschraube mit der zentralen Fixationsschraube im Nagel fest zu blockieren. Damit kann das in diesem Falle nicht erwünschte Zusammensintern der tumorbefallenen Frakturzone verhindert werden.

In der ambulanten Nachbehandlungsphase sind Röntgenaufnahmen 4 Wochen und 8 Wochen nach Entlassung angezeigt. Die Frage der Metallentfernung sollte individuell geklärt werden. Bei älteren Patienten ist sie sicherlich nur angezeigt, wenn z. B. die Schenkelhalsschraube nach ihrem Gleitvorgang unter dem Tractus iliotibialis Schmerzen verursacht. Bei jüngeren Patienten ist die Metallentfernung nach frühestens 15 Monaten möglich. Bei diesem Patientenkreis sollte schon bei Abschluß der Operation eine Nagelverschlußschraube eingedreht werden. Diese Maßnahme erleichtert eine spätere Metallentfernung erheblich.

Aus der unfallchirurgischen Universitätsklinik in Wien wurde eine Nachuntersuchung nach durchgeführter Gammanagelung von Heinz veröffentlicht.

Tabelle 2. Gehqualität und Schmerzangaben nach Gammanagelung

Gehqualität	%
Gangbild wie vor der Fraktur	48
Gangbild deutlich schlechter	43
Mühsames Gehen mit Gehschule	9

Unfallchirurgie Wien

Tabelle 3. Gammanagelung. Krankengymnastische Nachbehandlung – Schmerzangaben

n = 269	n
0 – starke Schmerzen dauernd	12
1 – jede Tätigkeit schmerzvoll	19
2 – Gehzeit 1 Minute	54
3 – Schmerzfreies Gehen 500 m	131
4 – Schmerzfreies Gehen 1000 m	16
5 – zeitweise Schmerzen – Wetterfühligkeit	12
6 – jederzeit schmerzfrei	9

Unfallchirurgie Wien

Gefragt wurde nach Schmerzen und der Gehstrecke und nach der Mobilisation im Vergleich zu der prätraumatischen Zeit. Wenn man in Anbetracht des hohen Durchschnittsalters der Patienten eine schmerzfreie Gehstrecke von 500 m nach dem Unfallereignis als gutes Ergebnis ansieht, so haben von insgesamt 269 Patienten 168 ein gutes bzw. sehr gutes postoperatives Ergebnis erreicht. Fast 50% erreichten ein Gangbild wie vor dem Unfallereignis. Bei 40% war das Gangbild wesentlich schlechter und 9% der Patienten konnten nur mühsam mit krankengymnastischer Hilfe gehen (Tabelle 2 und 3).

Derzeit sind wir dabei, in Zusammenarbeit mit einer Rehabilitationsklinik den Gesamtkrankeitsverlauf bei Patienten mit einer proximalen Femurfraktur auszuwerten. Untersucht werden dabei Patienten mit ähnlicher Frakturform, vergleichbaren Allgemeinrisiken und unterschiedlicher Versorgung der Fraktur. Erste Ergebnisse scheinen zu zeigen, daß Patienten, die mit einer früh belastbaren Gammanagelosteosynthese operativ versorgt wurden, eine wesentlich kürzere Gesamtkrankheitsdauer aufweisen. Wir werden zu gegebener Zeit detaillierte Zahlen vorlegen.

Unsere Erfahrung in der Behandlung und Nachbehandlung von Patienten mit einer Fraktur am proximalen Femur und Versorgung mit einem Gammanagel bestätigen die Nachuntersuchung von Heinz und Vecsei in Wien. Wir glauben, daß durch Verbesserung der Technik und Training der Operateure, sowie durch Schaffung guter und ausreichender Nachbehandlungseinrichtungen die Ergebnisse noch weiter verbessert werden können.

Literatur

1. Asche G, Asche H (1992) Die Gamma-Nagelung, ein neues Verfahren zur Stabilisierung pertrochantärer ... Oberschenkelfrakturen. In: Blauth W, Holz U, Uhthoff HK (Hrsg) Operative Orthopädie und Traumatologie. Urban & Vogel, München, S 237–248
2. Heinz T, Wöhry G, Vécsei V (1994) Stellenwert der Gammanagelung bei der Versorgung von hüftgelenknahen Frakturen. Unfallchirurg 97:132–138
3. Roth W (1993) Probleme bei der Gammanagelosteosynthese bei Frakturen am proximalen Femur. In: Beck H, Vécsei V, Wagner W (Hrsg) Osteosynthese International. Mayer, Erlangen, S 224–229

Klinische Ergebnisse nach Femurnagelung

D. Paul[1]

Die Marknagelung nach Küntscher entwickelte sich nach dem letzten Krieg rasch zur Standardmethode für die Versorgung des Oberschenkelschaftbruches im mittleren Drittel des Knochens. Sie versprach die Sofortbelastung und hielt dieses Versprechen auch, sofern es sich um Quer- und kurze Schrägbrüche handelte und durch genügend weites Aufbohren der Markhöhle ein fester Sitz des Nagels gewährleistet war. Wurden diese Voraussetzungen nicht erfüllt, d. h. wurde ein zu dünner, die Markhöhle nicht ausfüllender Nagel gewählt oder befand sich die Fraktur außerhalb des engen Markraumabschnittes, sahen wir Verbiegungen des Nagels bis zum Bruch desselben unter Ausbildung einer meist hypertrophen Pseudarthrose, die sich allerdings durch einen Nagelwechsel unter Verwendung eines stärkeren Implantates relativ leicht beheben ließ.

Die problematischen *Mehrfragment- und Trümmerfrakturen* des Schaftes wie auch die im proximalen und distalen metaphysären Bereich blieben zunächst anderen Osteosynthesearten wie der Platte und der Winkelplatte vorbehalten bzw. es wurde eine Nagelung mit zusätzlichen Drahtumschlingungen o. ä. kombiniert.

Die Entwicklung des *Verriegelungsnagels* führte zur Erweiterung der Indikation zur intramedullären Osteosynthese. So versorgen wird jetzt alle Frakturformen des 2. bis 4. Femurfünftels mit dem Verriegelungsnagel. Bei subtrochantären Frakturen ziehen wir den Gammanagel vor, bei jungen Patienten mit einem sehr engen Markraum bleibt die Wahl zwischen einem dünnen Verriegelungsnagel und der Winkelplatte, die wir auch bei ganz distalen Femurbrüchen, insbesondere bei solchen mit schrägen oder spiralförmigem Bruchverlauf, nach wie vor anwenden.

Ideal erscheint uns die Verriegelungsnagelung für die *Trümmerbrüche des Schaftes*, bei denen bekannterweise die Plattenosteosynthese in zahlreichen Fällen versagt hat.

Einige Fragen sind jeweils im Einzelfall zu entscheiden: Normalerweise gelingt es, den Vorgang gedeckt durchzuführen. Sollte es aber technische Schwierigkeiten geben oder liegen einzelne große, statisch wesentliche Fragmente extrem disloziert in den Weichteilen, so scheuen wir uns nicht, die Fraktur sparsam freizulegen und eine grobe Reposition solcher Fragmente mit Hilfe von Repositionszangen vorzunehmen.

Hinsichtlich des *technischen Vorgehens* halten wir uns an die einschlägigen Operationshinweise, benutzen einen normalen Extensionstisch und einen

---

[1] Krankenhaus Dresden-Friedrichstadt, Friedrichstr. 41, D-01067 Dresden.

C-Bogen, operieren in Rückenlage des Patienten und verriegeln distal frei mit Hilfe des sog. Münsteraner Zielgerätes, was nach kurzer Übung in der Regel leicht gelingt.

Die primär *dymanische Verriegelung* hat dann ihre Berechtigung, wenn der Nagel entweder im proximalen oder distalen Schaftbereich absolut rotationssicher festklemmt, sonst kommt − besonders bei den Trümmerbrüchen des Schaftes − überwiegend die *statische Verriegelung* zur Anwendung.

Wir *dynamisieren* nicht regelmäßig, sondern nur dann, wenn sich nach 6−8 Wochen röntgenologisch das Ausbleiben der knöchernden Heilung des Bruches oder eine Teiles der Frakturzone ankündigt.

Die *statische Verriegelung* empfiehlt sich besonders bei *alten Menschen* mit ihren überwiegend extrem weiten Markräumen. In einem Fall mußten wir die primär unterlassene Verriegelung nachholen, nachdem ein Nagelgleiten nach proximal offenkundig wurde.

Sehr gute Nagelindikationen sind auch *Plattenbrüche oder -ausrisse* im Schaftbereich, ggf. auch Winkelplattenbrüche subtrochantär, wo allerdings in der Regel ein Gammanagel indiziert sein wird. Der meistens komplikationslose und rasche Verlauf verhilft zu dankbaren Patienten.

In der Behandlung der *Femurpseudarthrosen* spielt der Verriegelungsnagel ebenfalls eine große Rolle. Im Falle der nicht infizierten Pseudarthrose entspricht seine Anwendung der bei einer frischen Fraktur, wobei allerdings bei erheblichen Dislokationen offen vorgegangen werden muß.

Bei *infizierten Pseudarthrosen* wird in der Regel bis zur Infektsanierung eine Fixateur − externe − Montage vorausgehen, ehe dann zur definitiven Versorgung der Verriegelungsnagel zum Einsatz kommen kann. Bei bestehendem Defekt darf keinesfalls zu früh dynamisiert werden.

Beispiele

1. Laterale Schenkelhalsfraktur und Femurschaftfraktur, mit Laschennagel und Platte primär versorgt, Platte schwer infiziert. Metallentfernung, Defektsanierung, Fixateur externe. Nach Infektheilung Verriegelungsnagel.
2. Massiver Infekt nach Plattenosteosynthese. Großer Knochendefekt nach Débridement und Fixateur externe. Nach Infektheilung Verriegelungsnagelung.

Zu frühe Dynamisierung führte zur Sinterung des Defektes und erzwingt einen Nagelwechsel. Ausheilung in Verkürzung.

Verlängerungsosteotomien zur Kallusdistraktion lassen sich gut mit einem Distraktor über einem liegenden Marknagel realisieren, wobei für diese Zwecke ein möglichst dünner, nur proximal zu verriegelnder Nagel erforderlich ist.

Ein Blick auf 115 Femurschaft- und distale Femurfrakturen der letzten 2 Jahre zeigt:

Der Verriegelungsnagel dominiert eindeutig, der „einfache" Küntscher-Nagel kam dort zum Einsatz, wo sich eine Verriegelung erübrigte.

Den meistens überlangen Gammanagel haben wir bei relativ proximalen Schaftbrüchen und bei Femurfrakturen nach Lezius-Nagelungen und noch nicht sicher überbauter pertrochantärer Fraktur benutzt. Platten und Winkelplatten verwendeten wir bei distalen Frakturen, bei Kindern und bei Schaftbrüchen bei liegender TEP.

Der Fixateur externe kam nur selten bei Kindern und beim Polytrauma zum Einsatz.

Bei einer gelockerten TEP mit Schaftbruch implantierten wir eine Langschaftprothese.

Die konservative Gruppe umfaßt Frakturen ohne Dislokationen im distalen Abschnitt sowie wegen des schlechten Allgemeinzustandes inoperable Patienten, die leider nicht zu selten vorkommen.

Auf eine Nachuntersuchungsstatistik wird bewußt verzichtet, da dafür unsere Fälle zahlenmäßig zu wenig repräsentativ sind. Dagegen habe ich versucht, unsere Erfahrungen bezüglich der Indikation dieses ausgezeichneten Verfahrens darzulegen und wollte dabei auf einige Anwendungsmöglichkeiten im Bereich der rehabilitativen Traumatologie hinweisen.

Vergleichende klinische Ergebnisse nach Femurnagelung und Verplattung

Th. Gelis und M. Jakob

Einleitung

Bei der Versorgung von Femurfrakturen findet die Verriegelungsnagelung als gedecktes und frakturfernes Verfahren immer breitere Anwendung [1, 6, 7]. Trotz des zunehmenden Trends zur Verriegelungsnagelung wird die Plattenosteosynthese als Alternative zur technisch oft nicht einfachen Verriegelungsnagelung in vielen Kliniken immer noch bevorzugt [2, 3, 10].

Klinische Ergebnisse

Von Januar 1989 bis März 1994 wurden in unserer Klinik 141 Femurfrakturen operativ versorgt. Es handelte sich um 80 weibliche und 61 männliche Patienten. Das Alter lag zwischen 16 und 93 Jahren mit Häufigkeitsgipfeln in den Bereichen 15 – 30 Jahre und 60 – 80 Jahre. In 86 Fällen war die rechte, in 55 Fällen die linke Seite betroffen. In den Tabellen 1, 2 und 3 sind die Lokalisationen, Operationsverfahren und Komplikationen zu diesen Femurfrakturen dargestellt.

Die Ausheilungszeit betrug bei den Verriegelungsnagelungen im Mittel 4,3 Monate, die durch Plattenostesynthese versorgten Femurfrakturen waren nach durchschnittlich 4,6 Monaten durchbaut. Deutlichere Unterschiede zeigten sich in der Belastungsfähigkeit der Osteosynthesen. Vollbelastung wurde den durch Verriegelungsnagelung versorgten Patienten durchschnittlich nach 8 Wochen erlaubt, wohingegen die Patienten nach Plattenosteosynthese erst nach durchschnittlich 14 Wochen voll belasten durften. Dies deckt sich mit in anderen Veröffentlichungen berichteten Erfahrungen [4, 7, 8, 9].

Tabelle 1. Frakturlokalisation

Frakturlokalisation	[n]	[%]
Subtrochantär	42	29,8
Femurschaft	76	53,9
Distales Femur ohne Gelenkbeteiligung	23	16,3

Unfallchirurgische Abteilung, Allgemeines Krankenhaus für die Stadt Hagen, Grünstr. 35, D-58097 Hagen.

Tabelle 2. Operationsverfahren

Operationsverfahren	[n]	[%]
Verriegelungsnagel	112	79,4
Plattenosteosynthese	25	17,7
Andere (z.B. Fixateur externe)	4	2,8

Tabelle 3. Komplikationen

Komplikation	Verriegelungsnagel [n = 112]	[%]	Plattenosteosynthese [n = 25]	[%]*
Wundinfekt	2	1,8	1	4
Tiefer Infekt	–	–	1	4
Thromboem. Kompl.	7	6,2	3	12
Sekundärdislokation	5	4,5	2	8
Achsfehler	6	5,4	1	4
Drehfehler	2	1,8	–	–
Teleskope	1	0,9	–	–
Implantatversagen	–	–	2	8
Pseudarthrosen	1	0,9	2	8
Exitus letalis	4	3,6	1	4

* Die Prozentangaben der Komplikationen nach Plattenosteosynthese haben wegen der geringen Fallzahl nur eingeschränkte Aussagekraft.

Schlußfolgerungen

Beim Vergleich zwischen Verriegelungsmarknagelung und Plattenosteosynthese kristallisieren sich folgende Kernpunkte heraus:

Verriegelungsnagelung

- Mehr Achsfehlstellungen
- Mehr Drehfehler
- Weniger Implantatversagen
- Schnellere Vollbelastbarkeit

Plattenosteosynthese

- Weniger Achs- und Drehfehlstellungen
- Mehr Pseudarthrosen
- Mehr Implantatbrüche
- Spätere Vollbelastbarkeit

Der Verriegelungsnagel ist der Plattenosteosynthese als intramedulläres Verfahren hinsichtlich der Stabilität überlegen und respektiert zudem die Biologie der sekundären Knochenbruchheilung mehr als die Plattenosteosynthese, da die Frakturzone nicht freigelegt werden muß. Darüber hinaus muß im Rahmen der Plattenosteosynthese bei fehlender medialseitiger Abstützung oft eine Spongiosaplastik durchgeführt werden.

Die Frage, warum trotz der eindeutigen Vorteile des Verriegelungsnagels vielerorts noch die Plattenosteosynthese bevorzugt wird, erklärt sich vielleicht in den Ansprüchen, die dieses Verfahren in bezug auf Erfahrung an den Operateur stellt, wie auch in den erheblich höheren Anforderungen an das OP-Personal. Darüber hinaus verbietet sich die Verriegelungsnagelung beim Polytraumatisierten mit Thoraxtrauma wegen der Gefahr der Ausbildung eines ARDS [5]. Bei entsprechender Erfahrung des Operateurs als auch des gesamten OP-Teams hat jedoch der Verriegelungsnagel gegenüber der Plattenosteosynthese eindeutige Vorteile.

Literatur

1. Brug E, Pennig D (1990) Indikation zur Verriegelungsnagelung. Unfallchirurg 93: 492–498
2. Claudi BF, Oedkoven G (1991) Biologische Osteosynthesen. Chirurg 62:367–377
3. Heitemeyer U, Hierholzer G, Terhorst J (1986) Der Stellenwert der überbrückenden Plattenosteosynthese bei Mehrfragmentbruchschädigungen des Femurs im klinischen Vergleich. Unfallchirurg 89:533–588
4. Kinast C, Bolhofner BR, Mast JW, Ganz R (1989) Subtrochanteric fractures of the femur. Results and treatment with the 95° condylar blade-plate. Clin Orthop Rel Res 238:122–130
5. Pape H-C, Regel G, Dwenger A, Krettek C, Mehler D, Sturm JA, Tscherne H (1992) Effekte unterschiedlicher intramedullärer Stabilisierungsverfahren des Femurs auf die Lungenfunktion bei Polytrauma. Unfallchirurg 95:634–640
6. Vécsei V, Heinz T (1990) Verriegelungsnagelung von Trümmer- und Zweietagenfrakturen. Unfallchirurg 93:512–518
7. Vécsei V, Heinz T (1990) Verriegelungsnagelung der distalen Oberschenkelfrakturen. Unfallchirurg 93:523–527
8. Wagner R, Weckbach A (1991) Posttraumatische Fehlstellungen bei 199 Plattenosteosynthesen des Femurschaftes. In: Ramanzadeh R, Meißner A (Hrsg) Störungen der Frakturheilung. Springer, Berlin Heidelberg New York
9. Wagner R, Weckbach A (1994) Komplikationen nach Plattenosteosynthese am Femurschaft. Eine Analyse von 199 Femurfrakturen. Unfallchirurg 97:139–143
10. Wenda K, Degreif J, Runkel M, Ritter G (1994) Zur Technik der Plattenosteosynthese des Femurs. Unfallchirurg 97:13–18

Nagelung distaler Oberschenkelfrakturen

H. Krämer[1]

Die Behandlung distaler Oberschenkelfrakturen war vor der Aera der Osteosynthese für den Chirurgen eine schwierig zu lösende Aufgabe. Noch im ersten
Weltkrieg hatten offene Oberschenkelfrakturen eine Letalität von 50%.

Watson-Jones [10] beschreibt in seinem Buch **Fractures and joint injuries**
die schwierige Reposition der kniegelenksnahen Oberschenkelfraktur und
Retention im Thomas-Splint (Abb. 1).

Die erste intramedulläre Stabilisierung einer distalen Oberschenkelfraktur
wurde vermutlich von Lilienthal 1910 in New York durchgeführt. Er hat da-
mals eine Aluminiumschiene verwandt (zit. nach [4]).

Küntscher [8] hielt die Nagelung einer distalen Oberschenkelfraktur für
problemlos, wenn die röhrenförmige Kortikalis sehr weit nach distal herab-
reicht und im distalen Fragment noch 3 cm enge Markhöhle erfaßt werden. Bei
Küntscher-Nagelung einer Fraktur mit distalem Fragment ohne kortikale Verklemmung war zusätzliche Ruhigstellung im Gipsverband erforderlich.

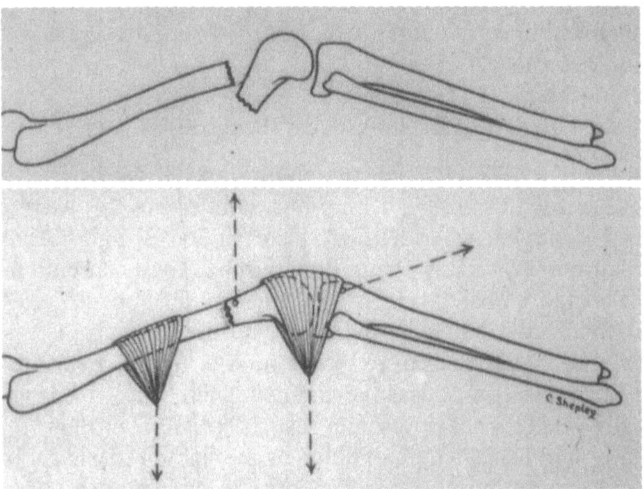

Abb. 1. Aufwendige Repositionstechnik nach Watson-Jones [10] bei konservativer Behandlung

---

[1] Unfallklinik, Friedrich-Ebert-Krankenhaus, Friesenstr. 11, D-24534 Neumünster.

Nach der Entwicklung des Verriegelungsnagels durch Klemm und Schellmann sowie Weiterentwicklung durch Grosse und Kempf sind wir heute in der Lage, die distale Oberschenkelfraktur intramedullär mit geringem Weichteiltrauma und natürlicher Kallusbildung zu versorgen [2, 3, 6, 7, 9]. Gute und sehr gute Ergebnisse werden dabei in etwa 85% der Fälle erzielt.

Die suprakondyläre Oberschenkelfraktur hat aufgrund der einwirkenden Muskulatur eine typische Fehlstellung. Das distale Fragment wird vom Gastroknemius nach dorsal abgekippt. Das proximale Hauptfragment wird durch die Adduktoren nach medial verzogen, Tractus iliotibialis und ischiokrurale Muskulatur ziehen das distale Fragment nach lateral, so daß eine Valgusfehlstellung resultiert.

Es werden typische Bruchformen unterschieden. Der suprakondyläre Querbruch und kurze Schrägbruch machen in der Regel mehr als 50% des Krankengutes aus, danach folgen Spiralbruch, Bruch mit Biegungskeil, Trümmerbruch, Etagenbruch und Defektbruch. Zur Einteilung der Frakturen hat sich die AO-Klassifikation bewährt. Im eigenen Krankengut werden A2- und A3-Frakturen fast ausschließlich mit dem Verriegelungsnagel nach Grosse-Kempf versorgt. 1993 konstatiert Bray [3], daß alle suprakondylären und extraartikulären Femurfrakturen mit dem Verriegelungsnagel versorgt werden. In unfallchirurgischen Kliniken, die eine lange „Nageltradition" haben, wird dies seit etwa 20 Jahren praktiziert. Prinzipiell stehen bei distalen Oberschenkelfrakturen sehr unterschiedliche Operationsverfahren zur Verfügung:

- Winkelplatte
- Abstützplatte (Burri, May)
- Dynamische Kondylenschraube (Pohl)
- Fixateur (gelenkübergreifend?)
- Rush pin (Federnagel)
- Verriegelungsnagel
- Retrograder kurzer Verriegelungsnagel (Seligson, Hinze)

Winkelplatte und Kondylenabstützplatte sind standardisierte Operationsverfahren. Sie werden in unserer Klinik nur dann eingesetzt, wenn es sich um Frakturen der Kondylen selbst handelt, also bei den B- und C-Frakturen der AO-Klassifikation. Die relativ neue dynamische Kondylenschraube der AO hatte vor vielen Jahren bereits einen Vorgänger in der Pohl'schen Kondylenlasche. Bei offenen Frakturen oder deletärer Weichteilsituation ist u.U. der gelenkübergreifende Fixateur externe die beste Alternative. In früheren Jahren sind häufig Rush pins zum Einsatz gekommen. Diese wurden z.B. von Watson-Jones bei sehr gelenknahen Frakturen favorisiert [10].

Alternativ sind hier auch bikondylär eingebrachte Federnägel beschrieben worden. Der Verriegelungsnagel nach Grosse-Kempf ist nach unserer Auffassung golden standard bei suprakondylären Femurfrakturen. In delikaten Situationen kann ein retrograd nach Inzision der Patellarsehne eingebrachter kurzer Verriegelungsnagel überraschend positive Alternative sein, wenn z.B. eine suprakondyläre Fraktur bei einer liegenden, noch intakten Hüftendoprothese vorliegt. Hinze (persönliche Mitteilung) hat mit überraschend guten Ergebnissen in über 40 Fällen diese Methode mit einem selbst hergestellten kurzen Verriegelungsnagel angewandt. Probleme im Kniegelenk selbst hat er bemerkenswerterweise nicht erlebt, da ein Aufbohren der Metaphyse in der Regel nicht erforderlich ist.

Lagerungs- und Operationstechnik

Die Nagelung einer Oberschenkelfraktur in Seitlage ist möglich, die Rückenlage bringt jedoch erhebliche Vorteile, nicht nur für die Anästhesie, sondern auch zur Beurteilung der exakten Reposition, insbesondere der Rotation. Die Rückenlage wird heute von den meisten Operateuren bevorzugt, ebenso die transkondyläre Steinmann-Nagelextension [2, 6, 7, 9]. Aber auch die Extension am Schienbeinkopf hat ihre Anhänger [1, 5], gelegentlich wird auch über Operationen mit Extension am orthopädischen Schuh berichtet. Bei der Reposition der Fraktur ist darauf zu achten, daß der Steinmann-Nagel im Kondylus möglichst weit distal und möglichst ventral liegt. Das Bein muß adduziert werden im Hüftgelenk, u. U. extrem.

Der Unterschenkel soll frei hängen, eine Feinreposition in der Sagittalebene ist möglich, ggf. kann der Fuß des Patienten am Extensionstisch in der optimalen Stellung mit elastischen Binden fixiert werden. Die notwendige, u. U. extreme Adduktion sollte sofort nach korrekter Plazierung des Nagels, spätestens nach Plazieren der distalen Verriegelungsbolzen aufgehoben werden, um Druckschäden der Weichteile, insbesondere der Venen in der Leiste zu vermeiden.

Lagerung bei distalen Oberschenkelfrakturen

– Rückenlage
– Steinmann-Nagel im Kondylus, distal, ventral
– Adduktion des Beines (u. U. extrem)
– Unterschenkel hängend (Feinreposition sagittal)
– Adduktion sofort nach korrekter Nagellage aufheben

Beim Operationsablauf ist darauf zu achten, daß Bohrdraht und Nagelspieß zentral im kondylären Hauptfragment zu liegen kommen. Wenn dies nicht der Fall ist, ist meist die Adduktion bei der Lagerung ungenügend. Das distale Fragment muß immer mit 2 Schrauben besetzt sein, da es sonst zu einer Abkippung kommen kann [6]. Bei osteoporotischem Knochen sind Maschinenschrauben oder Dübelschrauben vorteilhaft.

Dynamische Nagelung ist bei Quer- oder kurzem Schrägbruch oder Pseudarthrose möglich, alle anderen Bruchformen sollten statisch verriegelt werden. Die Verriegelungsnagelung ist problemlos durchführbar, wenn der Abstand der Fraktur zum Kniegelenk 6 cm beträgt [6, 7]. Nach Scharf et al. [9] können in Ausnahmefällen die Verriegelungsbolzen in unmittelbarer Frakturnähe oder sogar innerhalb der Fraktur liegen. Eine exakte Reposition und Reduzierung der Belastungsansprüche ist dann aber notwendig. Die Indikation

zur Nagelung von Frakturen mit sehr kurzem Fragment kann durch gekürzten
Nagel oder Nagel mit Sonderbohrungen im engen Abstand erweitert werden,
ggf. sogar durch ergänzende perkutane Kondylenverschraubung bei Ausläuferfrakturen in das Gelenk.

OP-Technik bei distalen Oberschenkelfrakturen

- Bohrdraht und Nagelspieß zentral
- immer 2 Schrauben distal
- evtl. Maschinenschrauben oder Dübelschrauben
- dynamisch bei Quer- oder kurzem Schrägbruch oder Pseudarthrose
- evtl. Sonderbohrung oder gekürzter Nagel!
- evtl. additive Kondylenverschraubung

Die distale Verriegelung selbst wird von manchen Autoren als schwierig
beschrieben. Bunker et al. [4] beschreiben sie als „nicht einfach und schnell
oder strahlungsfrei". Mit den zur Verfügung stehenden Zielgeräten ist sie nach
unserer Auffassung bei räumlichem Vorstellungsvermögen des Operateurs und
einiger Übung jedoch in wenigen Minuten zu bewältigen.

Eigenes Krankengut

Im Friedrich-Ebert-Krankenhaus Neumünster wruden von April 1980 bis Juni
1994 184 Oberschenkelverriegelungsnägel implantiert. Die überwiegende
Mehrzahl der Frakturen war geschlossen [85%], I°. offene Frakturen fanden
wir bei 5%, II°. offene Frakturen bei 9% und lediglich 1% offene Frakturen
III. Grades.
Von den 184 Fällen handelte es sich um 36 Frakturen im distalen Drittel,
d.h am Übergang vom 4. zum 5. Sechstel, im 5 Sechstel und in Ausnahmefällen im 6. Sechstel bei additiver Verschraubung der Kondylen.

Ergebnisse

Avet [2] beschreibt 82 Fälle distaler Oberschenkelfrakturen, die mit Verriegelungsnagel versorgt wird. In seinem Krankengut finden sich 89,5% gute und
sehr gute Ergebnisse. Diese liegen nach dem Autor vor, wenn die Verkürzung
weniger als 1,5 cm beträgt, keine Pseudarthrose vorliegt, der Achsenfehler weniger als 5° beträgt, die Streckung im Kniegelenk vollständig ist und die Beugung unter 110° oder mehr beträgt.
In unser relativ kleinen Krankengut von 36 distalen Frakturen haben wir
keine Pseudarthrose, eine Infektion nach primär offener Fraktur mit schwerem
Weichteil- und Gefäßschaden und sekundärer Verriegelungsnagelung, je einen
Achsenfehler von 5° und 8° und einen Außenrotationsfehler von mehr als
10 Grad.

Fallbeispiele

Fall 1: Typischer suprakondylärer Querbruch mit kleiner ventraler Trümmer-zone bei 30jährigem Patienten. Das postoperative Röntgenbild zeigt ideale Lage des Verriegelungsnagels bei exakter Reposition (Abb. 2).

Fall 2: Die Abb. 3 zeigt eine suprakondyläre Spiralfraktur mit großem Bie-gungskeil bei liegendem Küntscher-Nagel nach proximaler Schaftfraktur 20 Jahre zuvor. Ursache war ein adäquates Trauma bei erneutem Sturz. Statische Verriegelungsnagelung in achsengerechter Stellung ohne anatomische Fein-reposition. Das Ausheilungsbild zeigt die homogene Kallusbildung 2 Jahre später.

Fall 3: Kurzer suprakondylärer Schrägbruch mit kleiner Trümmerzone bei einem 59jährigen Tiefbauarbeiter (Abb. 4), 8 Wochen später Vollbelastung bei ausreichender Kallusbildung. Beachte den distal gekürzten Nagel.

Fall 4: 83jährige Patienten mit mehrfachen Hüftoperationen, zuletzt Lang-schaftprothese, verheilte ehemalige suprakondyläre Oberschenkelfraktur mit erheblicher Fehlstellung. Im Juni 1994 Sturz mit Oberschenkelfraktur an der Prothesenspitze und Fraktur des inhomogenen Knochenzementzylinders (Abb. 5a). Aus einem 16-mm-Küntscher-Nagel wurde ein eigenes Modell eines kurzen Verriegelungsnagels mit 3 Nagellöchern nach entsprechender OP-Pla-

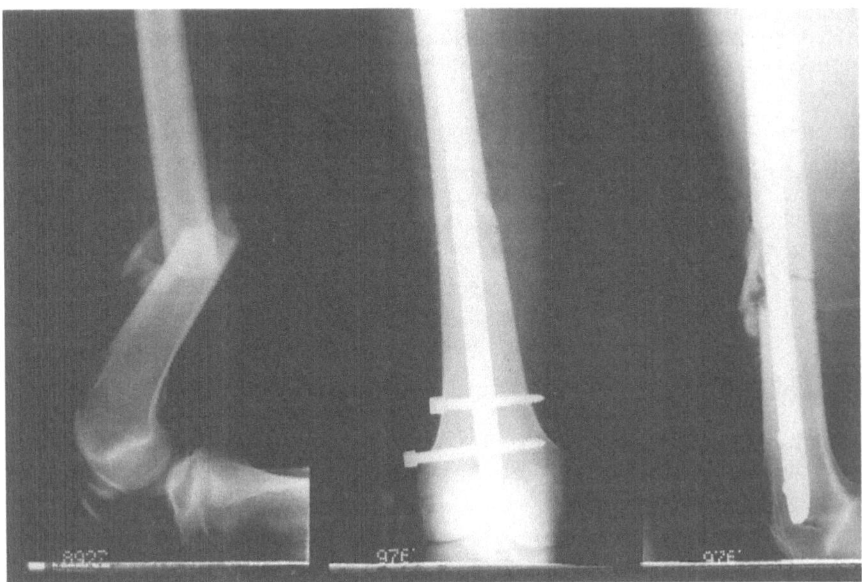

Fig. 2. Suprakondylärer Querbruch mit ventraler Trümmerzone. Ideale Position des Verrie-gelungsnagels

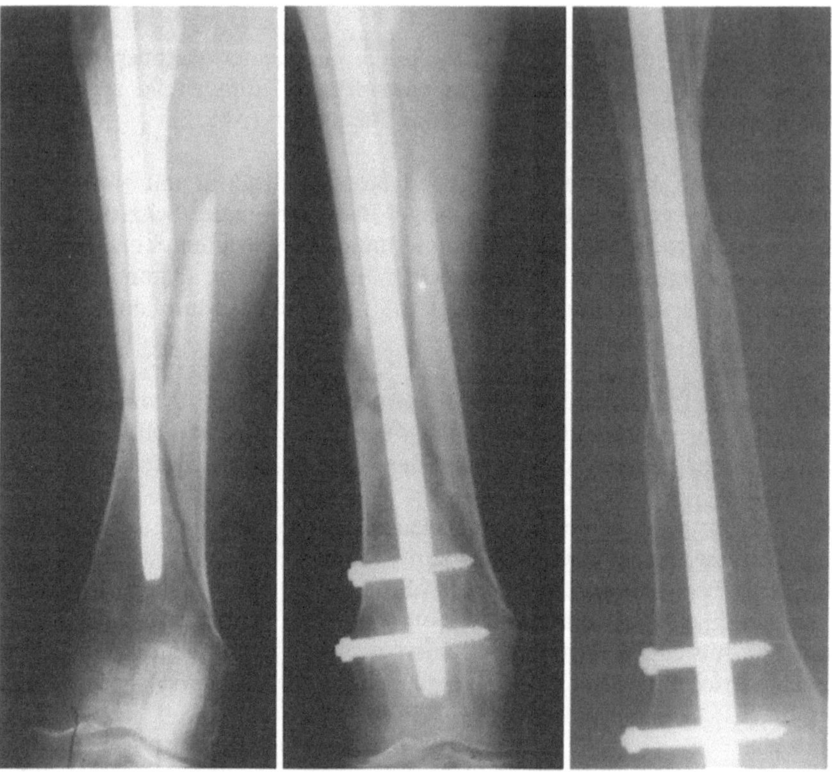

Abb. 3. Fraktur mit großem Biegungskeil, Küntscher-Nagel 20 Jahre zuvor. Ideale Lage des Verriegelungsnagels, Dübelschrauben, Ausheilungsbild 2 Jahre später

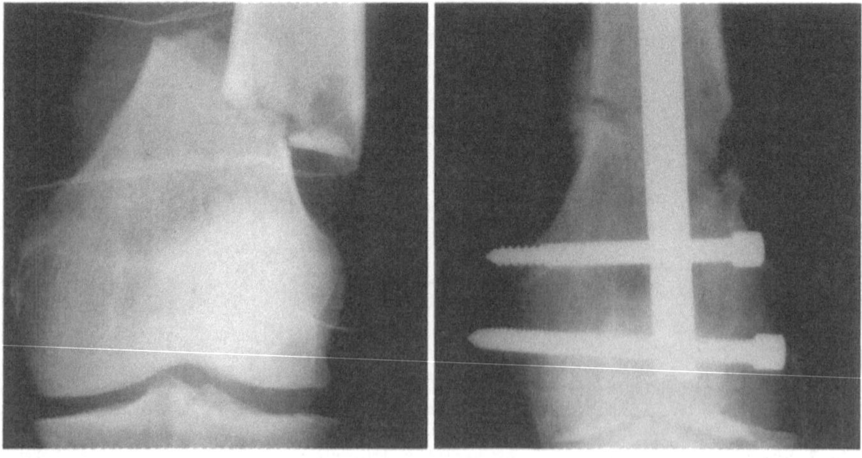

Abb. 4. Verriegelungsnagelung mit abgesägter Nagelspitze und Maschinenschraube

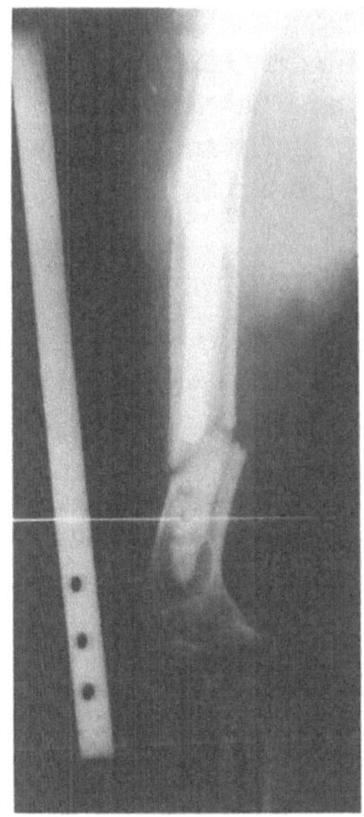
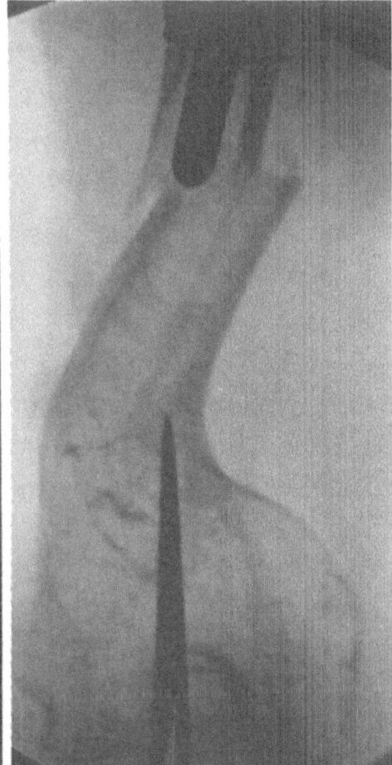
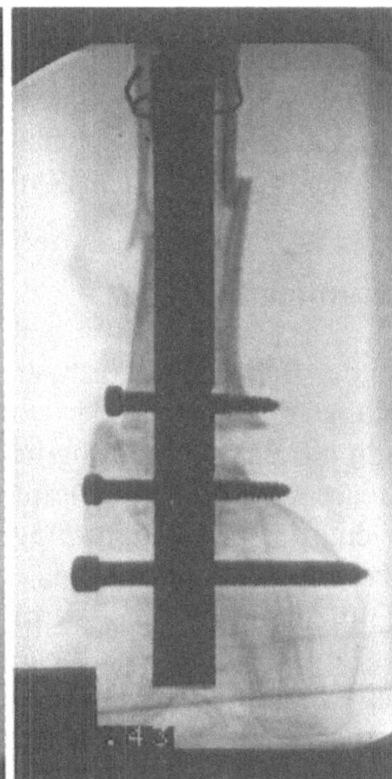

a

b

c

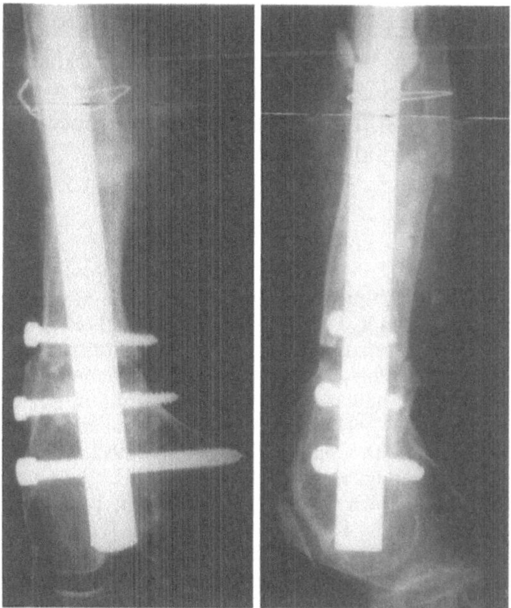

Abb. 5. a Suprakondyläre Fraktur am Ende einer Langschaftprothese bei Fehlstellung nach ehemaliger konservativ behandelter suprakondylärer Fraktur

b Freilegung der Fraktur, Ausräumung des inhomogenen zerbrochenen Zementzylinders, Einbringen des Pfriems transligamentär am Dach des Sulcus intercondylaris

c Intraoperative Röntgenaufnahme nach Einbringen eines eigens angefertigten kurzen Verriegelungsnagels mit 3 Löchern und suprakondylärer Korrekturosteotomie

d Beginnende Kallusbildung 4 Wochen postoperativ, teleskopartiges Auffädeln der Prothesenspitze durch den Nagel

d

e

nung angefertigt. Einbringen dieses Nagels retrograd durch das Lig. patellae, Eröffnen des Knochens oberhalb des Sulcus (Abb. 5b), Einbringen eines Führungsspießes, suprakondyläre Osteotomie der vorbestehenden Fehlstellung, Entfernen der Zementkonglomerate aus dem distalen Fragment und um die

Prothesenspitze herum. Teleskopartiges Auffädeln der Prothese durch den kurzen Verriegelungsnagel, Verriegelung im Segment oberhalb der Osteotomie sowie mit 2 Bolzen im kondylären Hauptfragment. Der Nagel schließt mit der Oberfläche der Trochlea ab (Abb. 5c). Vier Wochen später Belastung an 2 Unterarmstützen möglich, Kallusbildung bereits erkennbar (Abb. 5d).

Zusammenfassung

Bei der Behandlung distaler Oberschenkelfrakturen stellt die Verriegelungsnagelung (dynamisch oder statisch je nach Frakturform) nach unserer Auffassung die Behandlungsmethode der ersten Wahl dar. Vorteile sind die intramedulläre Lage des Implantates und damit frühe Belastbarkeit, der kleine Weichteileingriff ohne Freilegung der Fraktur, die natürliche Kallusbildung. Dies sind entscheidende Vorteile gegenüber der Verplattung solcher Frakturen, sei es mit Winkelplatte oder mit Kondylenabstützplatte. Bei der Operation ist auf exakte Reposition in Rückenlage zu achten, u. U. ist extreme Adduktion des Beines erforderlich, der Steinmann-Nagel sollte ventral und distal im Kondylus plaziert werden. Es müssen immer 2 Schrauben im distalen Fragment untergebracht werden, bei Osteoporose sind Schrauben mit Maschinengewinde oder Dübelschrauben hilfreich. Bei Standardoperationen sollte das distale Hauptfragment eine Länge von 6 cm haben. Bei kürzeren Fragmenten und Ausweitung der Indikation ist ein Kürzen des Nagels oder zusätzliche Kondylenverschraubung bei Ausläuferfrakturen möglich.

Die Belastung richtet sich nach der Art der Fraktur und der Osteosynthese, Teilbelastung ist in den ersten postoperativen Tagen möglich, Vollbelastung meist innerhalb 4 – 6 Wochen.

Literatur

1. Arens W, Spier R, Klopp K (1983) Die Marknagelung an den langen Röhrenknochen. In: Maatz R, Lenz W, Arens W, Beck H (Hrsg) Die Marknagelung und andere intramedulläre Osteosynthesen. Schattauer, Stuttgart
2. Avet D (1984) Les fractures basses du femur. In: Dix ans d'enclouage centro-medullaire avec verrouillage. 4e Symposium. Edition Realisation, Straßbourg
3. Bray TJ (1993) Osteosynthese – Arbeitsbuch und Atlas. VCH, Weinheim
4. Bunker TD, Colton CL, Webb IK (1992) Trends in der Frakturbehandlung. Deutscher Ärzteverlag, Köln
5. Court-Brown CM (1991) An atlas of closed nailing of the tibia and femur. Deutscher Ärzteverlag, Köln
6. Grosse A, Zeil A (1978) Die distale Oberschenkelfraktur. In: Vécsei V (Hrsg) Verriegelungsvernagelung Symposium 3. 2. 1978. Maudrich, Wien
7. Hennig F, Freiberger N (1987) Die Verriegelungsnagelung an der distalen Femurmetaphyse. Dynamische Osteosyntheseverfahren Münster 1987 (Abstract)
8. Küntscher G (1950) Die Marknagelung. Saenger, Berlin
9. Scharf W, Wruhs O, Tomiczek H (1987) Grenzindikationen der Verriegelungsnagelung. Dynamische Osteosyntheseverfahren Münster 1987 (Abstract)
10. Watson-Jones R (1976) Fractures and joint injuries, 5th edn. Churchill Livingstone, Edinburgh

Oberschenkelmarknagelung ohne Aufbohren

K. Wenda, M. Runkel und L. Rudig[1]

Einleitung

Küntscher begann die Marknagelung ohne Aufbohren und führte dann die Markraumaufbohrung ein, um eine bessere elastische Verklemmung in einem größeren Bereich der Markhöhle zu erzielen. Mit der Einführung der Verriegelung durch Klemm und Schellmann ergaben sich vielfältige neue Möglichkeiten und Entwicklungen. Küntschers Prinzip der elastischen Verklemmung, das zur Erzielung einer ausreichenden Rotationsstabilität erforderlich war, hat sich durch die generelle Anwendung der Verriegelung zum Prinzip der inneren Schienung und Rotationssicherung durch die Verriegelung gewandelt. Ein weiterer wesentlicher Grund für das Aufbohren war die Vermeidung intraoperativer Komplikationen in Form von Festlaufen des Nagels und die Vermeidung von Berstungsfrakturen. Die Gefahr dieser Komplikationen war ohne Aufbohren, wenn möglichst dicke Nägel zur Erzielung einer elastischen Verklemmung und von Rotationsstabilität gewählt wurden, wesentlich größer. Durch die Verriegelung können generell dünnere Nägel gewählt werden. In den letzten Jahren sind zwei Aspekte zusätzlich in den Mittelpunkt des Interesses gerückt, die zentrale kortikale Nekrose durch das Aufbohren und die Embolisation von Bestandteilen der Markhöhle infolge des Druckanstieges in der Markhöhle durch das Aufbohren. Die zentrale kortikale Nekrose durch das Aufbohren ist seit langem bekannt und wird durch Revaskularisierung in der Regel gut kompensiert. Klinische Bedeutung erlangt sie bei offenen Frakturen und Frakturen mit Weichteilschaden. Bei diesen Frakturen führt die kortikale Nekrose zur Gefahr der Infektion. Deshalb sind höhergradig offene Frakturen und Frakturen mit schwerem Weichteilschaden eine Kontraindikation für die gebohrte Nagelung und waren bisher eine Domäne des Fixateur externe. Offene Frakturen und Frakturen mit Weichteilschaden sind am Unterschenkel weitaus häufiger. Hier berichten einige Autoren über hervorragende Ergebnisse, insbesondere auch hinsichtlich der Infektrate nach primärer Versorgung von offenen Frakturen mit einem ungebohrten Nagel. Dementsprechend stellt sich nun die Frage, ob überhaupt und ggf. wann es sinnvoll ist, auch Oberschenkelfrakturen mit einem ungebohrten Verriegelungsnagel zu versorgen. Im folgenden wird unter Berücksichtigung von Knochenheilung und Embolisation versucht, diese Frage an Hand experimenteller und klinischer Ergebnisse zu beantworten.

---

[1] Klinik für Unfallchirurgie, Universitätsklinikum Mainz, Langenbeckstr. 1, D-55101 Mainz.

Biomechanik und Knochenheilung

Die früher vielfach angestrebte absolute Stabilität einer Osteosynthese ist heute
dem Ziel gewichen, mit einer möglichst schonenden Osteosynthese ausreichende Stabilität für eine frühe Mobilisation und darüber hinaus für die Knochenheilung günstige Bedingungen zu erreichen. Bei der Versorgung von Schaftfrakturen haben die hervorragenden Ergebnisse der Marknagelung entscheidend zum Wandel der Osteosynthesetechnik generell und zur Abkehr vom
Streben nach anatomischer Reposition und absoluter Stabilität beigetragen.
Bei der Marknagelung wird vom Prinzip her auf die anatomische Reposition
verzichtet. Die Schonung des vaskulären Anschlusses bleibt erhalten. Die
Marknagelosteosynthese ist vom Gesichtspunkt der Knochenheilung immer
instabil, d. h. im Frakturbereich kommt es zu Verschiebungen der Frakturflä-
chen zueinander. Die erhaltene Vaskularität zusammen mit den mechanischen
Gegebenheiten und der vorhandenen begrenzten Instabilität haben sich als besonders günstig für Kallusbildung und Knochenheilung erwiesen. Diese Erfahrungen und Beobachtungen haben auch zum Wandel der Technik der Plattenosteosynthese geführt, der unter dem Schlagwort „biologische Osteosynthese"
zusammengefaßt werden kann. Aber auch bei der Marknagelung ist die Diskussion der Frage höchst aktuell, mit wieviel Aufwand und biologischer Beeinträchtigung sich eine ausreichende und vom Gesichtspunkt der Knochenheilung optimale Stabilität erzielen läßt. Es stellt sich konkret die Frage, wieviel
Aufbohren ist erforderlich, um intraoperative Komplikationen zu vermeiden,
um vom Implantat her ausreichend stabile Nägel mit entsprechendem Durchmesser einbringen zu können und um eine ausreichend stabile Osteosynthese
mit sicherer Knochenheilung zu erzielen. In diesem Zusammenhang ist festzustellen, daß die durch die Verriegelung mögliche Wahl dünnerer Nägel und die
aktuelle Diskussion um die kortikale Schädigung durch das Aufbohren generell zur Implantation dünnerer Nägel geführt hat und daß hierin ein wesentlicher Fortschritt liegt. Im eigenen Krankengut war zu Beginn der 80er Jahre der
14-mm-Nagel der am häufigsten verwendete, und es wurden auch 18-mm-Nä-
gel implantiert. Heute erfolgt die überwiegende Zahl der Nagelungen mit 11er
oder 12er Nägeln, Nägel mit einem Durchmesser von über 14 mm werden überhaupt nicht mehr implantiert. Dieser Wandel war der wesentliche Schritt zur
Berücksichtigung der Biologie, der darin seinen Ausdruck findet, daß das Sor-
timent aller Implantathersteller heute bei wesentlich geringeren Durchmessern
beginnt, so daß auch die ungebohrte Nagelung wieder möglich ist. Im Zuge
der Perfektionierung der Marknagelung ist heute die Differentialindikation
des Aufbohrens die entscheidende Frage. Klein et al. [3] fanden im Akutver-
such nach gebohrter und ungebohrter Nagelung einen kortikalen Perfusionsausfall von 70 bzw. 30%. Es stellte sich deshalb die Frage, wie sich dieser deutlich unterschiedliche Perfusionsausfall auf die Knochenheilung auswirkt, die
wir nach definierter Osteotomie an der Schaftstibia vergleichend zwischen gebohrter und ungebohrter Nagelung untersucht haben [8, 9]. Nach ungebohrter
Nagelung fand sich eine frühzeitigere und ausgeprägtere Kallusbildung, nach
4 Wochen hatte der Kallus fast sein endgültiges Volumen erreicht, wohingegen

4 Wochen nach gebohrter Nagelung deutlich weniger Kallus vorhanden war; die Kallusgröße 6 Wochen nach gebohrter Nagelung hatte das Ausmaß derjenigen 4 Wochen nach ungebohrter Nagelung. Auch nach ungebohrter Nagelung kommt es zu einem zentralen kortikalen Perfusionsausfall, dieser ist jedoch deutlich kleiner. Deshalb ist die Dauer der Revaskularisierung der Kortikalis in zentripetaler Richtung nach ungebohrter kürzer als nach aufgebohrter Nagelung. Die Vorteile hinsichtlich der Vitalität sind offensichtlich und erklären die eindeutigen Vorteile der ungebohrten Nagelung bei offenen Frakturen und Frakturen mit Weichteilschaden. Diese sind am Unterschenkel weitaus häufiger als am Oberschenkel mit seinem kräftigen Weichteilmantel. Die meisten tierexperimentellen und auch unsere Untersuchungen der Knochenheilung wurden aus biomechanischen Gründen (annähernd vertikale Stellung) und auch auf Grund der Knochenkonfiguration an der Tibia durchgeführt. Überträgt man die an der Tibia gewonnenen Erkenntnisse auf den Oberschenkel, so ist auch hier mit einer rascheren Kallusbildung zu rechnen. Daher und in Anbetracht der am Oberschenkel generell wesentlich kräftigeren Kallusbildung ist bei der ungebohrten Nagelung des Oberschenkels ein hohes Potential biologischer Heilungs- und Stabilisierungskräfte vorhanden, so daß bei Frakturen ohne ausgeprägte Beeinträchtigung der Vitalität des Knochens mit einer unproblematischen Knochenheilung zu rechnen ist. Selbstverständlich müssen hier die Ergebnisse größerer Serien abgewartet werden. Bei Osteosynthesen mit erhöhten Anforderungen an die Stabilität (Pseudarthrosen, pathologische Frakturen) erscheint die ungebohrte Nagelung bereits auf Grund theoretischer Überlegungen kontraindiziert. Bei Pseudarthrosen hat die biologische Stabilisierung versagt, so daß der Stabilität der Osteosynthese entscheidende Bedeutung zukommt, bei drohenden und eingetretenen pathologischen Frakturen ist das Implantat auf Dauer der wesentliche Lastträger, so daß die erhöhte mechanische Stabilität eines dickeren Implantates entscheidend ist. Die Indikation für die ungebohrte Nagelung wird dementsprechend auf die Versorgung frischer Frakturen beschränkt bleiben. Bei dieser häufigsten Indikation für eine Nagelung scheint jedoch die Knochenheilungspotenz der schonenden ungebohrten Nagelung insbesondere in Anbetracht der geringeren Beeinträchtigung der Vitalität und der raschen Kallusbildung so günstig zu sein, daß die Frakturen rasch über biologische Knochenheilung stabilisiert werden. Die ungebohrte Nagelung ist nicht nur deshalb am Oberschenkel interessant, sondern auch, weil gerade beim frisch traumatisierten insbesondere polytraumatisierten Patienten systemische Veränderungen eine wesentliche Bedeutung haben, so daß hier der unterschiedlichen Embolisation durch unterschiedliche Marknageltechniken wesentliche Bedeutung zukommt.

Embolisation

Die mit der transösophagealen Echokardiographie erstmals unzweifelhaft nachgewiesene Embolisation von Bestandteilen der Markhöhle während der Marknagelung und insbesondere während des Aufbohrens [11, 12] wurde inzwischen von zahlreichen anderen Autoren bestätigt [5, 15]. Wir hatten nach Durchsicht der Literatur Kofaktoren für die Manifestation pulmonaler Komplikationen nach Embolisation durch die Nagelung postuliert. Kofaktoren sind Volumenmangel, Schock, Thoraxtrauma und präexistierende restriktive Lungenerkrankungen [13]. Die Rolle der Kofaktoren wurde inzwischen in tierexperimentellen Untersuchungen bestätigt [6, 15]. Übereinstimmung herrscht dahingehend, daß die konventionelle Oberschenkelmarknagelung mit Aufbohren bei Patienten mit Schock bzw. gleichzeitigem Thoraxtrauma nicht durchgeführt werden sollte. Kontrovers wird dagegen die klinische Relevanz bei allen übrigen Patienten und die Relevanz bei der ungebohrten Nagelung diskutiert. Zur Frage der klinischen Relevanz muß klar festgestellt werden, daß die Marknagelung auf Grund ihrer biomechanischen Vorteile bei Schaftfrakturen des Oberschenkel- und Unterschenkels das Verfahren der ersten Wahl darstellt. Im Bereich der Tibia stellt die Embolisation auf Grund früherer echokardiographischer Untersuchungen kein Problem dar [14]. Diese Beobachtungen können durch den insgesamt geringeren Knochenmarksgehalt der tibialen Markhöhle, die besseren Rückstrommöglichkeiten in der eher dreieckig konfigurierten tibialen Markhöhle entlang dem Bohrkopf und vor allem auf Grund des im Bereich des Pilon tibiale nur gering ausgebildeten venösen Drainagesystems erklärt werden.

Der Nutzen der frühzeitigen Stabilisierung aller Frakturen beim polytraumatisierten Patienten ist heute vielfach belegt. Oberschenkelfrakturen spielen hinsichtlich Prognose und Indikationsstellung eine besondere Rolle und finden in allen Traumascores Berücksichtigung. Eine Erklärungsmöglichkeit hierfür liefert das ausgedehnte venöse Drainagesystem des Oberschenkels insbesondere im suprakondylären Bereich. In früheren Untersuchungen konnten wir nachweisen, daß es bei Instabilität und Bewegung von Oberschenkelfrakturen zu Druckerhöhungen in der femoralen Markhöhle kommt, die über das im Vergleich zu allen anderen langen Röhrenknochen besonders ausgebildete venöse Drainagesystem zu permanenten Knochenmarkeinschwemmungen führen [14]. Beim Hämatom kommt hierbei die Rolle eines hydraulischen Transmitters zu. In Tierversuchen lag die Schwelle für den Übertritt von Bestandteilen der Markhöhle bei 50 mmHg. In klinischen Untersuchungen überschritt der intrafemorale Druck bei Bewegung extendierter Oberschenkelfrakturen diesen Schwellenwert beträchtlich. Entsprechend konnten nach Bewegung in Extension echokardiographisch Echos bei der Passage des rechten Herzens nachgewiesen werden. Vorstellbar ist, daß allein der Hämatomdruck fortgeleitet wird und über das medulläre Drainagesystem zu Einschwemmungen führt. Wenn auch die genauen Mediatoren zwischen intramedullärer Druckerhöhung und pulmonaler Beeinträchtigung nicht genau identifiziert sind, so ist dennoch die Annahme berechtigt, daß beim Polytraumatisierten die permanente Einschwemmung von Bestandteilen der Markhöhle aus den Frakturen letztendlich zur pulmonalen Beeinträchtigung und ungünstigenfalls zum ARDS führt. Die Begrenzung der Einschwemmungen erklärt den Nutzen der frühzeitigen Stabilisierung. Daß diese nicht durch Einschwemmungen quantitativ weit größerer Mengen Knochenmark und auch von aktiviertem Blut erzielt werden darf, liegt auf der Hand. In diesem Zusammenhang ist die Frage der Embolisation durch die ungebohrte Nagelung hoch aktuell. Wir konnten in ausgewählten Fällen mit weiter Markhöhle bei 5 ungebohrten Nagelungen mit Hohlnägeln keine wesentlichen Drucksteigerungen und echokardiographisch keine konfigurierten Emboli nachweisen. Diese ungebohrten Nagelungen wurden – da in unserer Klinik nach wie vor die gebohrte Nagelung Standard ist – nur in besonderen Fällen und bei sicher ausreichend weiter Markhöhle unter außerordentlich vorsichtigem Vorschub des Nagels durchgeführt. Bei ungebohrten Nagelungen am Präparat hatten wir dagegen ebenfalls erhebliche Drucksteigerungen zu verzeichnen. Dies zeigt, daß bei Vorliegen von Kofaktoren für die Manifestation pulmonaler Komplikationen die Entscheidung für eine ungebohrte Nagelung allein nicht ausreicht. Auch bei der ungebohrten Nagelung kommt dem „Wie" genau wie beim Aufbohren entscheidende Bedeutung zu. Den von Stürmer u. Schuchardt [10] beschriebenen Gesetzen der Hydraulik kommt entscheidende Bedeutung zu, nach denen die Breite des Spaltes zwischen Nagel und Kortikalis größten Einfluß auf die Rückstrommöglichkeiten des Knochenmarkes hat. Dies wird auch durch Untersuchungen von Fahmy et al. [1] deutlich, die bei Knieprothesenoperationen allein nach Einsetzen des Führungsstabes zur Festlegung der Resektion einen Abfall des arteriellen Sauerstoffpartialdruckes nachweisen konnten. Die Bedeutung der Kofaktoren wird in einer Publikation von Kerr et al. [2] außerordentlich deutlich, der über 6 (!) Herzstillstände bei 24 Oberschenkelnagelungen wegen drohender oder eingetretener pathologischer Fraktur berichtet. Die prophylaktische Nagelung wegen Metastasen stellt wegen des geschlossenen Knochenrohres ein besonderes Risiko dar. Drei Patienten wurden beidseits im Abstand von jeweils 1 Woche operiert. Alle 3 Patienten zeigten bei der Operation der ersten Seite keinerlei pulmonale Auffälligkeiten, alle 3 erlitten bei der zweiten Operation einen Herzstillstand, 2 verstarben. Embolisation und Kofaktoren können die Zusammenhänge erklären. Bei der ersten Operation traf die Embolisation auf eine unbeeinträchtigte Lunge, die pathophysiologischen Auswirkungen waren klinisch kompensiert, führten aber bei der zweiten Nagelung als Kofaktor in Form einer beeinträchtigten Lungenfunktionsstörung zur Dekompensation. In diesem Zusammenhang möchten wir eine Anmerkung bezüglich des Terminus Knochenmarkembolie machen. Bei Drucksteigerungen in der femoralen Markhöhle kommt es nicht nur zur Einschwemmung von Fett, sondern zur Intravasation von allen Bestandteilen der Markhöhle und gerinnungsaktiviertem Blut. Zahlreiche Diskussionen über die klinische Relevanz der Knochenmarkembolie enden mit der Feststellung, daß die klassische Fettembolie mit den klinischen Zeichen Fieber, zerebrale Verwirrtheit und Petechien seit allgemeiner Durchführung einer frühzeitigen Volumentherapie extrem selten geworden ist. Hieran besteht kein Zweifel. Das eigentliche klinische Problem insbesondere polytraumatisierter Patienten ist heute die respiratorische Insuffizienz in Form des ARDS. Die genauen Mediatoren zwischen Trauma und ARDS sind noch nicht genau identifiziert. Der Zusammenhang zwischen Drucksteigerungen in der femoralen Markhöhle und Lungenfunktionsstörungen ist jedoch zweifelsfrei belegt. Solange die genaue pathophysiologische Kette nicht geklärt ist, verwenden wir den Terminus

Knochenmarkembolie. Durch die Verwendung dieses Begriffes wird die Assoziation mit dem Fettemboliesyndrom vermieden, das nur sehr selten nach einer Marknagelung auftritt, besonders seit die frühzeitige Volumentherapie in großem Umfang angewandt wird. Kompensierte und auch manifeste Lungenfunktionsstörungen sind dagegen weitaus häufiger. Der Zusammenhang mit einem Anstieg des intrafemoralen Druckes muß weiter untersucht werden. Beim Fettemboliesyndrom mit pulmonalen und zerebralen Funktionsstörungen müssen zusätzliche Faktoren hinzukommen. Hier ergeben sich durch Untersuchungen über die Häufigkeit eines offenen Foramen ovale und mögliche Knochenmarkembolien in den großen Kreislauf neue Aspekte, die weiter untersucht werden müssen.

Unsere Versuche haben die Bedeutung der Relation der Weite des Knochenrohres zum Nageldurchmesser beim Eintritt in das distale Fragment gezeigt. Bei der Simulation unterschiedlicher Frakturtypen durch unterschiedlich lokalisierte Knochenfenster zeigte sich, daß nicht nur das Aufbohren bei Frakturen mit langem geschlossenem Fragment, sondern auch das Aufbohren von Frakturen, bei denen das distale Fragment das distale Oberschenkeldrittel umfaßt, zur Embolisation führen können. Auch beim Einschlagen eines in Relation zur Weite der Markhöhle dicken ungebohrten Nagels kann eine Embolisation auftreten. Diese Beobachtungen zeigen die Notwendigkeit der Berücksichtigung des Frakturtyps und der Weite der Markhöhle nicht nur bei der Indikationsstellung generell, sondern auch hinsichtlich der Embolisation.

Weiterhin wurde versucht, die Embolisation durch modifizierte und verbesserte Bohrköpfe zu vermindern. In ausführlichen Untersuchungen von Müller et al. [4] und Peter et al. [7] wurde die Bedeutung der Schärfe des Bohrkopfes und des Vorschubes herausgearbeitet. Wesentliche Unterschiede ergaben sich auf Grund des Design der Bohrköpfe nicht. Nachdem wir bei vorsichtigem Aufbohren mit bereits von Küntscher empfohlenen und benutzten Handbohrern nurmehr geringe Druckanstiege zu verzeichnen hatten, haben wir Untersuchungen mit entsprechend geformten Bohrköpfen für maschinelles Aufbohren (Howmedica) durchgeführt, die bei vergleichbarem Vorschub wesentlich geringere Druckanstiege als die üblichen Bohrköpfe ergaben. Hierbei handelt es sich nicht um die neben den AO-Bohrern am meisten benutzten Gray-Bohrer von Howmedica, die ebenfalls zu hohen Druckanstiegen führen, sondern um spezielle auf die Küntscher-Bohrer zurückgehende Bohrersätze.

Weitere vergleichende Untersuchungen der Embolisation nach Nagelung mit besser geformten Bohrköpfen und unaufgebohrter Nagelung, insbesondere mit den soliden Nägeln, müssen durchgeführt werden.

Es sei betont, daß wir die Bedeutung der Embolisation nicht überbewerten wollen. Sie ist jedoch mit Sicherheit ein Aspekt der Marknagelung, dessen Kenntnis und Berücksichtigung bei Indikationsstellung und Durchführung der Marknagelung berücksichtigt werden muß. Eine schonende Operationstechnik – und diese ist auch bei der ungebohrten Nagelung erforderlich – minimiert die Embolisation wesentlich. Im Rahmen der Indikationsstellung ist die Embolisation ein Teil des Mosaiks, das Berücksichtigung finden sollte.

Klinische Ergebnisse

Auf Grund der jahrzehntelangen hervorragenden Ergebnisse der gebohrten Nagelung sind wir nur bei speziellen Indikationen vom bewährten Prinzip der maßvollen Aufbohrung abgewichen. Voraussetzung war eine ausreichende Weite der Markhöhle und eine ausreichend stabile Verankerung im kürzeren proximalen bzw. distalen Fragment (keine Grenzindikation für die Marknagelung). Gründe waren das Vorliegen von Kofaktoren für die Manifestation pulmonaler Komplikationen durch eine eventuelle Embolisation und in einem Fall eine drittgradig offene Oberschenkelfraktur. Bei dieser Indikationsstellung haben wir insgesamt 14 Oberschenkelmarknagelungen ohne Aufbohren durchgeführt. Intraoperative Komplikationen traten nicht auf. 12 Frakturen sind inzwischen zeitgerecht konsolidiert, 2 aus den letzten 8 Wochen zeigen deutliche Kallusformationen.

Praktische Hinweise zur unaufgebohrten Oberschenkelnagelung

Während bei der gebohrten Nagelung lediglich die korrekte Lage des Bohrdornes mit dem Bildwandler überprüft werden muß und anschließend gefahrlos aufgebohrt werden kann, muß bei der unaufgebohrten Nagelung die Eintrittsstelle röntgenologisch kontrolliert werden. Stimmt die Eintrittsstelle nicht exakt, besteht die Gefahr des Auflaufens des Nagels auf die Kortikalis. Dadurch können zusätzliche Frakturen entstehen. Diese Gefahr besteht bei der konventionellen Nagelung zwar im Prinzip auch, erfahrungsgemäß wird aber durch das Aufbohren ein Weg gebahnt, der eine problemlose Insertion des Nagels erlaubt. Für die unaufgebohrte Nagelung ist die Möglichkeit der Röntgendarstellung des gesamten Oberschenkels unabdingbar, für den Fall von Schwierigkeiten bei der Insertion auch in der zweiten Ebene. Wir haben gute Erfahrungen mit der Rückenlage auf dem Extensionstisch, das gesunde Bein wie bei der Steinschnittlage gelagert. Wenn der Bildwandler auf der Seite des Operateurs steht, ist die Einstellung des jeweils interessanten Bereiches wesentlich leichter.

Die Nagellänge sollte präoperativ am gesunden Bein bestimmt werden, da ein Wechsel eines zu kurzen oder zu langen Nagels zumindest beim soliden Nagel die Notwendigkeit einer erneuten Reposition beinhaltet. Die Reposition konnte in allen Fällen geschlossen problemlos durchgeführt werden, da das proximale Fragment mit dem Nagel gut eingestellt werden kann.

Empfehlungen zur Differentialindikation und Verfahrenswahl

Unter Berücksichtigung biomechanischer Aspekte ist die Verriegelungsnagelung bei Femurfrakturen im diaphysären Bereich heute das Verfahren der Wahl. Wir möchten betonen, daß die Ergebnisse unserer Untersuchungen keinesfalls die biomechanischen Vorzüge in Frage stellen. Wir möchten lediglich dazu beitragen, daß Osteosynthesen des Oberschenkels durch differenzierte Indikationsstellung und schonende Operationstechnik, insbesondere durch maßvolles und schonendes Aufbohren und ggf. durch die ungebohrte Technik, noch sicherer und Komplikationen vermieden werden. Hinsichtlich der Indikationsstellung ist heute klar, daß bei Vorliegen von Kofaktoren (Volumendefizit, Schock, Thoraxtrauma oder präexistierenden Lungenerkrankungen) nicht konventionell aufgebohrt werden sollte. Wenn die Weite der Markhöhle es erlaubt, kann bei Vorliegen von Kofaktoren eine primäre Nagelung ohne Aufbohren erwogen werden. Neueste eigene, noch nicht publizierte Untersuchungen zeigen, daß auch bei der ungebohrten Nagelung hohe Druckspitzen und Knochenmarkeinschwemmungen auftreten können, wenn der Nagel in langen geschlossenen Fragmenten rasch vorangetrieben wird. Der Druckanstieg ist abhängig von der Geschwindigkeit der Insertion, der Frakturform und der Relation der Weite der Markhöhle zum Durchmesser des Nagels. Bei der ungebohrten Nagelung ist die Embolisation quantitativ wesentlich geringer, da Einschwemmungen von gerinnungsaktiviertem Blut durch wiederholte Aufbohrvorgänge wegfallen. Die echokardiographischen Untersuchungen haben gezeigt, daß bei der ungebohrten Nagelung in vom Frakturtyp und von der Weite der Markhöhle geeigneten Fällen keine konfigurierten Emboli nachweisbar sind. Über die Gegebenheiten der Fraktur hinaus müssen allgemeine Faktoren berücksichtigt werden. Bei manifestem oder gerade kompensiertem Schock und schweren Thoraxtraumen stehen mit schonenden Techniken der Plattenosteosynthese (indirekte Reposition, durchgeschobene Platte) und dem Fixateur externe gute Alternativen zur Verfügung. In der Mainzer Klinik wird nach Primärstabilisierung mit dem Fixateur externe wegen der biomechanischen Vorteile prinzipiell nach Stabilisierung des Allgemeinzustandes frühzeitig, d. h. innerhalb von 2 Wochen, auf den Marknagel umgestiegen. Bei isolierten Femurfrakturen kann der erfahrene Chirurg möglicherweise die oben genannten Kofaktoren ausschließen, obwohl der Volumenbedarf häufig immer noch unterschätzt wird. Das Thoraxtrauma ist schwierig einzuschätzen, da eine unauffällige Thoraxröntgenübersicht direkt nach der Aufnahme eine Lungenkontusion nicht ausschließt. Die Knochenmarksintravasation stellt bei unterschätztem Volumendefizit und Thoraxtrauma zweifellos ein Risiko dar. Deshalb sollten Kofaktoren der Manifestation pulmonaler Komplikationen bei der Indikationsstellung auch bei zunächst einfach erscheinenden Oberschenkelfrakturen immer genauestens überprüft werden.

Bei polytraumatisierten Patienten ist eine frühzeitige Stabilisierung unbedingt notwendig. Die Stabilisierung vermeidet permanente Einschwemmungen geringerer Mengen von Knochenmark und gerinnungsaktiviertem Blut, da Bewegungen zu Druckerhöhungen in den Kompartments und auch in der Markhöhle führen. Es liegt auf der Hand, daß die Stabilisierung bei Patienten mit Kofaktoren nicht durch operativ bedingte Einschwemmung von größeren Mengen Knochenmark und gerinnungsaktiviertem Blut erreicht werden darf. Es sollte an Hand einer eingehenden Betrachtung des Frakturtyps, der Weite der Markhöhle, des Allgemeinzustandes und der Zusatzverletzungen überprüft werden, ob eine schonende ungebohrte Nagelung vertretbar erscheint oder ob jede Drucksteigerung in der Markhöhle vermieden werden sollte.

An dieser Stelle ist zu erwähnen, daß die chirurgische Technik der Plattenosteosynthese sich ebenfalls geändert hat. In gewisser Hinsicht haben sich Marknagelung und Plattenosteosynthese aufeinander zubewegt. Die Ergebnisse der „biologischen" und Brückenosteosynthese mit der Platte sind besonders bei komplizierten Frakturen weitaus besser als die der anatomischen Reposition mit und ohne Spongiosaplastik. Das heißt, wir verfügen über gute Alternativen, wenn für die Marknagelung Aufbohren bei gleichzeitiger Existenz von Kofaktoren notwendig wäre. Die Marknagelung bietet den Vorteil frühzeitiger Belastung, jedoch führt auch die Plattenosteosynthese, die die vaskuläre Versorgung der Fragmente bewahrt, zu guten Ergebnissen. Bei polytraumatisierten Patienten oder bei solchen mit beidseitigen Femurfrakturen, die nicht ohne Vollbelastung zumindest eines Beines mobilisiert werden können, besteht die dritte Alternative in der sofortigen Stabilisierung mit einem Fixateur externe und sekundärer Marknagelung nach Kompensation der Kofaktoren.

Bei Tibiafrakturen spielt die Knochenmarkembolie auf Grund des geringeren Gehaltes an Knochenmark, des wesentlich geringer ausgebildeten Drainagesystems und der eher dreieckigen Form der Markhöhle mit besseren Rückstrommöglichkeiten keine wesentliche Rolle bei der Indikationsstellung. Hier wird die Differentialindikation zur gebohrten bzw. unaufgebohrten Nagelung durch den Weichteilschaden bestimmt. Zusammengefaßt muß betont werden, daß bei Femurfrakturen sämtliche Verfahren, d. h. aufgebohrte und unaufgebohrte Marknagelung, Plattenosteosynthese und sekundäre Marknagelung nach primärer Stabilisierung mit dem Fixateur externe, zur Verfügung stehen. Die Indikationsstellung sollte individuell den Erfordernissen der jeweiligen Fraktur dem Verletzungsmuster und dem Allgemeinzustand des Patienten angepaßt werden. In diesem Zusammenhang stellt die Knochenmarkembolie einen Teil des Mosaiks der zu berücksichtigenden Faktoren dar.

Literatur

1. Fahmy NR, Chandler HP, Danylchuk K (1990) Blood gas and circulatory changes during total knee replacement. J Bone Joint Surg [Am] 72/1:19
2. Kerr PS, Jackson M, Atkins RM (1993) Cardiac arrest during intramedullary nailing for femoral metastases. J Bone Joint Surg [Br] 75:972–973
3. Klein MP, Rahn BA, Frigg R, Kessler S, Perren SM (1990) Reaming versus non-reaming inmedullary nailing: Interference with cortical circulation of the canine tibia. Arch Orthop Trauma Surg 109:314–316
4. Müller C, Frigg R, Pfister U (1993) Effect of flexible drive diameter and reamer design on the increase of pressure in the medullary cavity during reaming. Injury (Suppl) 3:40–47
5. Neudeck F, Obertacke U, Wozasek G, Thurnher M, Schlag G, Schmitt-Neuerburg KP (1994) Pathophysiologische Konsequenzen verschiedener Osteosyntheseverfahren beim Polytraumatisierten. Aktuel Traumatol 24:114–120
6. Pape HC, Dwenger A, Jonas M, Krumm K, Schweitzer G, Sturm JA (1991) Hat die Lungencontusion und allgemeine Verletzungsschwere einen Einfluß auf die Lunge nach Oberschenkelmarknagelung? Unfallchirurg 94:381–389
7. Peter RE, Selz T, Koestli A (1993) Influence of the reamer shape on intraosseous pressure during closed intramedullary nailing of the unbroken femur. Injury (Suppl) 3:48–55

8. Runkel M, Wenda K, Ritter G, Rahn BA, Perren SM (1994) Knochenheilung nach unaufgebohrter Marknagelung. Unfallchirurg 97:1−7

9. Runkel M, Wenda K, Stelzig A, Rahn BA, Störkel S (1994) Knochenumbau nach aufgebohrter und unaufgebohrter Marknagelung − Eine histomorphometrische Studie. Unfallchirurg 97:385−390

10. Stürmer KM, Schuchardt W (1980) Neue Aspekte der gedeckten Marknagelung und des Aufbohrens der Markhöhle im Tierexperiment. Teil II: Der intramedulläre Druck beim Aufbohren der Markhöhle. Unfallheilkunde 83:346−352

11. Wende K, Ritter G, Degreif, Rudigier J (1988) Zur Pathogenese pulmonaler Komplikationen nach Marknagelung. Unfallchirurg 91:432−435

12. Wenda K, Ritter G, Ahlers J, Issendorff WD (1990) Nachweis und Effekte von Knochenmarkeinschwemmungen bei Operationen im Bereich der Markhöhle des Oberschenkels. Unfallchirurg 93:56−61

13. Wenda K, Ritter G, Ahlers J (1990) Bedeutung des Schocks für die Verfahrenswahl bei Oberschenkelfrakturen. Hefte Unfallheilkd 212:101

14. Wenda K, Runkel R, Degreif J, Ritter G (1993) Pathogenesis and clinical relevanceof bone marrow embolism in medullary nailing − demonstrated by intraoperative echocardiography. Injury (Sci Suppl) 3:73−81

15. Wozasek GE (1994) Gefahren der Marknagelung im Schock. Springer, (Hefte zu „Der Unfallchirurg" Bd 238). Springer, Berlin Heidelberg New York Tokyo

State of the Art of the Intramedullary Nailing

A. Grosse[1]

Zusammenfassung

Geschlossene intramedulläre Nagelung unter Verwendung eines Küntscher-Nagels ist eine exzellente Osteosynthesetechnik bei einfachen transversen oder schrägtransvers verlaufenden Frakturen der Femurdiaphyse. Durch die Möglichkeit des Aufbohrens und der damit verbundenen Anwendung von Nägeln größeren Durchmessers wurden die Anwendungsmöglichkeiten erweitert. Probleme ergaben sich durch die Rotationsinstabilität und das mögliche Teleskopieren des Nagels. Daraus ergab sich die Entwicklung des Verriegelungsnagels, der heute die Methode der Wahl bei Frakturen der langen Röhrenknochen darstellt. So wird der Gammanagel mehr und mehr für die Behandlung inter- und hoher subtrochanterer Frakturen eingesetzt. Die Vorteile der Methode entsprechen einer chirurgischen Revolution:

- Stabilisierung der Fraktur
- Beginn der sofortigen Mobilisation
- Vollständige Belastbarkeit bei stabilen Frakturen und rascher Belastungsaufbau bei instabilen Frakturen

Intramedullary nailing with closed technique using the Küntscher nail is an excellent osteosynthesis technique in simple, transverse and transverso-oblique fractures of the mediodiaphyseal region of the femur.

The important contribution of reaming, with the possibility of using large diameter nails, has permitted an additional extension to the field of application.

The configuration of the medullary canal, with its narrow central zone and a significant widening proximally and distally, does not provide sufficient grip for the nail.

The conventional Küntscher nail does not always allow control of rotational instability even in simple proximal or distal fractures.

In addition, conventional intramedullary nailing does not, in itself, allow the stabilisation of an unstable fracture with a large third fragment, a segmental fracture, a comminuted or a highly comminuted fracture.

There is always a risk of telescoping leading to shortening.

---

[1] Centre de Traumatologie et d'Orthopédie, 120 Avenue Baumann, F-67400 Illkirch-Graffenstaden.

Two problems were not solved by Küntscher's intramedullary nail:

- rotational instability
- telescoping of the fragments

The use of nails perforated at both ends for the insertion of self-tapping screws enables the treatment of all diaphyseal fractures, whether simple or complex, that are situated between the subtrochanteric and the supracondylar regions of the femur.

Intramedullary locking nailing also makes possible the treatment of all types of simple or complicated fractures, fractures with a large third fragment, comminuted bifocal and severely comminuted fractures, as long as one is able to place the locking screws adequately.

These fractures are always nailed using closed technique.

I performed the first locking nail in a femur fracture in 1974.

Since this first case, the locking nail became the treatment of choice in all closed and many open unstable fractures in the femur and tibia.

The locking nail became also the treatment of choice in proximal and distal closed pseudarthrosis and in the treatment of closed osteotomies.

In proximal fractures of the femur and especially in the pertrochanteric and high subtrochanteric fractures, we use the Gamma locking nail since the end of 1986.

Later, we developed the long Gamma locking nail which is used for special indications:

- trochantero-diaphyseal fractures,
- combined neck or pertrochanteric and shaft fractures, metastatic fractures, proximal nonunions and proximal osteotomies.

Conclusion

The intramedullary locking nail is nowadays the treatment of choice of the long bone fractures.

The Gamma nail is more and more used for pertrochanteric, in intertrochanteric and high sub-trochanteric fractures.

The long Gamma nail became the treatment of choice in trochanteric diaphyseal fractures, combined neck and shaft fractures and metastatic fractures.

This method allowed a revolution in the surgical treatment of the fractures:

- by allowing the stabilization of the fractures
- by beginning the immediate mobilization
- by beginning the immediate full weight-bearing in stable fractures and the immediate partial weight-bearing and then quickly the full weight-bearing in unstable fractures.

This closed method allows the consolidation of the long bone fractures with a low rate of complications and a complete recuperation of the function in most of the cases.

Teil V

Spezielle Techniken
der Behandlung der Tibiafraktur

Klassifikation der Tibiaschaftfrakturen

V. Vécsei und C. Fialka[1]

Der Wunsch nach Erleichterung bei der Wahl des Therapieverfahrens, ebenso wie bei der Erstellung der Prognose einer Verletzung, muß zwangsläufig zur Klassifizierung des Verletzungsmusters führen. Bei der Frakturbehandlung gilt dies also vor allem im Hinblick auf die Bruchform.

So wird in der Literatur beim Versuch einer Klassifizierung der Tibiaschaftfrakturen in erster Linie auf morphologische Kriterien Rücksicht genommen. Es werden Gruppen von Frakturen gebildet, die ähnlichen Schweregrad aufweisen und das zu erwartende Ergebnis in Abhängigkeit der Behandlungsmethode anhand von Serienuntersuchungen voraussagbar gemacht.

Als Pioniere auf diesem Gebiet haben Urist et al. [8] eine Klassifikation nach dem Grad der Zertrümmerung vorgenommen. Sie unterscheiden Frakturen ohne Trümmerzone, Frakturen mit einem einzelnen Fragment zwischen den Hauptbruchflächen und geringem Zertrümmerungsgrad und Frakturen mit mehr als 3 Fragmenten, also mit hohem Zertrümmerungsgrad. Dabei weisen die Autoren einen direkten Einfluß des Zertrümmerungsgrades auf die Heilungsdauer, sowohl bei offener wie auch bei geschlossener Reposition nach.

Nicoll [7] verwendet ebenfalls das Ausmaß der Zertrümmerung als Grundlage und findet bei Frakturen mit gemäßigter oder schwerer Zertrümmerung doppelt so viele Frakturen mit verzögerter Bruchheilung oder Pseudarthrose wie bei solchen ohne oder mit geringer Zertrümmerung.

Einen anderen Weg beschreiten Burghalter u. Protzmann [2], indem sie eine Beziehung zwischen dem Ausmaß des kortikalen Kontaktes der Hauptfragmente zueinander (unabhängig von der Gesamtzahl der Fragmente) und dem Ausheilungsergebnis herzustellen versuchen. Je geringer der Kontakt der Hauptfragmente, um so schlechter das Ergebnis.

Richtungsweisend war die Publikation von Johner u. Wruhs [4]. Hier wurde zunächst in 3 Frakturtypen unterteilt, abhängig vom Ausmaß der Trümmerzone. Dann wurden für diese Typen Gruppen gebildet, je nach Verletzungsmechanismus und daraus resultierender Bruchform: 1. alle Spiralfrakturen, 2. Biegungsbrüche, 3. durch direktes Trauma entstandene Querbrüche.

Schließlich wurden noch 3 weitere Untergruppen geschaffen, die anzeigen, auf welcher Höhe am Schaft sich die Fraktur befindet (proximales Segment, mittleres Segment oder distales Segment). Somit läßt sich eine hochdifferenzierte Zuordnung erzielen, wobei die Autoren zeigen konnten, daß die Schwere

[1] Universitätsklinik für Unfallchirurgie, AKH Wien, Währinger Gürtel 18–20, A-1090 Wien.

Tabelle 1. Klassfikation der Tibiaschaftfraktur nach Johner u. Wruhs [4]. (Fragmente, die kleiner als 1 cm sind, sind für die Stabilität ohne wesentliche Bedeutung und werden daher bei der Klassifikation nicht berücksichtigt.)

I. Unterteilung in Typ A, B, C (i.e. zunehmender Grad der Zertrümmerung
   A: einfache Fraktur ohne Trümmerzone
   B: Frakturen mit Biegungskeil (butterfly fragment); i.e. ein Kortex ist einfach ge-
   brochen der andere mehrfach;
   C: Trümmerfrakturen, i.e. beide Kortizes sind mehrfach gebrochen
   oder: Nach anatomischer Reposition haben bei Frakturen der Gruppe A die beiden
   Hauptfragmente vollen Kontakt, in Gruppe B teilweisen und in Gruppe C keinen
   Kontakt.

II. Gruppe 1, 2, 3 (direkter und indirekter Verletzungsmechanismus)
   1: alle Spiralfrakturen (indirektes Trauma)
      A1: einfache Spiralfrakturen
      B1: Spiralfrakturen mit Biegungskeil
      C1: Spiralfrakturen mit mehreren Biegungskeilen
   2: direktes Trauma (hauptsächlich Biegung)
      A2: Schrägfraktur
      B2: ein Biegungskeil
      C2: Stückbrüche
   3: direktes Trauma
      A3: Querfraktur
      B3: mehrere Biegungskeile
      C3: Trümmerfrakturen

III. Untergruppe 1, 2, 3 (Einteilung des Schaftes in drei Segmente):
   proximales Segment
   mittleres Segment (= kleinster Durchmesser der Markraumes plus 1 mm)
   distales Segment

---

der Verletzung und damit auch die zu erwartende Komplikationsrate im Sinne einer aufsteigenden Reihe von den als A1 typisierten Frakturen in Richtung C3-Frakturen deutlich ansteigt (Tabelle 1).

Den Beobachtungen der Autoren zu Folge haben die Frakturgruppen bestimmte morphologische Eigenheiten, welche das Behandlungsergebnis entscheidend beeinflussen. Die Spiralfraktur (Gruppe 1) zeigt zumeist eine gewundene Bruchlinie, die alle 3 Tibiakanten umfaßt sowie eine longitudinale Bruchlinie, die den proximalen mit dem distalen Anteil der Spirale verbindet. Die Bruchlinie führt bei A1-Frakturen einmal, bei B1-Frakturen zweimal und bei C1-Frakturen dreimal um den Schaft herum. Der Neigungswinkel der Fraktur beträgt im Mittel 30°–70°, selten streckenweise 25°–90°, ist aber nie querverlaufend. Daher sind Spiralfrakturen nach Reposition nicht stabil.

Die Biegungsbrüche (Gruppe 2) haben eher quer verlaufende Bruchlinien. Nimmt bei einfachen Biegungsbrüchen die Bruchfläche einen Winkel von mehr als 30° zur Horizontalen ein (A2 = „Schrägfraktur"), ist sie als instabil, bei einem Winkel von weniger als 30° (A3 = Querfraktur) als stabil zu bezeichnen. B2-Frakturen weisen einen intakten Biegungskeil auf, welcher beim Typ B3 in sich gebrochen ist. Stückbrüche (C2) haben Frakturlinien in 2 Ebe-

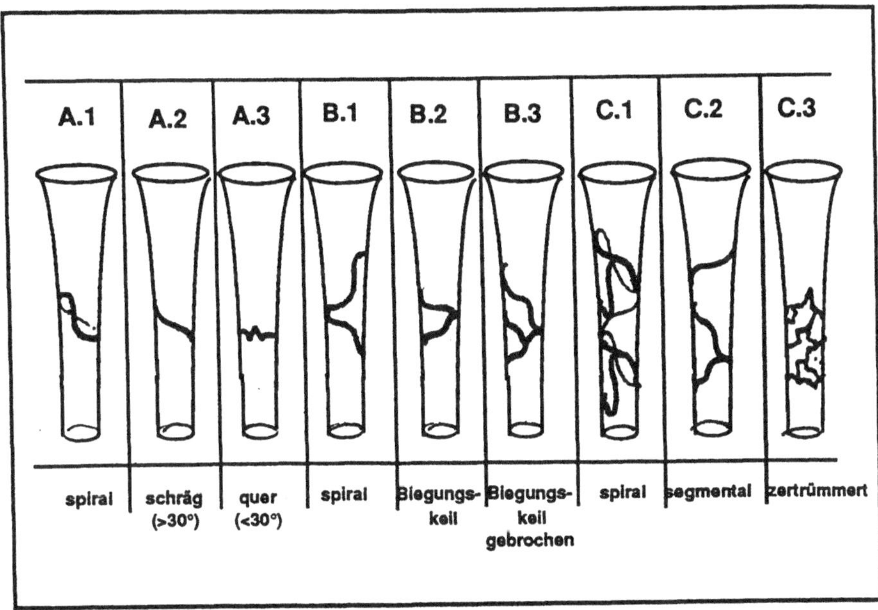

Abb. 1. Schematische Darstellung der Klassifikation der Tibiaschaftfraktur. (Nach [4])

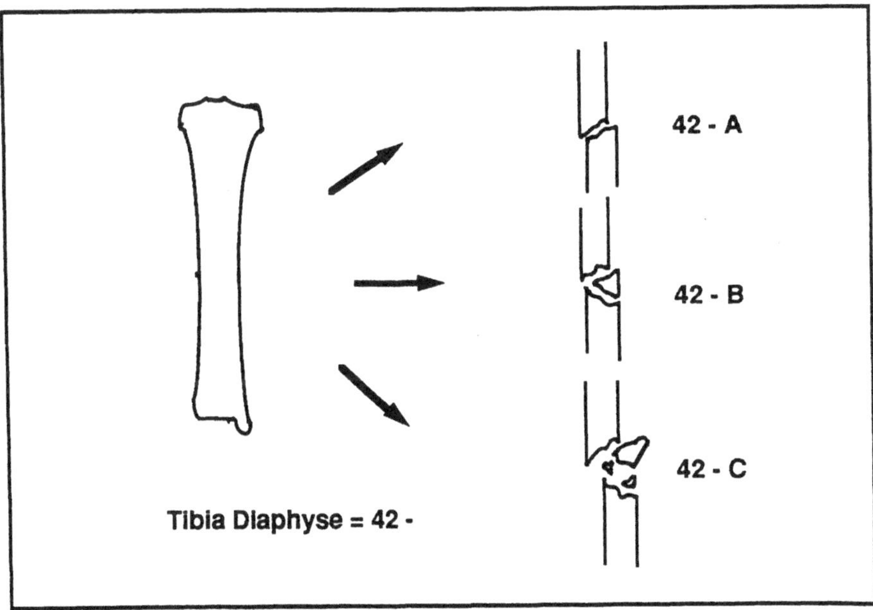

Abb. 2. Schematische Darstellung der Klassifikation der Unterschenkelschaftfraktur nach Müller et al. [6]

nen des Schaftes mit intaktem intermediären Fragment, wohingegen dieses beim Typ C3 zertrümmert ist (s. Abb. 1).

Der Grad der Zertrümmerung und damit die Zugehörigkeit zu den einzelnen Frakturtypen beeinflußt auch die Rate der lokalen Komplikationen. Bei Typ-A-Frakturen (einfache Frakturen) finden sich in 1,5%, bei Typ B (Frakturen mit Biegungskeil) in 18,1% und bei Typ C (Trümmerbrüche) in 48,3% der Fälle lokale Komplikationen. Ebenso erhöht sich mit der Zuordnung zu einem höheren Typ auch die Dauer der Hospitalisation, ebenso wie sich dadurch der Wiedereintritt in den Beruf verzögert.

Zusätzlich berücksichtigen die Autoren den Grad der Weichteilschädigung (offen − geschlossen) entsprechend den Empfehlungen des *Manual der Osteosynthese* [5]. Offene Frakturen führen demzufolge in einem höheren Prozentsatz zu Infektionen als primär geschlossene Frakturen, die offen reponiert werden [4].

Tabelle 2. Klassifikation der Unterschenkelfraktur nach Müller et al. [6]

Tibia/Fibula, Diaphyse = 42-

I.   Typen A, B, C:
- A: einfache Fraktur
- B: Keilfraktur
- C: komplexe Fraktur

II. Gruppen 1, 2, 3:
- A1:   einfache Fraktur, spiralförmig
- A2:   einfache Fraktur, schräg ($>30°$)
- A3:   einfache Fraktur, quer ($<30°$)
- B1:   Keilfraktur, Drehkeil
- B2:   Keilfraktur, Biegungskeil
- B3:   Keilfraktur, Keil fragmentiert
- C1:   komplexe Fraktur, spiralförmig
- C2:   komplexe Fraktur, etagenförmig
- C3:   komplexe Fraktur, irregulär

III. Untergruppen .1, .2, .3:
für A- und B-Frakturen gleich:
- .1:   Fibula intakt
- .2:   Fibula auf anderer Höhe frakturiert
- .3:   Fibula auf gleicher Höhe frakturiert

für C-Frakturen

C1.1: komplexe Fraktur, spiralförmig mit zwei Zwischenfragmenten
C1.2: komplexe Fraktur, spiralförmig mit drei Zwischenfragmenten
C1.3: komplexe Fraktur, spiralförmig mit mehr als drei Zwischenfragmenten

C2.1: komplexe Fraktur, etagenförmig mit einem segmentalen Zwischenfragment
C2.2: komplexe Fraktur, etagenförmig mit einem segmentalen Zwischenfragment und zusätzlichem(n) Keilfragment(en)
C2.3: komplexe Fraktur, etagenförmig mit zwei segmentalen Zwischenfragmenten

C3.1: komplexe Fraktur, irregulär mit zwei oder drei Zwischenfragmenten
C3.2: komplexe Fraktur, irregulär mit geringer Trümmerzone (<4 cm)
C3.3: komplexe Fraktur, irregulär mit ausgedehnter Trümmerzone (>4 cm)

Auf diesen Überlegungen basiert die heute international am häufigsten angewendete Klassifikation von Müller et al. [6], die ebenfalls in Typen A, B, und C, in Gruppen 1, 2, 3, und in Untergruppen .1, .2, .3, unterteilt.

Für die Unterschenkelfraktur sind die Definitionen für die Typen und Gruppen identisch mit jenen der Johner-Wruhs-Klassifikation, lediglich bei den Untergruppen findet sich hier eine Einteilung nach Höhe der begleitenden Fibulafraktur für die Typen A und B und eine Unterscheidung nach Anzahl der Zwischenfragmente für Frakturen des Typs C (Tabelle 2 bzw. Abb. 2).

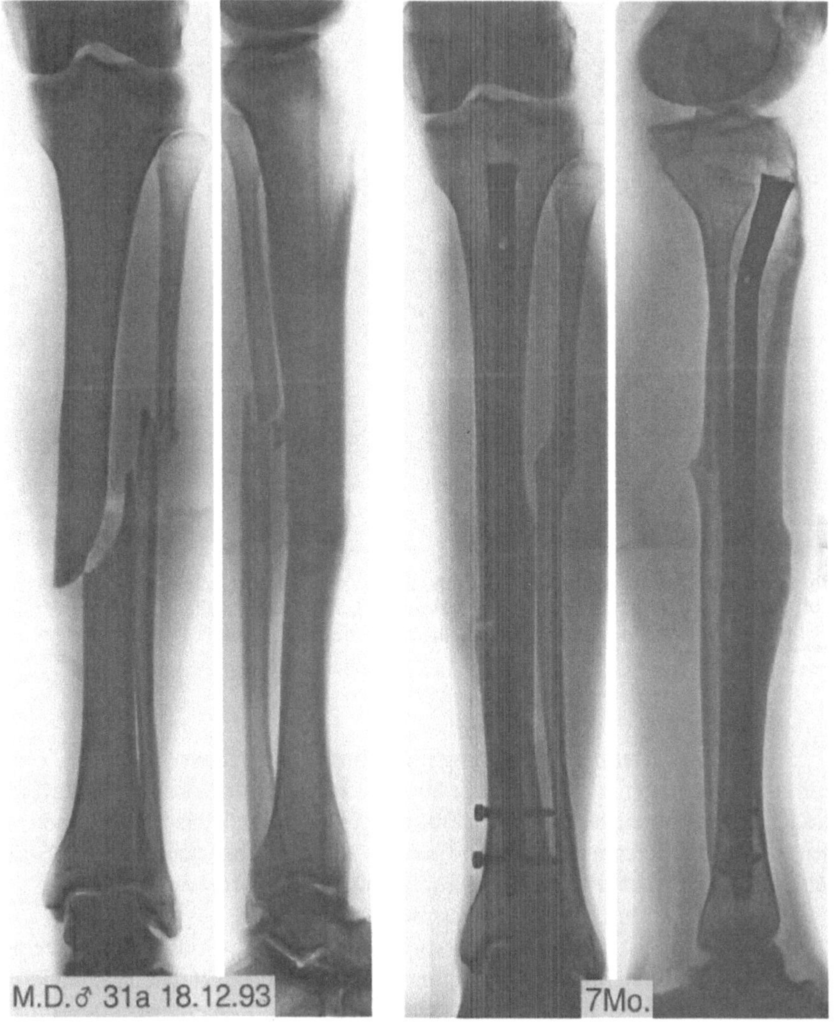

Abb. 3a,b. Patient M. D., männlich, 31 Jahre alt. Fraktur mit geringer Zertrümmerung nach Urist et al. [8] und Nicoll [7], B2.2 nach Johner u. Wruhs [4] und B2.3 nach Müller et al. [6]

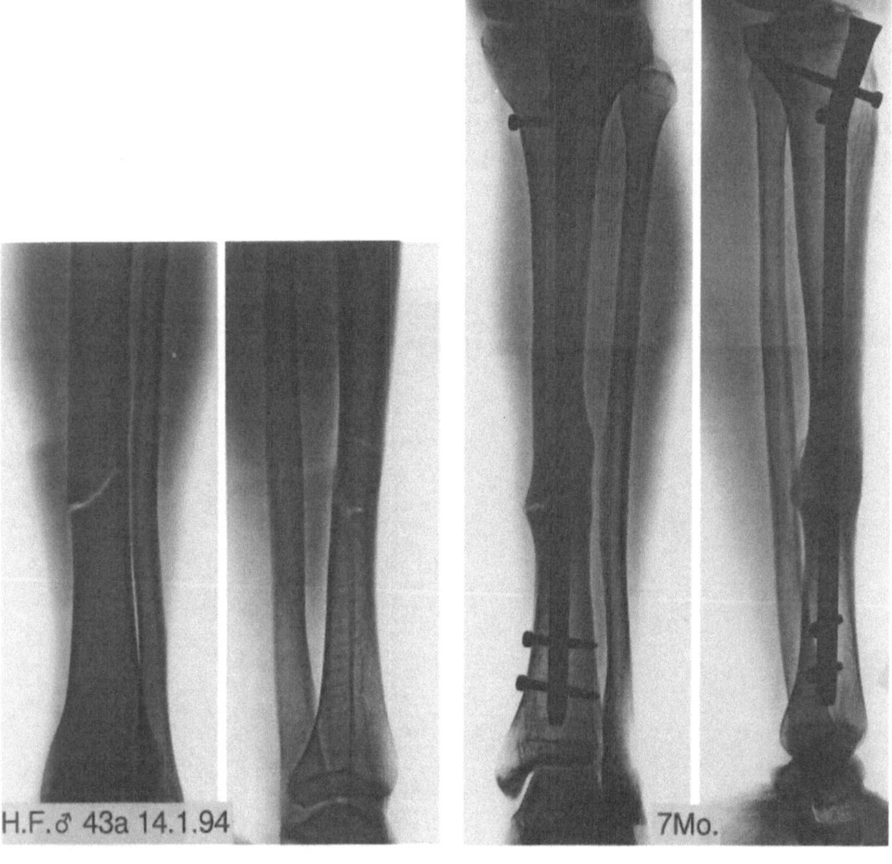

Abb. 4a, b. Patient H. F., männlich, 43 Jahre alt. Fraktur ohne Trümmerzone nach Urist et al. [8] und Nicoll [7], A2.2 nach Johner u. Wruhs [4], A2.1 nach Müller (daher nach Johner und Müller instabile Fraktur und somit eine Operationsindikation!)

Je differenzierter die Zuordnung im Rahmen einer Klassifikation erfolgen kann, um so genauer ist die Aussage über die Prognose möglich. Während frühere Klassifikationen verschiedene Frakturen gleich kassifizieren, erlauben vor allem die beiden letztgenannten eine genaue Aussage über den Grad der Stabilität und damit über die Wahl des therapeutischen Vorgehens.

In Abb. 2–4 sind einige Fallbeispiele dargestellt.

Anzumerken ist noch, daß entsprechend der Zuordnung der einzelnen Frakturlokalisationen Johner u. Wruhs [4], Müller et al. [6] auch Dietrich u. Stedtfeld [3] die Einteilung des Schaftes in 3/5 empfehlen, wohingegen die Wiener Schule im Gefolge von Lorenz Böhler [1] eine Einteilung des Schaftes in 4/6 propagiert.

Literatur

1. Böhler L (1934) Die konservative Therapie der Knochenbruchbehandlung. Maudrich, Wien
2. Burghalter WE, Protzmann R (1975) The tibial shaft fracture. J Trauma 15:785
3. Dietrich V, Stedtfelt HW (1992) Manual der Frakturklassifikation. Deutscher Ärzteverlag, Köln
4. Johner R, Wruhs O (1983) Classification of tibial shaft fractures and correlation with results after rigid internal fixation. Clin Orthop 78:7–25
5. Müller ME, Allgöwer M, Schneider R, Willenegger H (1992) Manual der Osteosynthese, 3. Aufl. Springer, Berlin Heidelberg New York Tokyo
6. Müller ME, Nazarian S, Koch P, Schatzker J (1990) Classification of fractures of long bones. Springer, Berlin Heidelberg New York Tokyo
7. Nicoll EA (1964) Fracutures of the tibial shaft. A survey of 705 cases. J Bone Joint Surg (Br] 46:373
8. Urist MR, Mazet R, McLean FC (1954) The pathogenesis and treatment of deleyed union and non union. J Bone Joint Surg [Am] 36:931

Die Behandlung des Unterschenkelbruchs – Klinische Ergebnisse

H. Stockhorst und K. Westermann[1]

Einleitung

Die Versorgung von Unterschenkelfrakturen ist im letzten Jahrzehnt einem erheblichen Wandel unterworfen, dies vor allem durch den Einsatz der Marknagelung. Die Verwendung der bestehenden Verfahren der Plattenosteosynthese, der äußeren Fixation und der Marknagelung änderte sich sowohl in ihrer Häufigkeit, als auch in ihrer Qualität, ausgehend von den sich mit wachsenden Erfahrungen ändernden Indikationen. Die osteosynthetischen Versorgungen werden nach wie vor kontrovers diskutiert [1, 9].

Die Plattenosteosynthese hat ihre Grenzen in dem zusätzlichen iatrogenen Weichteilschaden und der fehlenden Belastbarkeit. Die primäre Versorgung mit dem Fixateur externe bietet den Vorteil der einfachen, schnellen und wenig invasiven Versorgung, vor allem bei Frakturen mit Gelenkbeteiligung und Weichteilschaden [4], jedoch Nachteile in der aufwendigen Nachbehandlung und der fraglichen Frakturheilung [3].

Die Osteosynthese mit der Marknagelung bietet die sofortige Übungsstabilität, ist in der Durchführung anspruchsvoller, birgt aber Probleme vor allem beim Aufbohren des Markraums und Lagerung des Patienten auf den Extensionstisch [2, 8].

In der vorliegenden Arbeit wird ein Vergleichskollektiv Marknagel – Fixateur externe von 43 Patienten mit einer Unterschenkelschaftfraktur vorgestellt.

Diese beiden Kollektive sind einer retrospektiven Untersuchung von operativ versorgten Unterschenkelschaftfrakturen der Jahre 1984 bis 1993 entnommen. In den betrachteten 10 Jahren wurden Patienten mit einer Tibiaschaftfraktur in unserer Klinik mit 3 unterschiedlichen Verfahren versorgt, abhängig von der Fraktur, den Begleitumständen und dem Stand der Entwicklung der einzelnen Verfahren. Insgesamt kamen in 74 Fällen die Plattenosteosynthese, der unilaterale ventrale Fixateur externe (Monofixateur) in 102 Fällen und der aufgebohrte Marknagel bei 168 Patienten zur Anwendung (Abb. 1).

[1] Klinik für Unfall-, Hand- und Wiederherstellungschirurgie, Krankenhaus Nordstadt Hannover, Haltenhoffstr. 41, D-30167 Hannover.

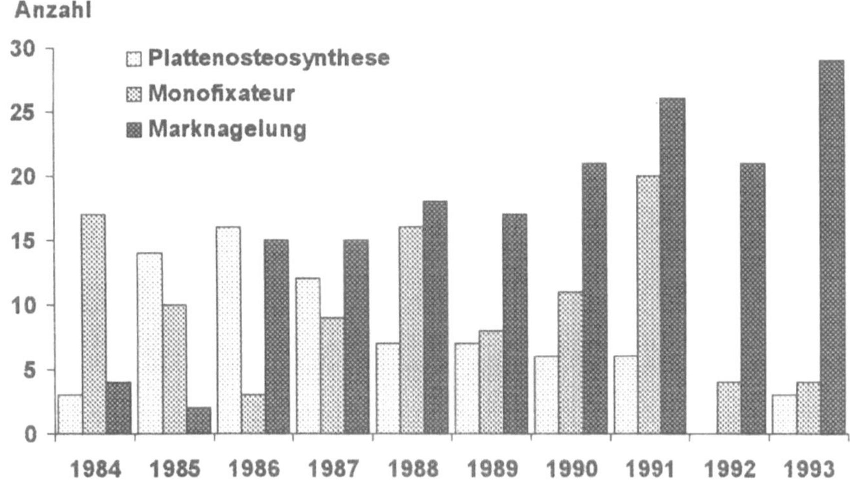

Abb. 1. Versorgung (Untersuchungszeitraum 1984–1993)

Patientengut

Verglichen werden die bei uns am häufigsten verwendeten Verfahren: die Versorgung mit dem Monofixateur (n = 21) und die Marknagelung mit dem Grosse-Kempf-Verriegelungsnagel (n = 22). Die Alters- und Geschlechtsverteilung der betroffenen 43 Patienten wird in Abb. 2 gezeigt.

Als Unfallursache waren in 65% Verkehrsunfälle, in 11% Sportunfälle, 9% Arbeitsunfälle und in 6% Haushaltsunfälle verantwortlich. In 9% der Fäl-

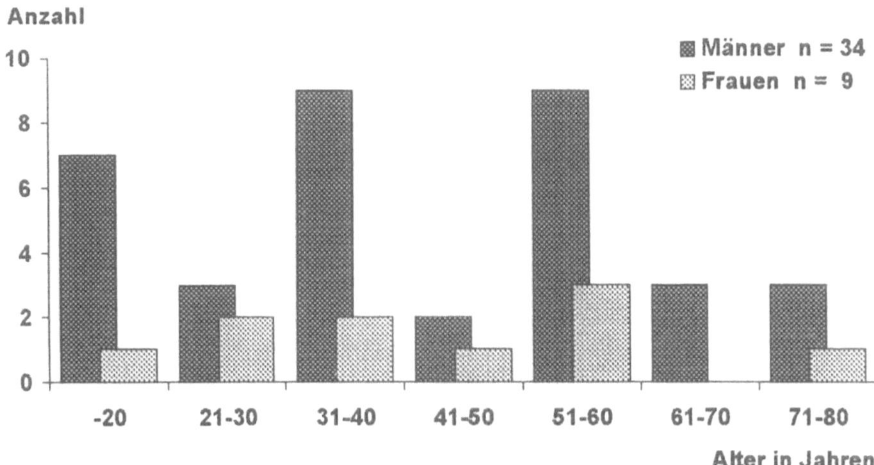

Abb. 2. Alters- und Geschlechtsverteilung

Tabelle 1. Einteilung der Frakturen nach der AO-Klassifizierung

	Monofixateur (n = 21)	Marknagel (n = 22)	Gesamt (n = 43)
Einfache Fraktur			
42-A1	9,5%	9,1%	9,3%
42-A2	4,8%	12,7%	13,9%
42-A3	14,3%	13,6%	13,9%
Keilfraktur			
42-B1	9,5%	9,1%	9,3%
42-B2	9,5%	18,2%	13,9%
42-B3	9,5%	9,1%	9,3%
Komplexe Fraktur			
42-C1	4,8%		2,3%
42-C2	14,3%	13,6%	13,9%
42-C3	23,8%	4,5%	13,9%

Tabelle 2. Offene Frakturen

	Monofixateur (n = 21)	Marknagel (n = 22)	Gesamt (n = 43)
Offen 1	9,5%	22,7%	16,3%
Offen 2	14,3%	9,1%	11,6%
Offen 3	4,8%		2,3%
Geschlossen	71,4%	68,2%	69,8%

le fanden sich andere, hier nicht einzuordnende Unfallursachen. Die Einteilung der Frakturen erfolgte nach der AO-Klassifikation (vgl. Tabelle 1), wobei insgesamt 30,2% offene Frakturen waren (vgl. Tabelle 2).

61,9% der mit einem Monofixateur versorgten Patienten wurden im Mittel 5,06 h nach dem Unfall primär versorgt. In der Gruppe der Marknagelungen wurden 59,1% nach durchschnittlich 4,30 h primär versorgt. Die Sekundärversorgung erfolgte in der Gruppe der mit einem Monofixateur versorgten Patienten nach durchschnittlich 5 Tagen, bei den Marknagelversorgungen erfolgte die Operation in einem Intervall von 2 Tagen. Die Sekundärversorgung war entweder in der Schwere oder dem Umfang der Begleitverletzungen und den instabilen vitalen Funktionen begründet. Insgesamt 5 Patienten wurden außerhalb unserer Klinik primärversorgt, wovon dies bei 3 Patienten im außereuropäischen Ausland geschah. Die sekundär versorgten Patienten waren entweder mit einer Gipsruhigstellung oder einer Extensionsbehandlung versorgt worden. 3 Patienten verstarben im Verlauf der Behandlung an den Folgen ihrer Polytraumatisierung, davon 2 der mit einem Monofixateur versorgten Patienten.

Die Aufenthaltsdauer betrug bei den Monofixateurversorgungen ohne Komplikation durchschnittlich 14,2 Tage. Traten Komplikationen im stationären Verlauf auf, erhöhte sich die durchschnittliche Aufenthaltsdauer auf 25,3 Tage. Die Aufenthaltsdauer der Patienten, die mit einem Marknagel versorgt wurden, betrug ohne Komplikationen durchschnittlich 11,3 Tage, mit Komplikationen im Mittel 33,8 Tage.

Komplikationen

Die Komplikationen werden in Frühkomplikationen, aufgetreten während des Krankenhausaufenthalts, und Spätkomplikationen, aufgetreten nach der stationären Behandlung, eingeteilt.

Es trat während des stationären Aufenthaltes eine Unterschenkelvenenthrombose der betroffenen Seite bei einem Patienten mit Marknagelung auf. Bei einem weiteren Patienten, der einen ausgedehnten Weichteilschaden erlitten hatte, entwickelte sich eine großflächige Hautnekrose, die mit Spalthauttransplantaten gedeckt werden konnte. In einem Fall kam es zur Lockerung des Monofixateurs, der erneut angelegt werden mußte.

Infektionen

In der Gruppe der mit einem Monofixateur versorgten Patienten hat ein Patient während des stationären Aufenthalts eine oberflächliche Infektion, ausgehend von einem Weichteildefekt, entwickelt. Als Spätkomplikation trat ein tiefer Infekt durch die Nageleintrittsstelle auf.

Unter den Marknagelungen trat als einzige Spätkomplikation bei einem Patienten eine Osteomyelitis mit Fistelbildung auf.

Ausheilung

Wir unterscheiden die Ausheilung unter funktionellen Gesichtspunkten mit einer guten Beweglichkeit und die Ausheilung mit einer eingeschränkten Beweglichkeit. In der Monofixateurgruppe heilten 81% der Frakturen, unter den Patienten mit der Marknagelversorgung 91% ohne Einschränkung der Beweglichkeit aus.

Ein weiteres Kriterium der Ausheilung war die Ausheilung ohne Fehlstellung. 52,4% der Frakturen, die mit einem Monofixateur versorgt wurden, heilten ohne Fehlstellung aus, während der Prozentsatz unter den Marknagelversorgungen bei 81,8% deutlich höher lag. Ein auffälliges Ergebnis fand sich im Vergleich der Ausheilung in Achsfehlstellung, hier waren 28,6% der Frakturen der mit einem Monofixateur, jedoch nur 9,1% der mit einem Marknagel versorgten Frakturen in einer Achsfehlstellung ausgeheilt.

Zusammenfassung

Im Vergleich der beiden beschriebenen Verfahren der Osteosynthese bei Unterschenkelfrakturen sind deutliche Trends im Ergebnis der Ausheilung zu erkennen. Die Zeit der Frakturheilung scheint beim Monofixateur deutlich verlängert und die Zahl der Achsfehlstellungen über ein tolerables Maß hinaus vermehrt (Monofixateur 28,9%, Marknagel 9,1%).

Beide Verfahren bieten jeweils für sie spezifische Vorteile [5], die bei entsprechender Indikationsstellung genutzt werden können. Die Anwendung des Monofixateurs ist gegenüber dem Marknagel nicht mehr als Konkurrenzverfahren anzusehen und daher in seiner Indikationsstellung sehr begrenzt [6, 7].

Literatur

1. Bilat C, Leutenegger A, Rüedi T (1994) Osteosynthesis of 245 tibial shaft fractures: early and late complications. Injury 25:349–358
2. Border JR, Allgöwer M, Hansen ST, Rüedi ThP (1988) Blunt multiple trauma comprehensive pathophysiology and care. Dekker, New York Basel
3. Gotzen L, Haas N, Schlenzka R (1984) Der Einsatz des Monofixateurs bei geschlossenen Unterschenkelfrakturen. Orthopäde 13:287–292
4. Heim D, Regazzonie P, Perren SM (1992) Current use of external fixation in open fractures (External Fixator: what next?). Injury 23 (Suppl 2)
5. Höntzsch D, Weller S, Perren SM (1989) Der neue AO-Universal-Tibia-Marknagel. Klinische Entwicklung und Erfahrung. Akt Traumatol 6:225–237
6. Höntzsch D (1994) Verfahrenswechsel: Fixateur externe/Intramedulläre Stabilisierung. Hefte Unfallchir 241:804–817
7. Krettek C, Haas N, Tscherne H (1989) Behandlungsergebnisse von 202 frischen Unterschenkelfrakturen, versorgt mit einem unilateralen Fixateur externe (Monofixateur). Unfallchirurg 92:440–452
8. O'Dwyer KJ, Chakravarty RD, Esler CNA (1994) Intramedullary nailing technique and its effect on union rates of tibial shaft fractures. Injury 25:461–464
9. Ostermann PA, Knopp W, Josten C, Muhr G (1993) Ungebohrter Marknagel oder fixateur externe beim komplizierten Unterschenkelbruch? Eine vergleichende Analyse. Chirurg 64(11):913–917

Die Behandlung der Unterschenkelfraktur mit dem dynamischen Fixateur externe MONOTUBE

G. Asche[1]

Einleitung

Über die Art und Weise der Frakturbehandlung gibt es seit jeher unterschiedliche Meinungen.

Die Gipsbehandlung, die interne Osteosynthese wie Platte oder Nagel oder die Stabilisierung mit Fixateur externe sind konkurrierende Verfahren.

Die Stabilisierung von Frakturen mit einer äußeren Fixierung ist bei entsprechender Montage eine elastische Osteosynthese, die eine gute Kallusbildung bewirkt, mit einer schnellen Konsolidierung der Fraktur. Die benachbarten Gelenke bleiben bei dieser Behandlung frei beweglich. Die Gefahr einer Pseudarthrosenbildung besteht nur, wenn durch Fehlmontage eine zu große Beweglichkeit oder bei zu starrer Montage zu wenig Beweglichkeit im Frakturbereich besteht.

Burny [2, 3] befaßte sich schon seit 1965 ausgiebig mit der äußeren Fixation, die eine gewisse Restbeweglichkeit im Frakturbereich zuläßt. Er versuchte durch Messungen eine optimale Elastizität in der Frakturregion zu erzielen, die genügend Mobilität für eine gute Kallusbildung hat, aber ausreichend Stabilität aufweist, um eine Pseudarthrosenbildung zu vermeiden.

In einer Studie über verschiedene Montagemöglichkeiten und deren Stabilitätsmessungen fand er heraus, welche Anforderungen an einen Fixateur externe gestellt sein mußten, um die gewünschte Kallusbildung zu erreichen.

1. In das distale und proximale Fragment einer Fraktur sollten jeweils 3 4 mm dicke Nägel eingebracht werden.
2. Die Halterungen müssen möglichst dicht an der Haut angebracht sein.
3. Eine Halbseitenmontage ist immer ausreichend mit einem oder zwei parallel verlaufenden Verbindungsstäben.
4. Die Verbindungsstäbe müssen so kurz wie möglich sein.

Mit Dehnungsmeßstreifen am Fixateur externe von Raoul Hoffmann wurden Messungen vorgenommen und die Elastizität der Rahmenmontagen im Bezug auf die Fraktur gemessen.

War eine Fraktur noch instabil, wurde meßtechnisch viel Beweglichkeit am äußeren Rahmen festgestellt. Je stabiler die Fraktur wurde, die Frakturheilung also fortschritt, um so weniger Bewegung konnte am äußeren Rahmen

---

[1] Kreiskrankenhaus Freudenstadt, Karl-von-Hahn-Straße, D-72250 Freudenstadt.

gemessen werden. Auf diese Weise war es möglich, ohne Röntgenaufnahmen den Fortschritt der Frakturheilung sicher zu beurteilen.

In seiner Veröffentlichung über *Strain Gauge Measurement of Fracture Healing* konnte Burny [1] unterschiedliche Knochenbruchheilungsverläufe beobachten.

Methode elastischer Fixation

Das Prinzip der elastischen Fixierung haben wir im *Kreiskrankenhaus Freudenstadt* bereits seit 1979 konsequent durchgeführt, obgleich zu dieser Zeit die Zeltmontage mit dem Fixateur externe von der Arbeitsgemeinschaft für Osteosynthese oder die starre Montage mit dem Vidal-Rahmen des Hoffmann-Fixateurs propagiert wurde.

Wir hatten beobachtet, daß der Vidal-Rahmen so starr war, daß keine elastischen Bewegungen am Periost entstanden. Deshalb wurde in vierwöchigen Abständen der starre Rahmen gelockert, indem, je nach Heilungsfortschritt, zunächst der hintere Rahmen und dann der mediale Rahmen entfernt wurde. Je stabiler die Fraktur wurde, um so elastischer wurde die äußere Fixierung.

Durch besseres Kennenlernen der elastischen Osteosynthese wählten wir dann später nur noch die Halbrahmenmontage mit 2 parallelen Doppelstangen. Nach 4 Wochen wurde die erste Stange entfernt, nach 6 – 8 Wochen wurde mit Teilbelastung und dann mit Vollbelastung Elastizität auf die Fraktur gebracht. Dieses Vorgehen ließt uns eine raschere Frakturheilung erkennen.

Wir beobachteten aber auch, daß sich bei zu später Dynamisierung und Belastung auf der dem Fixateur abgewandten Seite des Knochens Kallus bildete, auf der dem Fixateur zugewandten Seite aber keine Kallusbildung zu sehen war. Ursache war die fehlende Mobilität in dem Fixateur zugewandten periostalen Raum.

Um auch in diesem Bereich eine frühe Elastizität zu erreichen, verwandten wir mechanische Gleitstäbe, über die die meisten Fixateurmodelle heute verfügen.

Elastizitätseinstellung am Monotube mit dem Dynamometer

Seit 1990 verwenden wir im Kreiskrankenhaus Freudenstadt zur Behandlung von Unterschenkelfrakturen den dynamischen Fixateur *Monotube* (Abb. 1). In diesem als Rohr ausgebildeten Fixateur ist einmal ein zirkulär kugelgelagerter Gleitstab enthalten, und zum anderen eine Feder, die für echte Elastizität im System sorgt. Die Funktion dieses Systems entspricht der eines Stoßdämpfers.

Die Gelenke des Systems sind so stabil, daß Kräfte bis 150 kg keine Verschiebung im Frakturbereich zulassen. Auf diese Weise sind bei einer Belastung der Extremität im wesentlichen nur axiale Kräfte wirksam. Hatte Burny am Hoffmann-Fixateur mit Dehnungsmeßstreifen die Verbiegung des Fixateurrahmens gemessen, so können wir wegen der Verbiegungsstarre des Monotube vorwiegend axiale Bewegungen beim Belasten der Extremität messen.

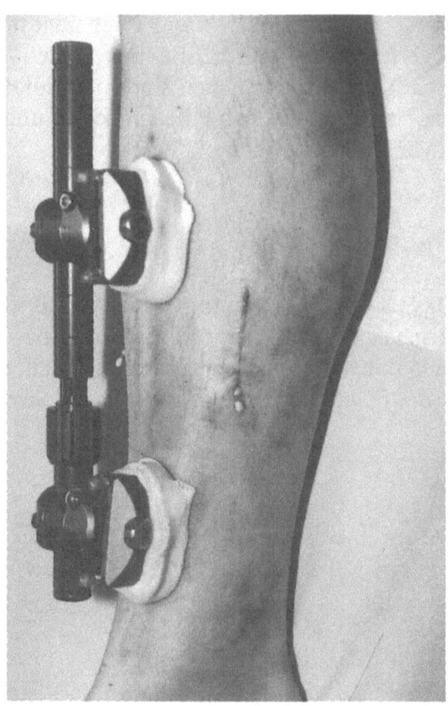

Abb. 1. Mit Monotube versorgte offene Unterschenkelfraktur 5 Tage nach der Operation

Hierzu verwenden wir eine *elektronische Schublehre (Dynamometer)*, mit der Bewegungen bis 1/100 mm gemessen werden können. Die Schublehre wird an den Nägeln der Montage befestigt. Der Monotube wird so eingestellt, daß bei axialer Belastung das System sich verkürzt, wie bei einem Stoßdämpfer. Diese Bewegung kann nun am Dynamometer abgelesen werden. Diese Bewegungen entsprechen nahezu der Motilität im Frakturspalt. Die Meßwerte werden alle 14 Tage aufgezeichnet, die daraus resultierende Kurve zeigt den Frakturheilungsverlauf an. Unterschiedliche Kurvenverläufe entsprechen unterschiedlichen Frakturheilungsverläufen.

Die normale Heilung: Sie zeigt eine normale Zunahme der Festigkeit und eine Frakturheilung innerhalb von 2−3 Monaten.

Die langsame Heilung: Sie ist charakterisiert durch eine Zunahme der interfragmentären Mobilität innerhalb der ersten 1−2 Monate, verursacht durch die interfragmentäre Knochenresorption. Diesem Heilungsstillstand folgt die normale Heilungsphase.

Die verzögerte Heilung: Diese Art der Frakturheilung wird bei offenen Frakturen und Stückfrakturen gesehen und hat ihre Ursache in der verzögerten Bildung neuer Blutgefäße und durch langstreckige Periostschäden.

Die Pseudarthrosenbildung: Hier sieht man eine Kallusbildung wie bei der verzögerten Knochenbruchheilung, eine Verfestigung der Fraktur findet aber nicht statt. Die Ursachen sind mannigfaltig. Einmal ist die Montage zu instabil, einmal bildet sich eine Infektion und ein anderes Mal liegt die Ursache in einer erneuten Fraktur.

Diskussion

Das von Burny genau untersuchte und sehr gut dokumentierte System der elastischen Fixierung und der dadurch bewirkten sekundären Knochenbruchheilung mit Kallusbildung führte uns dazu, seit 1981 die starren Fixierungsmodelle des Fixateur externe frühzeitig zu lockern und damit eine Elastizität im Frak-

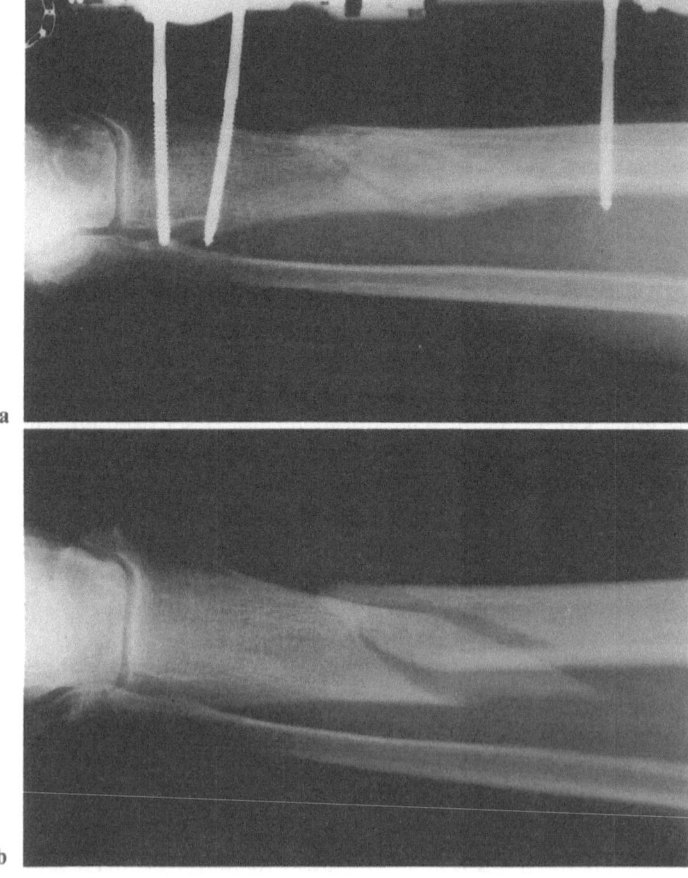

Abb. 2a, b. Zirkuläre Kallusbildung ist bei der Verwendung des Monotube nach ca. 3 Monaten sichtbar

turbereich zu ermöglichen. Burny hatte bewiesen, daß durch mikroskopisch feine Bewegungen im periostalen Raum der Knochen zur Kallusbildung induziert wird.

Wir hatten bei der Halbrahmenmontage mit zu später Belastung sehr häufig Kallusbildungen an der dem Fixateur abgewandten Frakturseite gesehen, während auf der dem Fixateur zugewandten Seite keine Kallusbildung stattfand. Dieses Problem versuchten wir durch die Benutzung von mechanischen Gleitsystemen zu lösen. Die bisher bekannten Modelle hatten den Nachteil, daß die bei nicht paralleler Montage zur Tibia verklemmten und somit eine Elastizität im Frakturbereich nicht zuließen.

Gelöst wurde dieses Problem durch einen mit Kugellagern versehenen Gleitstab, der in jeder Position an den Hoffmann-Fixateur angebracht werden kann und auch bei schräger Montage Gleitvorgänge und damit Kallusbildung ermöglicht.

Bei den mit dem Rolling rod behandelten Patienten sahen wir immer eine gute Kallusbildung. Nur bei zu großer Instabilität entwickelte sich überschießender Kallus im Sinne einer hypertrophen Pseudarthrose.

Seit der Verwendung des Monotube können wir die Bewegung im Frakturbereich durch das Ausmaß der Belastung kontrollieren. Überschießende Kallusbildungen werden so vermieden. Pseudarthrosen lassen sich auf diese Weise vorzeitig erkennen und behandeln (Abb. 2).

Bei den bisher mit diesem System behandelten 100 Patienten haben wir beobachtet, daß die Frakturheilungszeit verkürzt werden konnte (Abb. 4).

Die von Burny vorgeschlagene elastische Fixierung stellt eine sichere Möglichkeit der Knochenbruchheilung dar und wird durch die Benutzung des Monotube noch beschleunigt. Das Dynanometer erlaubt eine Überwachung der

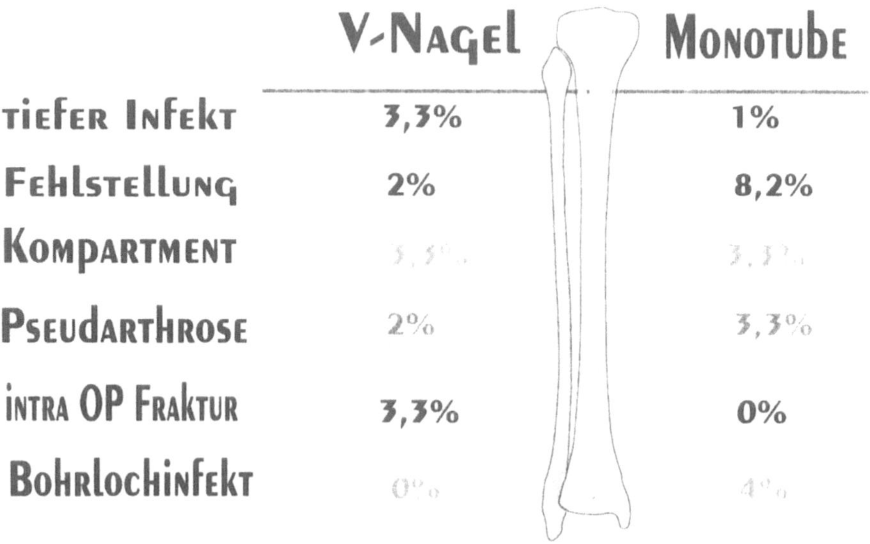

	V-Nagel	Monotube
tiefer Infekt	3,3%	1%
Fehlstellung	2%	8,2%
Kompartment	3,3%	3,3%
Pseudarthrose	2%	3,3%
intra OP Fraktur	3,3%	0%
Bohrlochinfekt	0%	4%

Abb. 3. Komplikationen

Kallusbildung, bevor dieser röntgenologisch zu sehen ist. Ist der Meßwert am Dynanometer bei Messungen in 8- bis 14tätigen Abständen zu klein, muß entweder mehr belastet oder der Abstand im Frakturspalt muß um 1 mm vergrößert werden. Bei zu großen Meßwerten und damit zu großer Bewegung im Frakturspalt muß entweder weniger belastet werden, oder man muß prüfen, ob sich eine Pseudarthrose entwickelt.

Von 1979 bis 1984 wurden in unserer Klinik Unterschenkelfrakturen in der Regel mit dem Verriegelungsnagel versorgt. Danach haben wir in der Regel diese Frakturen mit einem dynamischen Fixateur behandelt.

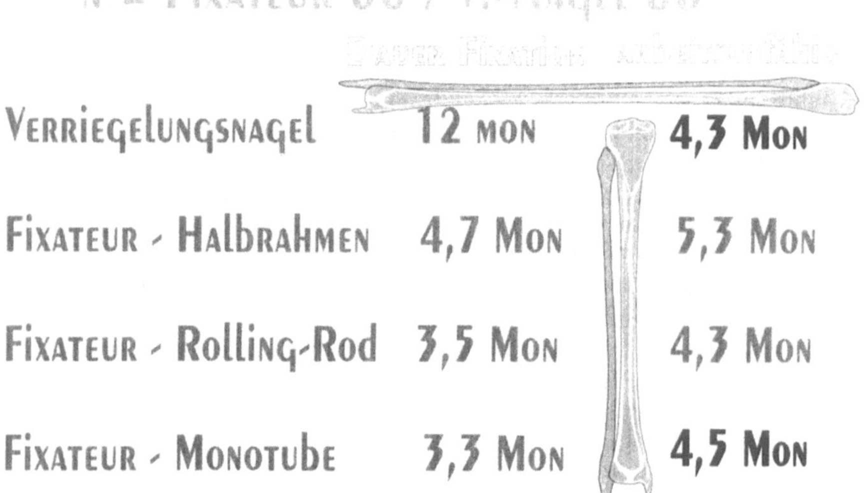

Abb. 4. Tibiafraktur. Ergebnisse nach verschiedenen Behandlungen

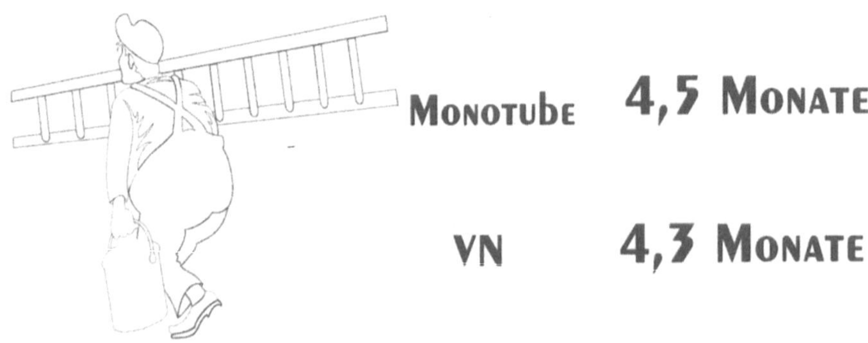

Abb. 5. Arbeitsunfähigkeit nach verschiedenen Behandlungen

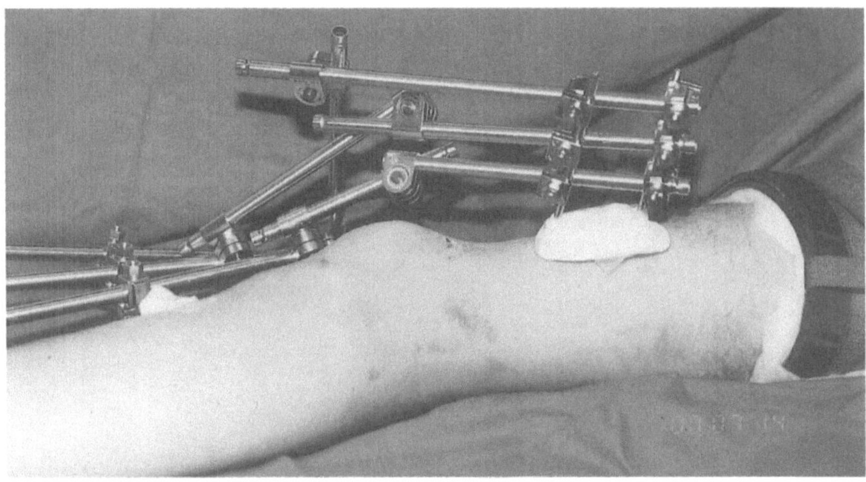

Abb. 6. Diese starre Montage behindert die Frakturheilung. Derartige Fixateure können tatsächlich nur vorübergehend benutzt werden. Sie sind zur Ausheilung von Frakturen ungeeignet

Zwei Gruppen von jeweils 66 vergleichbaren Frakturen wurden zusammengestellt. Die eine Gruppe war mit dem Verriegelungsnagel behandelt, die andere mit dem Monotube.

Die Abb. 3 zeigt häufigere tiefe Infekte beim Verriegelungsnagel und häufigere intraoperative Komplikationen. Entscheidend war aber die Beobachtung, daß die Dauer der Arbeitsunfähigkeit in beiden Gruppen gleich groß ist (Abb. 4 und 5).

Die Vorstellung, daß Patienten mit einem Verriegelungsnagel früher zur Arbeit gehen, stimmt somit nicht. Ein echter dynamischer Fixateur hat die gleichen dynamischen Eigenschaften wie ein Verriegelungsnagel. Fixateure mit anderen biomechanischen Eigenschaften als der Monotube haben nicht so günstige Ausheilungszeiten (Abb. 4 und 6).

Die Kenntnis der physiologischen Heilungsabläufe im Frakturbereich in Verbindung mit einer elastischen Fixierung und der Dynamometermessung gibt dem behandelnden Arzt die Möglichkeit in die Hand, den Abschluß einer Frakturheilung frühzeitig zu erkennen.

Eine Ausheilung von Unterschenkelfrakturen mit dem Fixateur Monotube ist in vergleichbarer Zeit möglich wie mit einem Verriegelungsnagel. Unsere Fixateurpatienten sind ebenso mobil wie Patienten mit einem Verriegelungsnagel (Abb. 7).

Der Verfahrenswechsel vom Fixateur zum Verriegelungsnagel ist bei Verwendung des Monotube überflüssig.

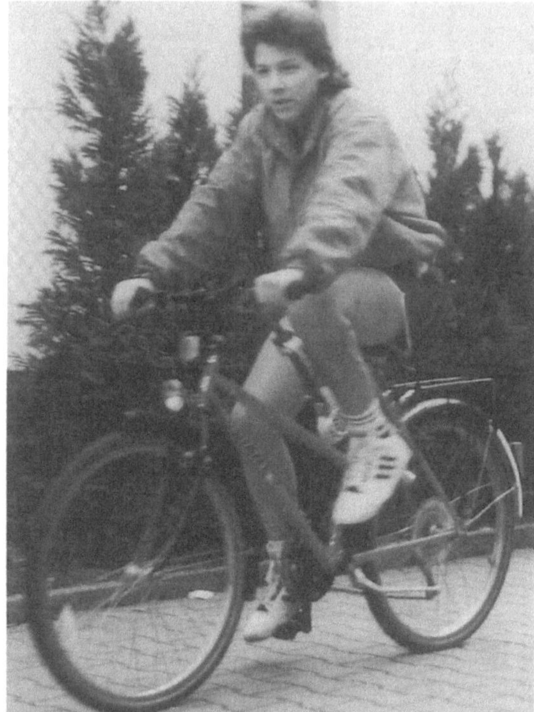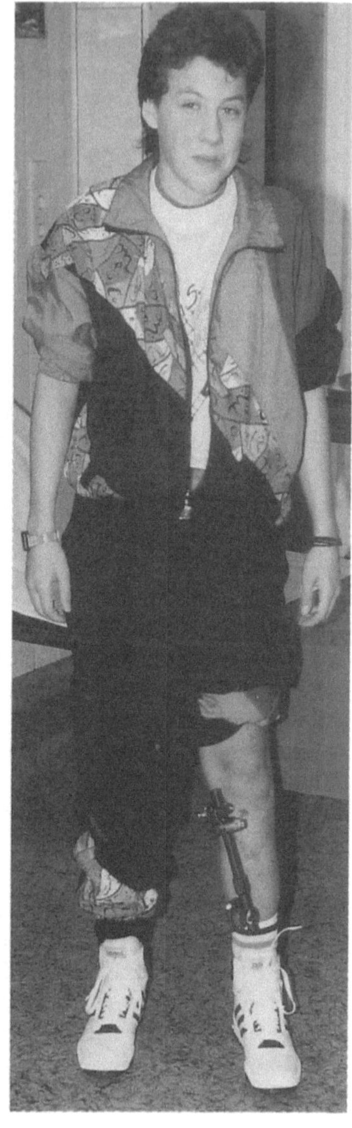

Abb. 7 a, b. Patienten mit einem Monotube sind ebenso frei und mobil wie Patienten mit einem Verriegelungsnagel

Zusammenfassung

Zwei unterschiedliche Vorstellungen prägen die Ansichten über die Frakturheilung. Seit 1965 verfolgt Burny den Gedanken der sekundären Knochenbruchheilung und hat hierfür mathematische Modelle entwickelt. Mit der elastischen Fixateurmontage hat er bewiesen, daß für eine gute Kallusbildung eine geringe Restbeweglichkeit im Frakturbereich notwendig ist.

Seit 1979 haben wir im Kreiskrankenhaus Freudenstadt diese Behandlungsprinzipien nachvollzogen und ebenfalls durch Halbrahmenmontagen stabile Kallusbildung im Frakturbereich erzielen können.

Seit 1990 verwenden wir den dynamischen Fixateur Monotube, der eine dynamisch-axiale Bewegung im Frakturbereich ermöglicht. Diese ist durch die sehr guten Gleiteigenschaften auch bei schräger Montage im fixateurnahen Kortikalisabschnitt möglich. Das Dynamometer erlaubt eine Überwachung der Kallusbildung, bevor dieser röntgenologisch zu sehen ist. Die Komplikationsrate mit dem Fixateur ist geringer und nicht so folgenschwer wie ein tiefer Infekt beim Verriegelungsnagel. Die Dauer der Arbeitsunfähigkeit ist bei Patienten mit einem Monotube ebenso kurz wie bei Patienten mit einem Verriegelungsnagel. Ein erneuter operativer Eingriff zur Entfernung des Metalls ist nicht erforderlich.

Literatur

1. Burny F (1978) Strain Gauge measurement of fracture healing. In: Brooker AF, Edwards ChC (eds) External fixation: The current state of the art. Williams&Wilkins, Baltimore
2. Burny F, Bourgois R (1965) Etude théoretique de l'ostéotaxis. In: Marneffe R de, Von Geertrùyden J (eds) La fixation externe en Chirurgie. Imp. médicale et Scientifique, Bruxelles, pp 109–119
3. Burny F, Bourgois R, Donkerwolcke M (1980) Elastic fixation of fractures. In: Uhthoff HK (ed) Current concepts of internal fixation of fractures. Springer, Berlin Heidelberg New York, pp 430–442
4. Lazo-Zbikowski J (1986) Biocompression. Sliding external fixation. Clin Orthop 206: 169–184

Offene Tibiafraktur –
Behandlung mit Fixateur externe oder Marknagelung
Versuch einer Standortbestimmung

Th. Heinz[1]

Einleitung

Speziell die Behandlung der Unterschenkelfraktur, ob geschlossen oder offen, wird heute nach wie vor kontrovers diskutiert. Im Laufe der Zeit wurde die klassische Versorgung mittels innerer Osteosynthese (Plattenosteosynthese) aufgrund der hohen Komplikationsraten immer mehr verlassen und von alternativen Osteosyntheseverfahren abgelöst. Auch bei exaktem Management den Regeln der Knochenbruchversorgung entsprechend war die Rate an Infektionen (4,5% – 50%), die Anzahl der verzögerten Knochenbruchheilung, der Pseudarthrosen, der Refrakturen und der nicht beherrschbaren Weichteilprobleme sehr hoch und daher verpflichtend, nach Alternativen zu forschen. Für Frakturen mit Weichteilschaden oder offene Frakturen übernahm der Fixateur externe die Position der Standardversorgung, da mit diesem Verfahren die Komplikationsrate, speziell die Infektion betreffend, deutlich gesenkt werden konnte [1, 4, 6].

Für die Versorgungstaktik bei Unterschenkelfrakturen ist aber nicht nur der Grad der Offenheit richtungsweisend in Hinblick auf das auszuwählende Behandlungskonzept, entscheidend ist auch der Grad der Weichteilschädigung. In vielen Fällen hat sich sogar gezeigt, daß das Ausmaß des Weichteilschadens ausschlaggebend für den weiteren Verlauf war, egal ob eine offene oder geschlossene Fraktur vorlag. Vielleicht muß man sogar sagen, daß die Weichteilschädigung der bedeutendere Parameter in der Beurteilung einer Unterschenkelfraktur ist.

Beurteilung des Weichteilschadens

Die Gefährlichkeit der Weichteilschädigung liegt in der oft trügerisch sich einstellenden Unterschätzung des Ausmaßes derselben. Offene Frakturen stellen durch die Komplikationswunde und manchmal freiliegende Knochenanteile eine alarmierende Situation dar, während geschlossene Weichteile oft weitreichende Gewebezerstörung maskieren. Die konsekutiven Nekrosen im geschlossenen Weichteil bahnen einen Infekt in gleicher Weise wie bei Kontamination durch geöffnete Weichteile und können somit die Frakturversorgung, mit wel-

---

[1] Unfallchirurgische Klinik der Universität Wien, Währingergürtel 18 – 20, A-1090 Wien.

cher Methode auch immer, gefährden und in weiterer Folge auch die Erhaltung einer Extremität in Frage stellen.

Zur Klassifizierung des Weichteilschadens halten wir uns an die Richtlinien nach Tscherne, und zwar sowohl geschlossene wie auch offene Frakturen betreffend [14].

Dieser Hinweis deutet bereits an, daß eine Entscheidung hinsichtlich des einzuschlagenden Versorgungsweges strikt an eine penible klinische Klassifizierung gebunden ist.

Therapiemanagement – Entscheidungsfindung

Die Beurteilung beginnt aber schon mit der Anamnese, also wenn irgend möglich bei der Befragung des den Patienten begleitenden Notarztes über die näheren Umstände des Unfalles, evtl. über motorische und sensible Qualitäten zum Zeitpunkt der Begutachtung am Unfallort, Fragen nach der Situation der Durchblutung, sowie allgemeine Information über den Unfallmechanismus selbst.

Hochrasanztraumen, Quetschverletzungen (Überrolltraumen, Liftunfälle) oder Explosionen lassen die Ausgangssituation anders interpretieren als Frakturen unter Biege- oder Rotationsbelastung. In vielen Fällen gilt es aber auch zu verstehen, daß nicht nur eine Unterschenkelfraktur zur Behandlung ansteht, sondern ein mehrfachverletzter oder gar polytraumatisierter Patient.

Der Weg bis zu einer hier zu diskutierenden Entscheidung, zwei Behandlungsvarianten betreffend, ist also wie folgt zu beschreiten:

1. *Information über Unfall, Traumaentstehung, Status praesens bei Eintreffen der ersten Hilfe und Bericht über die Entwicklung des Zustandsbildes bis zur Aufnahme an der eigenen Klinik.* Bei der Übernahme des Patienten stehen nicht selten andere Maßnahmen im Vordergrund, gilt es doch sehr oft, zunächst einmal das Leben des Patienten zu erhalten und schwere Schockzustände zu beherrschen. In Anlehnung an das Management des Schwerverletzten nach Schweiberer et al. [12] teilen auch wir den Ablauf nach 5 Phasen ein und trachten nach Stabilisierung der Vitalparameter, so rasch als möglich zu einer Beurteilung der Gesamtsituation zu kommen. Danach ist zu entscheiden, welche Akutmaßnahmen zu treffen sind, welche Reihenfolge in der Versorgung der einzelnen Verletzungen sinnvoll erscheint und wieviel Zeit für Akuteingriffe zur Verfügung stehen wird, was also dem Patienten in Phase 3 nach Akutmanagement und Diagnostik an primären Eingriffen zuzumuten ist. Hier ist anzumerken, daß sehr oft die Verletzung des Unterschenkels in der Priorität nach rückwärts zu reihen ist, was auf die Versorgungsart ebenfalls Einfluß nehmen kann.

2. *Klinische Durchuntersuchung, Management der patientenabhängigen Situation, Diagnostik im Sinne der im Schockraum verfügbaren Möglichkeiten, Evaluierung der vordringlichen Maßnahmen.* Kann im Rahmen der Gesamt-

situation die Problematik der Unterschenkelverletzung ohne Gefährdung des Lebens des Patienten in den Vordergrund gerückt werden, so sind folgende Überlegungen anzustellen:

- Ist die Extremität überhaupt erhaltungswürdig?
- Ist die Extremität durchblutet oder liegt eine Verletzung der arteriellen Strombahn vor?
- Welches Gefäß ist verletzt, gibt es noch durchgängige arterielle Bahnen oder sind alle Arterien des Unterschenkels betroffen?
- Wie groß ist das Ausmaß des Weichteilschadens?
- Welche Verletzungen der versorgenden nervösen Strukturen liegen vor?
- Handelt es sich um eine offene oder geschlossene Fraktur?
- Welche Frakturform liegt vor, gibt es Knochendefekt und in welchem Ausmaß?
- Wie ist die Gesamtsituation des Patienten für die nächsten 24 h und in weiterer Folge für den Fall des Überlebens zu beurteilen?

3. *Entscheidung über die Therapiemaßnahmen den Unterschenkel betreffend in Abhängigkeit der vitalen Parameter, der Möglichkeit des Versorgungsausmaßes und der möglichen technischen Varianten im Sinne der Gesamtsituation.* Es ist festzustellen, daß im Laufe des Akutmanagements sich die Voraussetzungen ständig und auch sehr rasch wandeln können, somit ein hohes Maß an Flexibilität vorhanden sein muß , um den neuen Gegebenheiten augenblicklich entsprechen zu können. Nicht selten entsteht auch nach primär beherrschbaren Situationen die Notwendigkeit, auf bereits geplante rekonstruktive Maßnahmen zu verzichten und nach dem Leitsatz „Life for Limb" vorzugehen. In diesem Stadium der Versorgung muß die schwerwiegende Entscheidung getroffen werden, die Extremität zu erhalten oder die primäre Amputation im Sinne der Gesamtsituation zu bahnen.

Die Erfahrung hat gezeigt, daß die Belastung eines Extremitätenverlustes für den Patienten immer dann sehr groß wird, wenn nach einem primären Erhaltungsversuch sekundär, oft nach langer Behandlungszeit, dennoch amputiert werden muß. Bei der Entscheidungsfindung kommt unglücklicherweise auch noch der Zeitfaktor hinzu. Es gilt daher auch die Worte Harold MacMillans zu bedenken: „Wer jede Entscheidung zu schwer nimmt, kommt zu keiner." Zweifelsohne gehört eine solche Situation zu den kritischen und forderndsten Augenblicken im Rahmen unseres ärztlichen Tuns [9, 12, 13].

Frakturbehandlung

Für die Frakturversorgung selbst glauben auch wir, daß in Anlehung an die Meinung vieler Autoren die Direktive gilt, daß die Priorität in der Behandlung der Weichteile zu suchen ist und erst sekundär der Knochen in den Vordergrund der Versorgungstaktik treten soll [3–5, 8, 15].

Die Frage, ob in einer Situation, wie sie der Titel meines Vortrages global beschreibt, einem Fixateur externe oder einer intramedullären Osteosynthese der Vorzug zu geben ist, läßt sich i. allg. sicher nicht beantworten. Es grenzt an eine philosophische Gedankenauseinandersetzung, für die vielleicht in Ruhe und auch hier im Rahmen der Diskussion die nötige Zeit bleiben mag, sicher jedoch nicht an vorderster Front, wenn akut, alle augenblicklichen Umstände einberechnend, entschieden werden muß. Dazu einige Anhaltspunkte für das eine oder das andere Verfahren, die evtl. manche Entscheidungsfindung in Zukunft einfacher werden lassen.

Rechtliche Problematik

Der Fixateur externe stellt eine Routineversorgung dar, er hat die Ergebnisse der konservativen Therapie und auch der Osteosynthese mittels Platte deutlich verbessern können [6]. Dies ist sicher auch in Hinblick auf eventuelle spätere Regreßforderungen seitens der Patienten zu bedenken, da wir leider in einer Situation tätig sind, in der intramedulläre Versorgungstaktiken in den Augen mancher Gutachter auch bei harmloseren Verletzungsmustern nicht als Standard anerkannt sind.

Um so mehr muß man bedenken, daß die hier diskutierten Frakturen und Weichteilverletzungen sicher eine neuerliche Ausweitung des Indikationsrahmens darstellen und somit im Falle eines Fehlschlages noch deutlicher der oft doch unkritischen gutachterlichen Beurteilung im Zusammenhang mit indikatorischen Fragen die Nagelung betreffend zum Opfer fallen könnten.

Andererseits muß gesagt werden, daß die intramedulläre Versorgung bei solch schweren Unterschenkelverletzungen etliche Voraussetzungen zur Bedingung macht. Neben den technischen Möglichkeiten der Klinik, nicht nur den Primäreingriff betreffend, ist auch eine ausreichende Erfahrung, die intramedulläre Knochenbruchbehandlung betreffend, zu fordern. Dies gilt nicht nur für den Eingriff der Nagelung unter erschwerten Bedingungen selbst, sondern speziell für das weitere Management und die zu erwartenden Reeingriffe bei liegendem intramedullären Implantat und oft prekärer Weichteilsituation.

Man muß sich also bewußt sein, daß die Versorgung solcher Verletzungen mit intramedullären Kraftträgern in der Gesamtbeurteilung bei Fehlschlägen besonders kritisch betrachtet wird, wogegen das anerkannte Verfahren, der Fixateur externe (F. E.), sicher positiver beurteilt wird.

Technische Bedingungen

Nehmen wir in unseren Überlegungen weiter an, daß der F. E. mehr oder weniger die einzige „sichere" Versorgungsvariante darstellt, somit unabhängig der äußeren Umstände das Verfahren der Wahl darstellen muß, so sind bei Überlegungen in Richtung intramedullärer Versorgung doch auch technische, anatomische und indikatorische Grenzen zu bedenken. Sobald eine Extremität in den Augen der Behandelnden erhaltungswürdig erscheint, ist in diese Entscheidung im Falle des F. E. auch die Machbarkeit im Sinne der Osteosynthese inbegriffen. Oft sind abenteuerliche Montagen auch gelenküberbrückend notwendig, um die verbleibenden Knochenanteile achsengerecht und ausreichend stabil zu retinieren. Diesbezüglich sind dem Nagel deutliche Grenzen gesetzt.

Für eine intramedulläre Stabilisierung sind intakte Knochenrohranteile proximal und distal Voraussetzung, wobei auch diesbetreffend keine Normgrenzen mehr Gültigkeit haben. Abhängig vom Implantatdesign und der Geschicklichkeit des Chirurgen sind die Grenzen mittlerweile sehr variabel, dennoch wird es immer Frakturformen geben, die mit einem Nagel nicht ausreichend stabil und suffizient versorgt werden können. Es müssen also, wenn auch nach vorangegangener Zugschraubenosteosynthese und somit etablierter Vorausrekonstruktion, Knochenrohrabschnitte vorhanden sein, in welchen der Nagel sowohl proximal als auch distal ausreichend Verankerung findet.

Können die Knochenschrauben einer Fixateurmontage den Erfordernissen entsprechend, „wahllos" verteilt, appliziert werden, so gibt es zumindest für die heute zumeist verbreiteten Nagelmodelle bestimmte Eintrittspforten, über die der Kraftträger den Intramedullarraum betritt. Daraus folgt die Voraussetzung, daß der Weg zu diesen Eintrittsstellen chirurgisch begehbar ist und wie oben schon angedeutet, die Eintrittsstellen selbst unverletzt sind. In diesem Zusammenhang denke ich an schwere Verletzungen im Bereich der Weichteile im Kniegelenksbereich oder an die Situation im Rahmen einer Verbrennung.

Die Frage nach der Art des intramedullären Implantates läßt sich in kurzer Abhandlung nicht beantworten. Sicher ist die Entwicklung im vollen Gang, die technischen Voraussetzungen werden täglich besser, die Frage, ob geringgradige Aufbohrung oder Nagelung unter Verzicht einer Markraumaufbohrung mehr Vorteile bringt ist, glaube ich, bis dato noch nicht entschieden [7, 10, 11, 16, 18].

Weichteilmanagement

Ziel der Primärversorgung sollte in jeden Fall auch sein, neben einer ausreichenden Nekroektomie die möglichst komplette Deckung der Knochenareale mit vitalem Weichteil anzustreben [17]. In diesem Zusammenhang hat der Nagel gegenüber dem F. E. unserer Meinung nach keine Nachteile. In der Meinung der Kollegen, die für die plastisch-chirurgische Rekonstruktion der Weichteile verantwortlich sind, mehren sich die Angaben, daß die generellen Möglichkeiten und aber auch die lokalen Voraussetzungen bei intramedullärer Lage des Osteosynthesematerials mitunter als günstiger für die oft aufwendigen rekonstruktiven Maßnahmen anzusehen sind. Sowohl die primäre Deckung mittels lokaler Schwenklappen oder einfacher Meshgrafttransplantate läßt sich leichter bewerkstelligen, wenn die zu versorgenden Areale nicht mehrfach durch penetrierende Knochenschrauben besetzt sind. Aber auch sekundäre plastische Maßnahmen im Sinne von freien, gefäßgestielten Lappentransplantationen sind in den Augen der Kollegen leichter zu bewerkstelligen, wenn die stabilisierende Osteosynthese das Zielareal nicht tangiert. Somit darf gesagt werden, daß für plastisch-chirurgische Rekonstruktionsmaßnahmen eine Marknagelosteosynthese die günstigeren lokalen Gegebenheiten schafft.

Zur Frage des Knochendefekts

Bei vorliegenden Knochendefekten war nach primärer Stabilisierung der sekundäre Aufbau mittels Spongiosatransplantation der zumeist gewählte Weg der Rekonstruktion der Knochenabschnitte. Diese Versorgungstaktik könnte sowohl am F. E. wie auch am Nagel zur Anwendung kommen. Neuerdings wird aber ein entstandener Knochendefekt an manchen Zentren in anderer Art beantwortet. Die Erfolge der Behebung von Defektstrecken, resultierend aus primärer Resektion devastierter, avitaler Knochenabschnitte oder als Folge resezierender Maßnahmen bei destruierender Osteomyelitis, unter Anwendung der Methode nach Ilisarow führten zur Überlegung, dieses Verfahren auch im Rahmen der Erstbehandlung zur Anwendung zu bringen. Statt primärer Längenwiederherstellung unter Inkaufnahme der resultierenden Defektstrecken sollte über den Weg einer primären Verkürzung und damit oft möglichen Weichteildeckung der Knochenabschnitte trotz Débridements dann sekundär eine Verlängerung des Knochenrohres durch Shiften eines durch metaphysäre Osteotomie erzeugten Fragments erreicht werden.

So kann schon beim Ersteingriff durch Montage eines geeigneten Spannersystems der Weg der Längenwiederherstellung für die Zeit nach Weichteilkonsolidierung gebahnt werden. Diese Methode, die sich auch an unserer Klinik sehr bewährt hat, stellt ein deutliches Argument für die Versorgung derartiger Tibiafrakturen mit dem F. E. dar, sofern größere Knochendefektstrecken vorhanden sind. Nicht unerwähnt soll jedoch bleiben, daß in Einzelfällen auch die primäre Stabilisierung am Nagel mit nachfolgendem Knochenshifting über einen zusätzlich montierten F. E. erfolgreich war und technisch möglich ist. Der Vorteil ergibt sich bei diesem Vorgehen in der hohen Anfangsstabilität, dem leichteren Weichteilmanagement und der exakten Führung des Shiftfragmentes am intramedullären Kraftträger. Zusätzlich mögen die Probleme des Andockens des transportierten Fragementes nach Erreichen der Endposition durch den bereits liegenden und stabilisierenden Nagel nicht so problematisch erscheinen, wie das oft bei der alleinigen Verwendung eines Fixateurs der Fall ist.

Knochenbruchheilung

In jedem Fall ist bei entsprechender Schädigung der Weichteile und damit verbundener Störung der vaskulären Verhältnisse an der betroffenen Extremität mit einer verzögerten, in Frage gestellten oder gar ausbleibenden knöchernen Konsolidierung zu rechnen. Die Konsolidierungszeiten in vergleichenden Studien, z. B. von Krettek in Hannover, haben gezeigt, daß sowohl beim Fixateur externe als auch bei der Marknagelung diese Frakturen betreffend mit Ausheilungszeiten bis über 20 Wochen zu rechnen ist [7]. Dies ist also verfahrensunabhängig und steht sicher im Zusammenhang mit der Weichteilschädigung, die ja für beide Verfahren gleich zu interpretieren ist. Die Verriegelungsnagelung konnte also die Zeiten bis zur Knochenbruchheilung nicht signifikant reduzieren, doch sind fast alle anderen Parameter, wie Zahl der Reeingriffe, notwendige Spongiosatransplantationen oder Refrakturraten, beim Nagel viel günstiger zu beurteilen als beim äußeren Spanner. Bleibt zusätzlich das Argument, daß man in der Situation einer ausbleibenden knöchernen Konsolidierung jenseits der 20. Woche mit einem intramedullären Implantat sicher in einer vorteilhafteren Position ist als mit einem Fixateur externe.

Man möge auch andere Faktoren bedenken, wie z. B. die lokale Situation der Pineintrittsstellen nach 20 Wochen oder das Privatleben eines jungen Menschen, der so lange Zeit mit einer fixateurversorgen Extremität leben mußte.

Vaskularität

Die Zusammenhänge zwischen Marknagelung und intramedullärer Vaskularitätsstörung sind hinlänglich bekannt. Zweifelsohne stellt die Versorgung einer Fraktur an der Tibia mittels Fixateur externe, was die Vaskularität betrifft, die geringere Beeinträchtigung dar, ist doch die Schädigung der intramedullären Strombahn beim Fixateur externe geringer anzusetzen als bei einer Nagelung. Argumentativ kann man aber anführen, daß bei entsprechender Fraktur die intramedulläre Blutversorgung in jedem Fall zerstört ist und somit die Nagelung diesbezüglich keine weitere Verschlechterung der Situation herbeiführt. Die Frage ist nur, ob die Revaskularisation bei liegendem Fixateur zumindest teilweise möglich ist. Beim liegenden Nagel hat Brookes ja sicher nachgewiesen, daß für die Dauer der Blockierung des Markraumes durch den Kraftträger eine Revaskularisation auszuschließen ist. Der Zeitaufwand für das Remodelling der inneren Strombahn ist dann nach Entfernung des Kraftträgers abhängig von der Zeit, die das Implantat intramedullär gelegen war.

Dies läßt den Schluß zu, daß, je schlechter die Ausgangssituation der Gefäßstrombahn ist, desto eher einem externen Verfahren der Vorzug zu geben ist. Das heißt, daß im Falle einer Rekonstruktion der Gefäße individuell, situationsbedingt zu entscheiden ist, welches Verfahren als das risikoärmere anzusehen ist. Die Zerstörung der arteriellen Strombahn und eine notwendige Rekonstruktion kann in eine problematische vaskuläre Situation münden, muß es aber nicht zwangsläufig. Abhängig vom Ausmaß der Gefäßverletzung und vom Erfolg der Rekonstruktion resultiert mitunter ein, die Durchblutung betreffend, unbedenklicher Zustand.

In der Folge möchte ich Vor- und Nachteile der beiden Verfahren noch einmal überblicksmäßig gegenüberstellen, um dieser komplexen Fragestellung etwas Übersicht zu verleihen (Tabelle 1 und 2).

Zusammenfassung

Diese Zusammenstellung kann keinesfalls einen kompletten Überblick über dieses vielschichtige Thema geben.

An der Klinik der Unfallchirurgie der Universität Wien stellt die Verriegelungsnagelung bei offenen Tibiafrakturen oder bei Frakturen mit ausgedehn-

Tabelle 1. Beurteilung des Fixateur externe

Vorteile
Einfache technische Anwendbarkeit
Ubiquitäres Verfahren
Kostenfreundlich
Geringer Zeitaufwand
Komplikationsarmer Eingriff
Verfahrenswechsel möglich
Vaskularitätsunabhängiger
Keine Indikationseinschränkung

Nachteile
Stabilitätsnachteil
Refrakturrate
Reeingriffsrate
Pin-tract-Infektionen
Meist kein definitives Verfahren
Sekundäre Repositionsverluste
Geringer Patientenkomfort

Tabelle 2. Beurteilung des Verriegelungsnagels

Vorteile
Definitives Verfahren
Stabilitätsvorteile
Geringere septische Komplikationsrate
Patientenkomfort
Keine Beeinträchtigung der Weichteil

Nachteile
Technisch schwieriger
Erfahrungsbedarf
Höheres vaskuläres Risiko
Klinische Erfahrung noch gering

ten Weichteilschaden am Unterschenkel sicher eine Alternative zur Behandlung mit dem Fixateur externe dar.

Die Nagelung solcher Frakturen ist aber unfallchirurgisches Neuland, daher nicht ohne Gefahren und daraus resultierend gewissen Restriktionen unterworfen. Wenn aber keine schwerwiegenden Argumente gegen eine intramedulläre Versorgung solcher Frakturen fallspezifisch vorliegen, so sehen wir in der Verriegelungsnagelung im Sinne eines definitiven Verfahrens mit hoher Knochenkonsolidierungsrate und im Sinne des Patientenkomforts eine echte Alternative zum Fixateur externe. Wesentlich ist auch die klinische Erfahrung, daß die Rate an septischen Komplikationen im Vergleich zur Anwendung des F.E. geringer anzusetzen ist [2, 5, 7, 8, 18].

Im Falle eines Zweifels jedoch sollte dem Standardverfahren mittels Fixateur externe der Vorzug gegeben werden, speziell in einer Zeit, in der die klinischen Erfahrungen mit dem Nagel, dieses Indikationsgebiet betreffend, noch jung sind und eine Verriegelungsnagelung unter solchen Umständen noch nicht den Standard eines gängigen Verfahrens darstellt.

Konnte man bei Entwicklung der klassischen Marknagelung nach Küntscher zur Verriegelungsnagelung auf bereits alte Erfahrungen früherer Generationen zurückgreifen, so beschreiten wir bei dem Versuch, auch Frakturen mit großem Weichteilschaden oder schwer offene Brüche mit intramedullären Kraftträgern zu versorgen, heikles Territorium. Dieser Umstand muß zu besonderer Zurückhaltung und Vorsicht Anlaß geben, um nicht ein suffizientes Verfahren, durch hemmungsloses Ausweiten der indikatorischen Grenzen, in Verruf zu bringen!

Besser ist furchtsame Vorsichtigkeit, denn dummkühne Vermessenheit (Georg Rollenhagen).

Literatur

1. Behrens F, Searls K (1986) External fixation of tibia. J Bone Joint Surg [Br] 68:246
2. Court-Brown CM, McQueen MM, Quaba AA, Christie J (1991) Reamed intramedullary nailing. Its use in type II and III open tibial fractures. J Bone Joint Surg [Br] 73:959−964
3. Gustilo RB, Anderson JT (1976) Prevention of infection in the treatment of throusand and twenty-five open fractures of long bones. J Bone Joint Surg [Br] 58:453
4. Hager W (1988) Weichteilschäden bei Extremitätenfrakturen. Springer, Berlin Heidelberg New York Tokyo (Hefte Unfallheilkunde 211)
5. Kaltenecker G, Wruhs O, Heinz T (1990) Die primäre Stabilisierung offener Frakturen an der unteren Extremität mit dem Verriegelungsnagel − Ergebnisse einer Untersuchung an 91 Patienten. Akt Traumatol 20:67−73
6. Krettek C, Haas N, Tscherne H (1989) Behandlungsergebnisse von 202 frischen Unterschenkelfrakturen, versorgt mit einem unilateralen Fixateur externe (Monofixateur). Unfallchirurg 92:440−452
7. Krettek C, Haas N, Schandelmaier P, Frigg R, Tscherne H (1991) Der unaufgebohrte Tibianagel (UTN) bei Unterschenkelfrakturen mit schwerem Weichteilschaden. Erste klinische Erfahrungen. Unfallchirurg 94:579−587
8. Oedekoven G, Claudi B, Frigg R (1992) Die Osteosynthese der instabilen offenen und geschlossenen Tibiafraktur mit ungebohrtem Tibiaverriegelungsnagel. Operat Orthop Traumatol 4:1−14
9. Regel G, Pape HC, Pohlemann T, Seekamp A, Bosch U. Tscherne H (1994) Scores als Entscheidungshilfe. Unfallchirurg 97:211−216
10. Runkel M, Wenda K, Ritter G, Rahn BA, Perren SM (1994) Knochenheilung nach unaufgebohrter Marknagelung. Unfallchirurg 97:1−7
11. Runkel M, Wenda K, Stelzig A, Rahn BA, Störkel S, Ritter G (1994) Knochenumbau nach aufgebohrter und unaufgebohrter Marknagelung. Unfallchirurg 97:385−390
12. Schweiberer L, Nast-Kolb D, Duswald KH, Waydhas C, Müller K (1987) Das Polytrauma − Behandlung nach dem diagnostischen und therapeutischen Stufenplan. Unfallchirurg 90:529−538
13. Seekamp A, Regel G, Bauch S, Takacs J, Tscherne H (1994) Langzeitergebnisse der Therapie polytraumatisierter Patienten unter besonderer Berücksichtigung serieller Frakturen der unteren Extremität. Unfallchirurg 97:57−63
14. Tscherne H, Oestern HJ (1982) Die Klassifizierung des Weichteilschadens bei offenen und geschlossenen Frakturen. Unfallheilkunde 85:111
15. Tscherne H, Gotzen L (1983) Fraktur und Weichteilschaden. Springer, Berlin Heidelberg New York (Hefte Unfallheilkunde 162)

16. Vécsei V (1994) Quo vadis – Intramedulläre Osteosynthese? 2. Gerhard-Küntscher-Vorlesung, Leuven 1994
17. Vécsei V, Niederle B, Trojan E (1983) Der Stellenwert der Frühosteosynthese bei Polytraumatisierten. Hefte Unfallheilkd 156:264–270
18. Whittle AP, Russell TA, Taylor JC, Lavelle DG (1992) Treatment of open fractures of the tibial shaft with the use of interlocking nailing without reaming. J Bone Joint Surg [Br] 74:1162–1165

Nagelung von Unterschenkelfraturen

H. Seidel

Einleitung

Die klassische Indikation der Marknagelung wurde durch die Übernahme des Verriegelungsnagels nach Grosse und Kempf in den klinischen Alltag auf die Frakturen erweitert, die mit dem Marknagel nicht mehr mit sicherem Ergebnis zu behandeln waren. Der Verriegelungsnagel stabilisiert die Längsachse des Röhrenknochens im Zentrum des Markkanals. Die proximalen bzw. distalen Verriegelungsschrauben sichern die Frakturreposition gegen Rotation, Verkürzung bzw. Distraktion und Seitenabweichung. Damit ist die funktionelle Achse stabilisiert.

Die wasserdichte, exakte Fragmentzusammenfügung ist nicht erforderlich, da der Kallus offene Frakturspalten überbrückt und abgesprengte Fragmente integriert. Die Operation wird dadurch vereinfacht und kann wie die Küntscher-Nagelung geschlossen bzw. gedeckt durchgeführt werden.

Osteosynthesematerial − Instrumentarium

Der Grosse-Kempf-Verriegelungsnagel wird in den Längen 270−375 mm geliefert. Für den Standardnagel werden die Nageldurchmesser 11−15 mm verwendet. Der Durchmesser der Verriegelungsschrauben beträgt 5 mm. Die Standardnägel sind geschlitzt und haben die typische Herzog-Krümmung proximal.

Für schmale Röhrenknochen können 9 und 10 mm dicke Nägel verwendet werden. Der Durchmesser der Verriegelungsschrauben für die dünnen Nägel beträgt 4,5 mm.

Die Instrumente beschränken sich auf wenige spezielle Ausführungen. Das Einschlaggerät, das Zielgerät zur proximalen Verriegelung, die Gewebeschutzhülsen, der Ankörner und die Bohrer sind speziell und ausschließlich für den Tibianagel einzusetzen.

Die Schraubenmeßlehre, der Gabelschlüssel, der Kardanschlüssel, der Extraktionsadapter, die Extraktionsstange und der Extraktionshammer sind sowohl für Tibianägel als auch für Femurnägel zu verwenden.

Hafenkrankenhaus Hamburg, Zirkusweg 11, D-20359 Hamburg.

Lagerung und Operationstechnik

Der Patient wird in Rückenlage auf dem Extensionstisch gelagert. Das Bein wird durch eine Kalkaneusextension geführt. Mit ihr sind die exakte Reposition und besonders die anatomische Rotation der Beinachse möglich. Das Knie wird in Rechtwinkelstellung gelagert. Das Bein wird handbreit oberhalb der Kniekehle am Oberschenkel mit der Knierolle abgestützt. Gepolsterte Stützen, die innen und außen am Knie angebracht werden, sichern die Rotationsstabilität des proximalen Unterschenkels.

Die Repositionskontrolle und die Kontrolle des Operationsablaufes wird mit dem C-Bogen, der in senkrechter Strahlenrichtung zur untersuchten Beinachse stehen muß, durchgeführt. Die Durchleuchtungzeiten beschränken sich mit modernen Geräten auf wenige Sekunden, so daß die Bestrahlungszeit minimiert wird. Während die proximalen Verriegelungen ohne Durchleuchtung durchgeführt werden können, muß die distale Verriegelung unter Durchleuchtungskontrolle erfolgen. Das Grosse-Laforgue-Zielgerät verkürzt die Durchleuchtungszeit auf ein Minimum.

Der Zugang zum Markraum wird durch einen 6−8 cm langen Längsschnitt von der Patellaspitze bis vor die Tuberositas tibiae eingeleitet. Der Zugang durch die Patellarsehne nach Küntscher wird meist bevorzugt. Die Präparation der Patellarsehne nach lateral bzw. medial schont die Sehne, birgt aber die Gefahr des falschen Eintritts in den Markraum. Der zu medial gewählte Zugang führt zu einem Anschlag des Nagels an die laterale Tibiakortikalis mit der Gefahr der operationsbedingten iatrogenen Fraktur oder der Varusabweichung der Fraktur. Bei zu lateral gewähltem Zugang wird die mediale Tibiakortikalis belastet, und es kann zur Valgusabweichung des distalen Fragmentes kommen.

Der exakte Eintrittspunkt des Nagels liegt in der Mittellinie des Markraumes im Sulcus zwischen Hoffa-Fettkörper und Ansatz der Patellarsehne extraartikulär und proximal des Sehnenansatzes.

Der Markraum wird mit dem gebogenen Pfriem eröffnet. Man dreht ihn tief in den Markraum ein und präformiert den Eintrittskanal für den Bohrdraht. Es ist wichtig, daß der Pfriem bogenförmig von vorn in den Markkanal eingeführt wird und nicht die hintere Kortikalis perforiert. Über dem Bohrdraht mit Kugelende werden die Frakturfragmente aufgefädelt. Hilfreich beim Einführen in das distale Fragment ist die angebogene Spitze des Bohrdrahtes, mit der durch Drehen des Drahtes die Markraumöffnung ertastet werden kann. Die Markraumbohrung wird mit dem kleinsten Bohrer, der den Markraum passiert, begonnen. Der Nageldurchmesser wird 2 mm überbohrt.

Im Gegensatz zum Küntscher-Nagel wird der dünnere Nagel bevorzugt. Der gebräuchlichste Durchmesser beträgt 11 mm. Zum Bohren haben sich die original stirnschneidenden Küntscher-Bohrer mit tiefen Bohrschneiden bewährt. Sie minimieren die Hitze und den Bohrdruck im Markkanal. Die Nagellänge wird durch Subtraktion des Bohrdrahtüberstandes zum Rest des Bohrdrahtes im Markkanal bestimmt.

Vor dem Einführen des Nagels wird der Bohrdraht gegen den Führungsdraht ohne Kugelende durch einen Führungstubus ausgetauscht.

Nach Check-up der richtigen Passung und Funktion von Nagel und Führungsgerät wird der Nagel über dem Führungsdraht mit sanften 1/8-Rechts-Links-Drehungen gefühlvoll in den Markraum eingeschoben. Leichte Hammerschläge sichern den endgültigen Sitz des Nagels im Markraum. Das distale Nagelende liegt ca. 1 cm proximal der Epiphysenlinie. Das proximale Nagelende schließt mit der frontalen Kortikalis der Tibia im Sulcus zwischen oberer Tibiakante und Tuberositas tibiae ab.

Nach Entfernen des Führungsdrahtes und Festziehen der Fixationsschraube des Führungsgerätes am Nagel wird die proximale Verriegelung von medial (2. Nagelloch) und von frontal (1. Nagelloch) durchgeführt. Die proximale Verriegelung kann mit dem Schraubenführungsgerät sicher und ohne Röntgenkontrolle durchgeführt werden. Die im Führungsgerät eingelegten Gewebeschutzhülsen zielen genau auf die Nagellöcher.

Nach Ankörnen der ersten Kortikalis werden beide Kortikales mit dem 3,5-mm-Bohrer durchbohrt. Danach wird die erste Kortikalis auf 5 mm aufgeweitet. Nach Messen der Schraubenlänge werden selbstschneidende Schrauben über das Führungsgerät eingeschraubt.

Die distalen Verriegelungsschrauben werden von medial nach lateral geschraubt. Im Ausnahmefall, z. B. bei schlechten Hautverhältnissen, ist die laterale-mediale Schraubenrichtung möglich. Die distale Verriegelung kann alternativ mit dem Grosse-Laforgue-Zielgerät oder in Freihandtechnik durchgeführt werden (Abb. 1).

Nach Stichinzision der Haut wird die 1. Kortikalis mit dem Pfriem angekörnt. Der 3,5-mm-Bohrer wird nachgesetzt, durchbohrt die 1. Kortikalis, passiert den Nagel und durchbohrt die 2. Kortikalis. Nachfolgend wird die Kortikalis mit dem Bohrer 5,0 mm durchbohrt. Danach werden nach Messen der Schraubenlänge selbstschneidende Schrauben eingedreht.

Immer müssen 2 Schrauben paarig proximal bzw. distal eingedreht werden (Abb. 2). Instabile Frakturen werden immer statisch verriegelt, d. h. es werden sowohl proximal als auch distal 2 Verriegelungsschrauben verwendet.

Stabile Frakturen im metaphysären Bereich können dynamisch verriegelt werden, d. h. es werden 2 Verriegelungsschrauben verwendet, welche die der Fraktur anliegende Metaphyse verriegeln.

Die Dynamisierung der Osteosynthese, d. h. die Entfernung von 2 paarigen Verriegelungsschrauben während der Bruchheilung, wird nicht regelhaft durchgeführt. Die Dynamisierung wird nur bei verzögerter Bruchheilung angewendet. In diesem Fall werden die der Fraktur fernen, paarigen Verriegelungsschrauben entfernt.

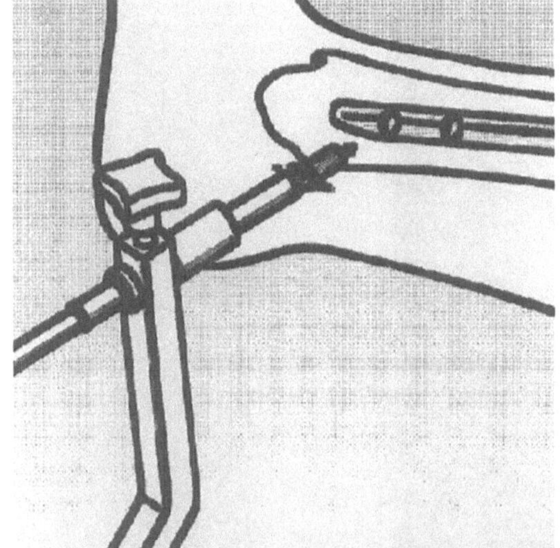

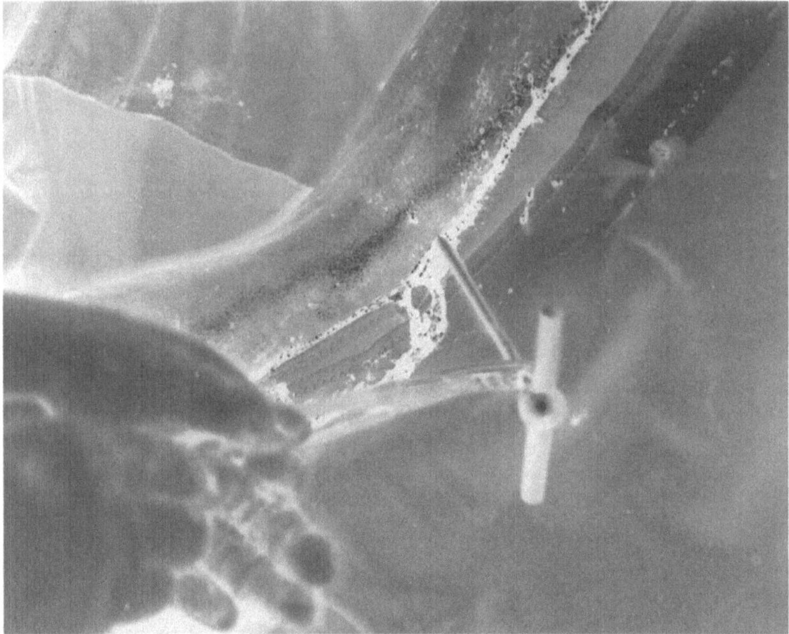

Abb. 1a,b. Distale Verriegelung. **a** Grosse-Laforgue-Zielgerät; **b** Freihandtechnik

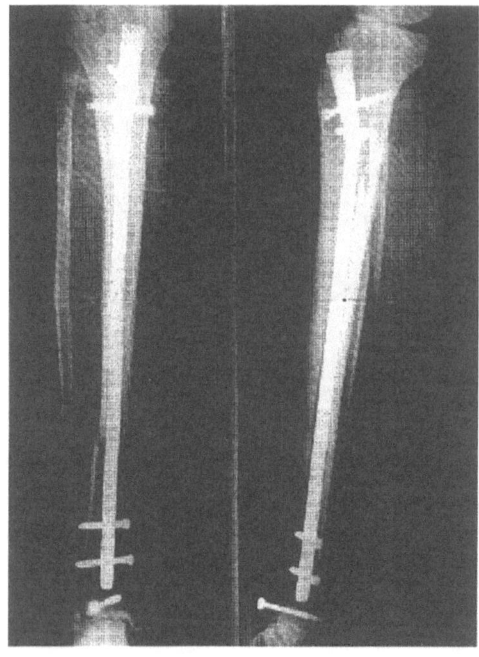

Abb. 2. Statische Verriegelung

Klinische Beispiele

Die Frakturlokalisation und der Frakturtyp bestimmen die frakturindividuelle Operation. Die langen Röhrenknochen werden in 6 Schaftsegmente mit 2 angrenzenden Gelenksegmenten eingeteilt.

Der Marknagel wird nur in der Mitte der Segmente S3–S4 stabil geführt. In diesem Bereich kann er stabile Frakturen per se ausreichend stabilisieren. Die übrigen Frakturen müssen mit der Verriegelungstechnik stabilisiert werden. Die statische Verriegelung ist die sicherste Methode für belastungsstabile Osteosynthesen. Das Osteosynthesematerial ist ausreichend stabil, so daß sofort postoperativ voll belastet werden kann. Die Verriegelung mit 2 Schrauben ist obligatorisch, um eine Rotation des verschraubten Fragmentes um eine Schraube zu vermeiden. Die klinische Erfahrung hat gezeigt, daß Unterschenkelfrakturen mit einer Fibulafraktur distal der Tibiafraktur sich besser anatomisch einstellen lassen, wenn die Fibula verplattet wird. Proximale Fibulafrakturen müssen nicht stabilisiert werden. Die Materialentfernung wird nach komplettem Durchbau der Fraktur vorgenommen und sollte bei jüngeren Patienten immer durchgeführt werden. Klinische Beispiele der Nagelung sind in den Abb. 3–6 dargestellt.

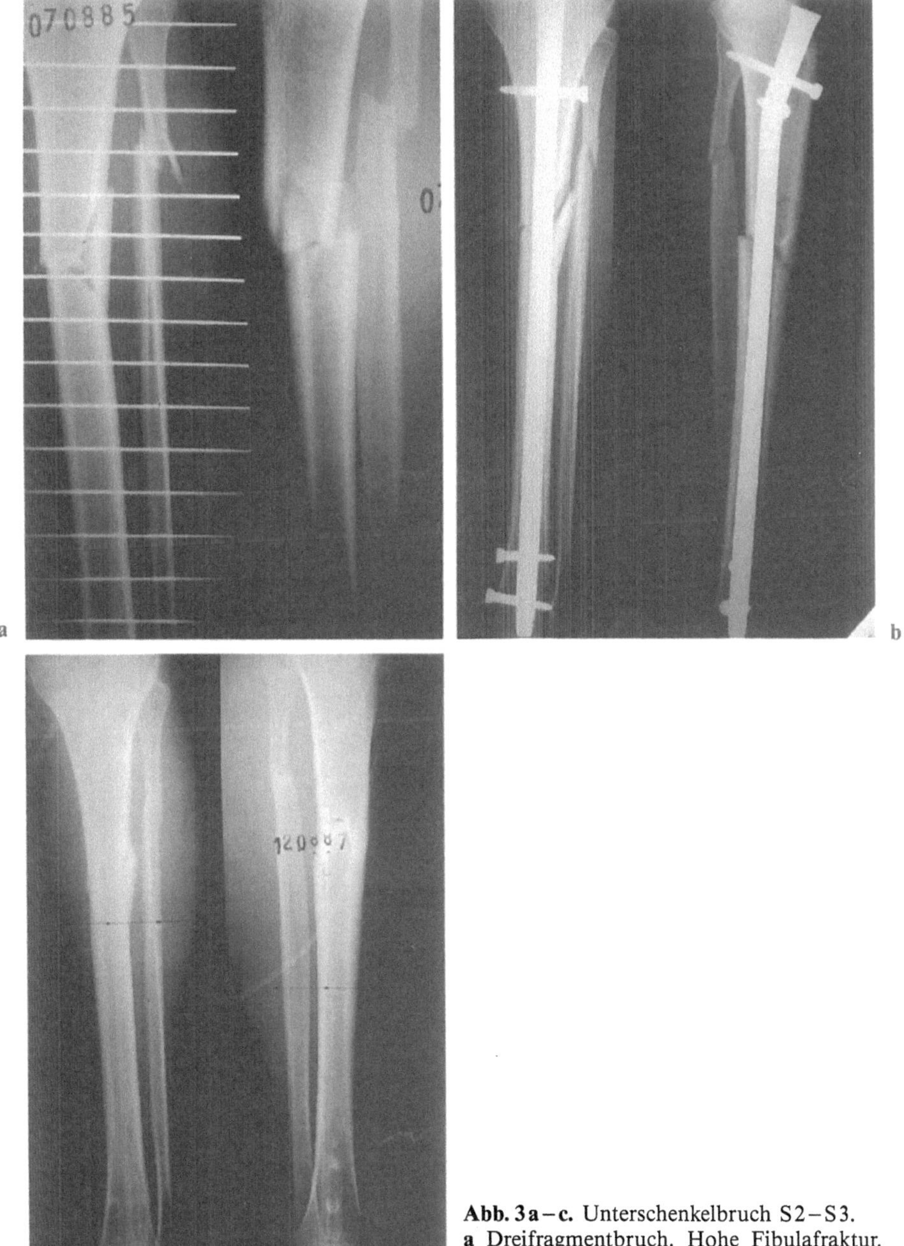

Abb. 3a–c. Unterschenkelbruch S2–S3.
a Dreifragmentbruch. Hohe Fibulafraktur.
b Statische Nagelung. **c** Nach Materialentfernung

                                                                H. Seidel

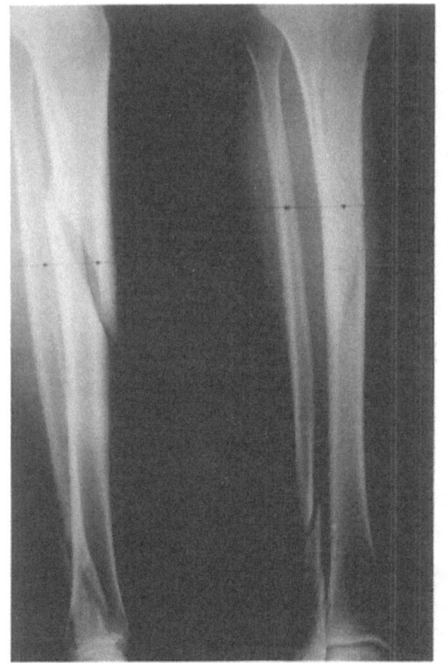
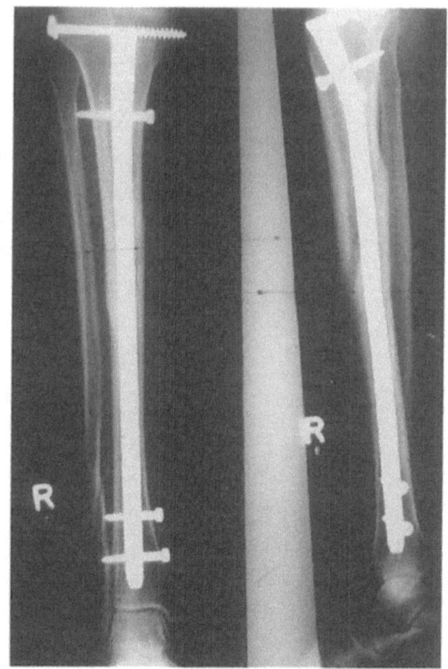
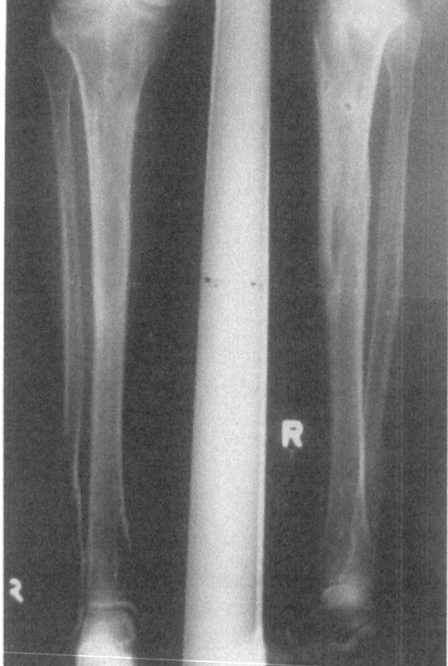

Abb. 4a–c. Unterschenkelbruch A 1–S 3.
a Langstreckig proximale Unterschenkelfraktur mit Einbruch in das proximale Gelenk. Tiefe Fibulafraktur S 4. **b** Statische Nagelung und Verschraubung der Tibiakopffraktur. **c** Nach Materialentfernung und voll-
ständigem Durchbau

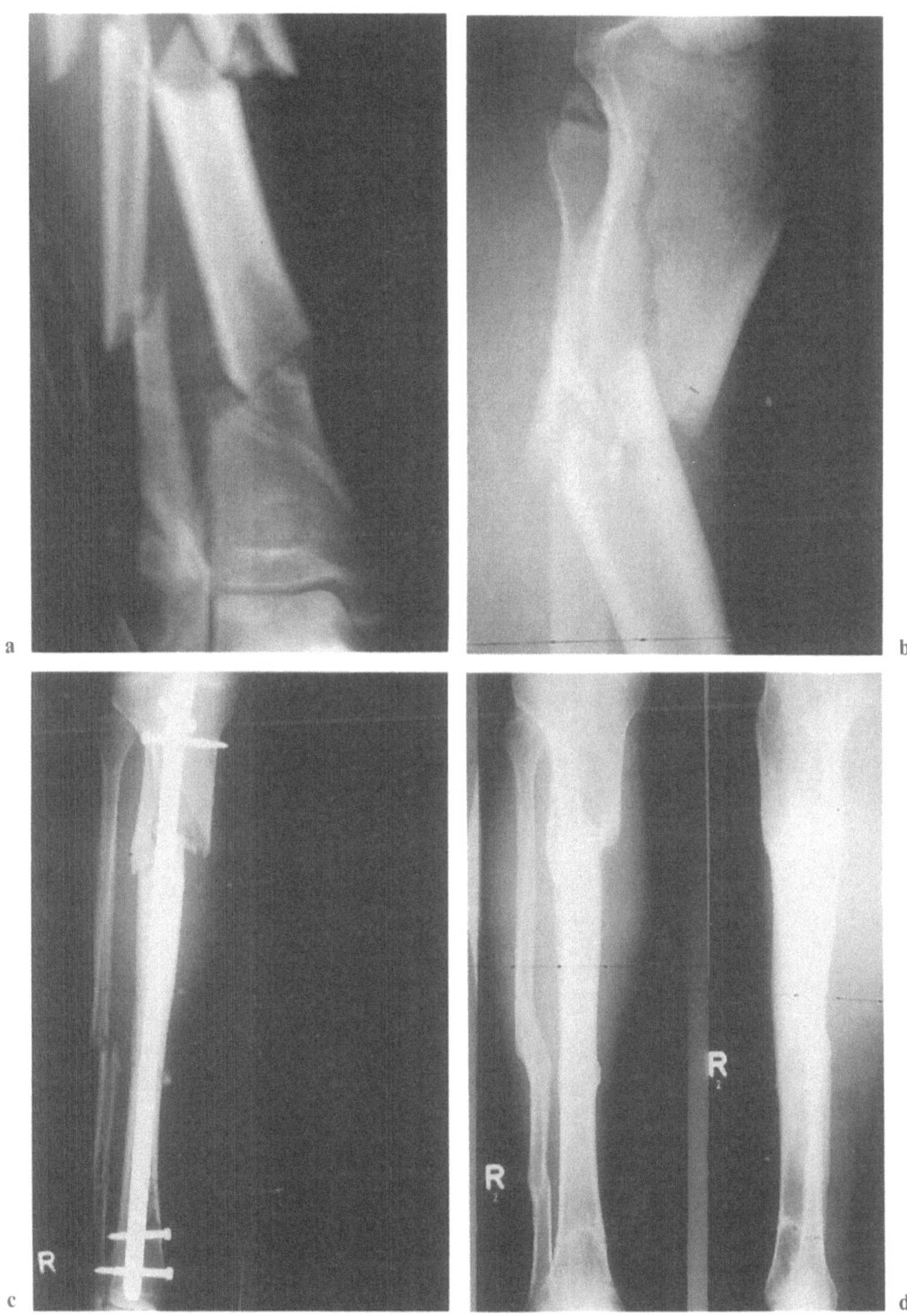

Abb. 5a–d. Vieretagenunterschenkelbruch: **a** S1 S2 S3 S4. **b** Dreietagenfibulabruch. S1 S3 S4. **c** Statische Verriegelung. **d** Materialentfernung nach Konsolidierung der Fraktur

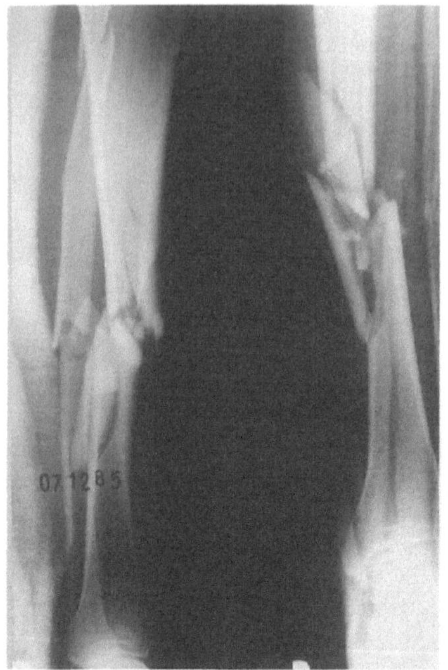

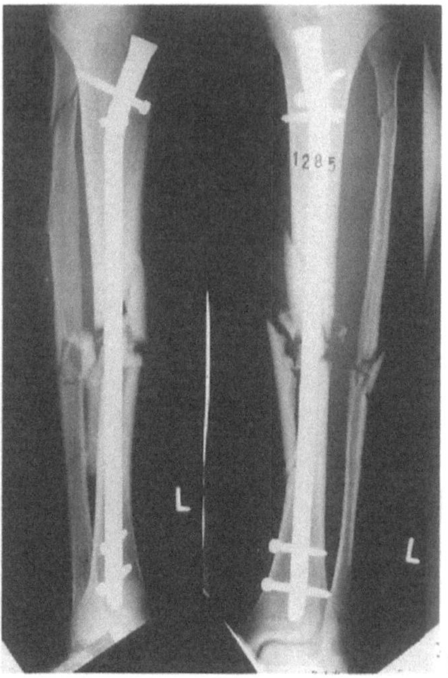

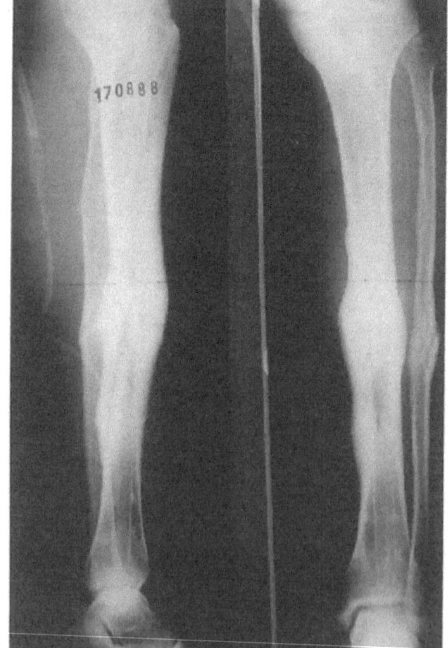

Abb. 6. a Unterschenkeltrümmerbruch. Tibia
S3 S4. Fibula mit Dreifragmentbruch S3.
b Statische Nagelung, gedeckte Nagelung.
Keine Fragmentadaption. **c** Materialentfernung nach Kalluskonsolidierung

Die unaufgebohrte Tibiamarknagelung mit dem UTN – eine retrospektive Analyse

G. Kelsch, Ch. Ulrich und M.-U. Helber[1]

Einleitung

Die intramedulläre Nagelung ist ein sicheres und anerkanntes Verfahren zur Behandlung von geschlossenen Tibiaschaftfrakturen [4, 7]. In der ursprünglichen Technik wird der Markraum aufgebohrt. Die intramedulläre Druckerhöhung verbunden mit thromboembolischen Komplikationen, die thermische Schädigung der inneren Kortikalis und die Zerstörung von Markraumgefäßen werden als wesentliche Begleiteffekte des Aufbohrens genannt [5, 9]. Bei offenen Tibiaschaftfrakturen und geschlossenen Tibiaschaftfrakturen mit Weichteilschaden wird aufgrund der erhöhten Infektionsgefahr die aufgebohrte Marknagelung nicht empfohlen. Hier wird bevorzugt der Fixateur externe eingesetzt, da er praktisch kein zusätzliches Weichteiltrauma verursacht. Verzögerte Knochenheilung und Pin-tract-Infektionen machen den Einsatz des Fixateur externe nicht unproblematisch, weshalb nach Besserung der Weichteilsituation oftmals ein Verfahrenswechsel zur aufgebohrten intramedullären Nagelung durchgeführt wird [1, 4, 6, 9, 12]. Die Marknagelung mit dem unaufgebohrten Tibianagel (unreamed tibia nail = UTN) der AO scheint die Vorteile beider Osteosyntheseverfahren zu vereinigen. Hierbei bahnen das minimale operative Weichteiltrauma und die allgemeinen Vorteile der Marknagelosteosynthese (frakturferner und kleiner operativer Zugang, keine operative Freilegung von Fragmenten, Schonung der peri- und endostalen Blutversorgung, Belassung des Frakturhämatoms, Übungsstabilität) den Weg zur minimal invasiven bzw. biologischen Osteosynthese. Das spezielle Nageldesign schont die intraossäre Blutversorgung und hat – im Gegensatz zu den ursprünglichen Rohrnägeln – keinen Totraum, da dieser gefüllt mit Blut und Fibrin einen idealen Nährboden für Bakterien darstellt, wodurch der Heilungsverlauf günstig beeinflußt werden kann [6, 7, 10, 11]. Der UTN wurde von der AO ursprünglich als temporäres Implantat konzipiert. Indiziert ist er vor allem bei offenen diaphysären Tibiafrakturen oder bei diaphysären geschlossenen Tibiafrakturen mit kritischen Weichteilverhältnissen. Hervorzuheben ist, daß er nur in Verbindung mit der Verriegelung eingesetzt werden darf, damit eine ausreichende Stabilität gewährleistet ist. Nicht verwendet werden sollte er bei Vorliegen einer akuten oder chronischen Infektion. Gehäuft findet man Hinweise in der Literatur, daß mit dem UTN die Fraktur ausbehandelt werden kann [1, 7, 11, 12].

---

[1] Unfallchirurgische Klinik, Klinik am Eichert, Eichertstraße, D-73006 Göppingen.

Material und Methode

Auf der Unfallchirurgischen Abteilung der Klinik am Eichert in Göppingen wurde der UTN bisher bei 20 Patienten implantiert. Die Daten wurden retrospektiv erhoben und ausgewertet. Zunächst wurden allgemeine Daten wie Name, Vorname, Unfalldatum notiert. Ferner wurde die Unfallursache und die Lokalisation der Tibiaschaftfraktur festgehalten. Begleitverletzungen wurden protokolliert, eine Einteilung des Polytraumas entsprechend dem PTS-Score [2] erfolgte. Entsprechend der AO-Klassifikation [11] wurde die Tibiaschaftfraktur und die Hautverletzung eingeteilt. Unterschieden wurde, ob die Tibiaschaftfraktur primär mit dem Fixateur externe oder mit dem UTN versorgt wurde. Die Indikation des UTN und der Zeitpunkt der unaufgebohrten Tibianagelung wurde festgehalten. Der weitere klinische Verlauf wurde notiert. Von besonderem Interesse war die Nachbehandlung. Festgehalten wurde der Beginn der funktionellen Nachbehandlung, der Zeitpunkt der Dynamisierung, Teilbelastung und Vollbelastung. Die im Heilungsverlauf aufgetretenen Komplikationen und deren Therapie wurden protokolliert.

Wir verwenden den unaufgebohrten Tibianagel (UTN) der Firma Synthes. Diesen Nagel gibt es in den Längen 225–360 mm mit einer Längenabstufung von 15 mm und den Längen 360–420 mm in einer Längenabstufung von 20 mm und mit einem Durchmesser von 8 oder 9 mm. Zur proximalen und distalen Verriegelung werden Schrauben mit einem Durchmesser von 3,9 mm und einer Länge von 18–80 mm mit einer Längenabstufung von 2 mm verwendet. Die operative Technik erfolgt in üblicher Weise [7, 11].

Ergebnisse

Auf der Unfallchirurgischen Abteilung der Klinik am Eichert in Göppingen wurden 20 Unterschenkelschaftfrakturen mit einen unaufgebohrten Tibianagel stabilisiert. Der UTN wurde entweder primär (n = 14) oder im Rahmen eines

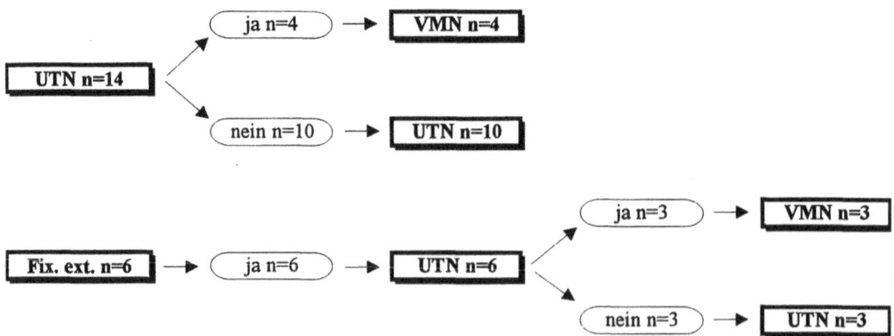

Abb. 1. Erstversorgung und Verfahrenswechsel bei Patienten mit UTN
UTN n = 10, UTN/VMN n = 4, Fix.ext./UTN n = 3, Fix.ext./UTN/VMN n = 3)

Verfahrenswechsels nach Montage eines Fixateur externe (n = 6) implantiert. Im weiteren Verlauf konnte die Fraktur mit dem UTN ausbehandelt werden (n = 13) oder es erfolgte ein Verfahrenswechsel auf einen aufgebohrten Tibianagel (n = 7) (Abb. 1). Ausgehend von dieser Einteilung erfolgt die Auswertung unserer Daten, wobei folgende Abkürzungen verwendet wurden.

UTN	= Erstversorgung mit UTN, kein Verfahrenswechsel
UTN/VMN	= Erstversorgung mit UTN, Verfahrenswechsel auf VMN (aufgebohrter Verriegelungsmarknagel)
Fix.ext./UTN	= Erstversorgung mit Fix.ext., Verfahrenswechsel auf UTN
Fix.ext./UTN/VMN	= Erstversorgung mit Fix.ext., Verfahrenswechsel auf UTN und VMN.

Geschlechts- und Altersverteilung

Bei 13 Männern und 7 Frauen wurde die Tibiaschaftfraktur mit einem UTN stabilisiert. Die Altersverteilung der Patienten, die im Median 40 Jahre alt waren (Bereich 17–93 Jahre), kann Abb. 2 entnommen werden.

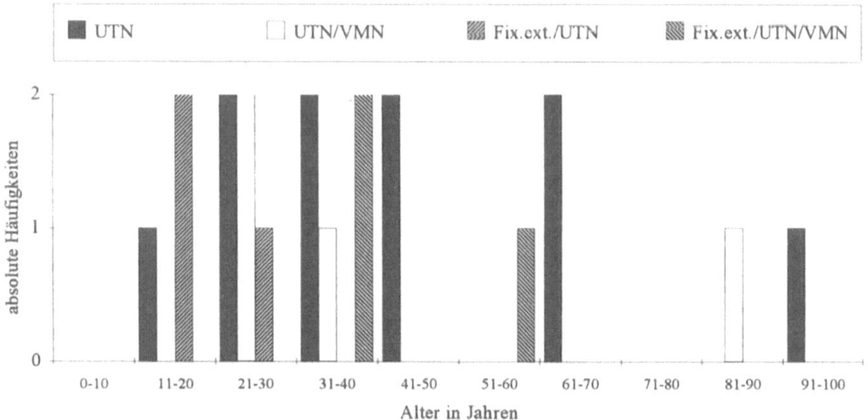

Abb. 2.   Altersverteilung   (UTN   n = 10,   UTN/VMN   n = 4,   Fix.ext./UTN   n = 3, Fix.ext./UTN/VMN n = 3 Patienten)

Unfallursachen und Begleitverletzungen

Die Unfallursachen können Abb. 3 entnommen werden. Begleitverletzungen an der gleichen Extremität hatten 11 Patienten (Abb. 4). Zusätzliche Verletzungen hatten 5 Patienten (Abb. 5). Das Polytrauma wurde entsprechend dem PTS-Score klassifiziert [2]. Abbildung 6 zeigt die Zuordnung unserer 6 polytraumatisierten Patienten in die entsprechende PTS-Gruppe.

                                                        G. Kelsch et al.

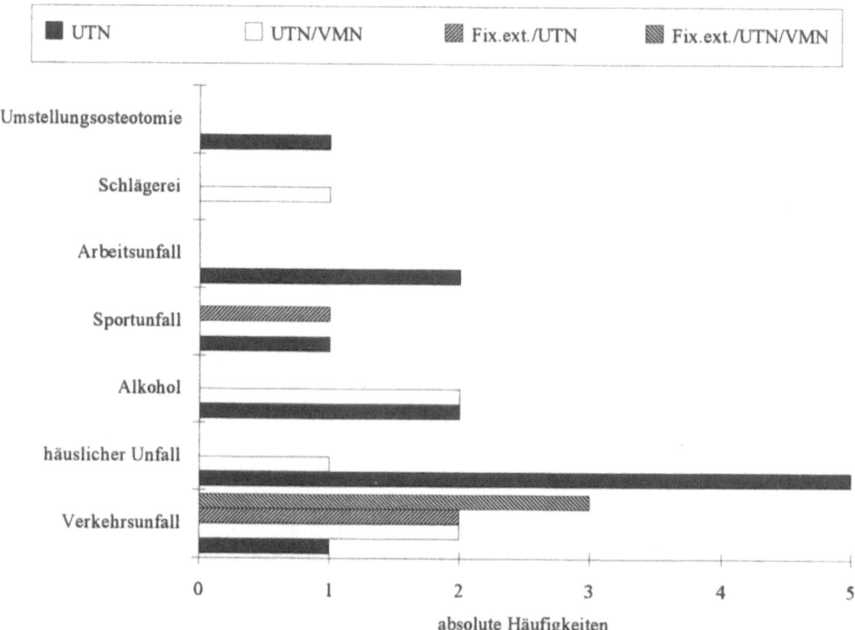

Abb. 3. Unfallursachen (UTN n = 10, UTN/VMN n = 4, Fix.ext./UTN n = 3, Fix.ext./UTN/VMN n = 3 Patienten, Mehrfachnennungen)

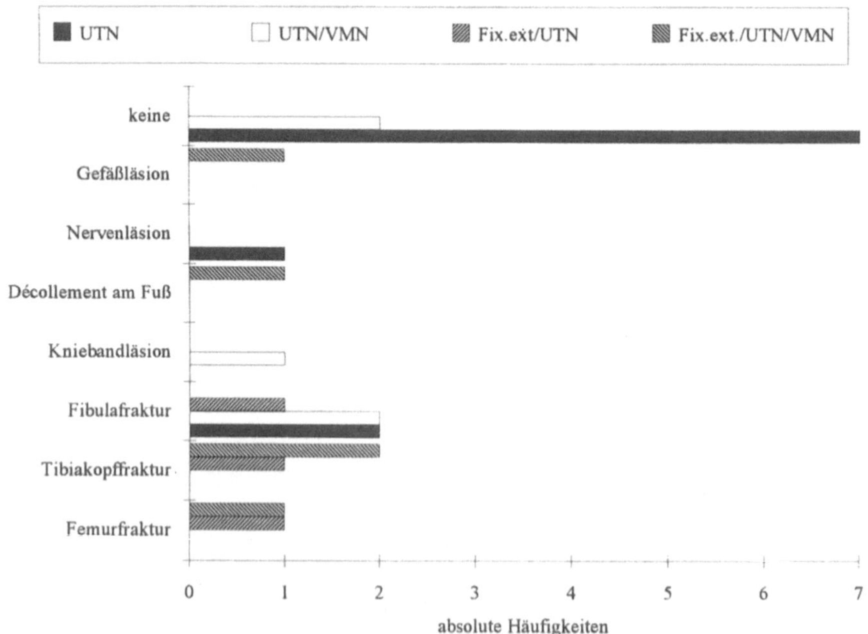

Abb. 4. Begleitverletzungen an der gleichen Extemität (n = 11 Patienten, Mehrfachnennungen)

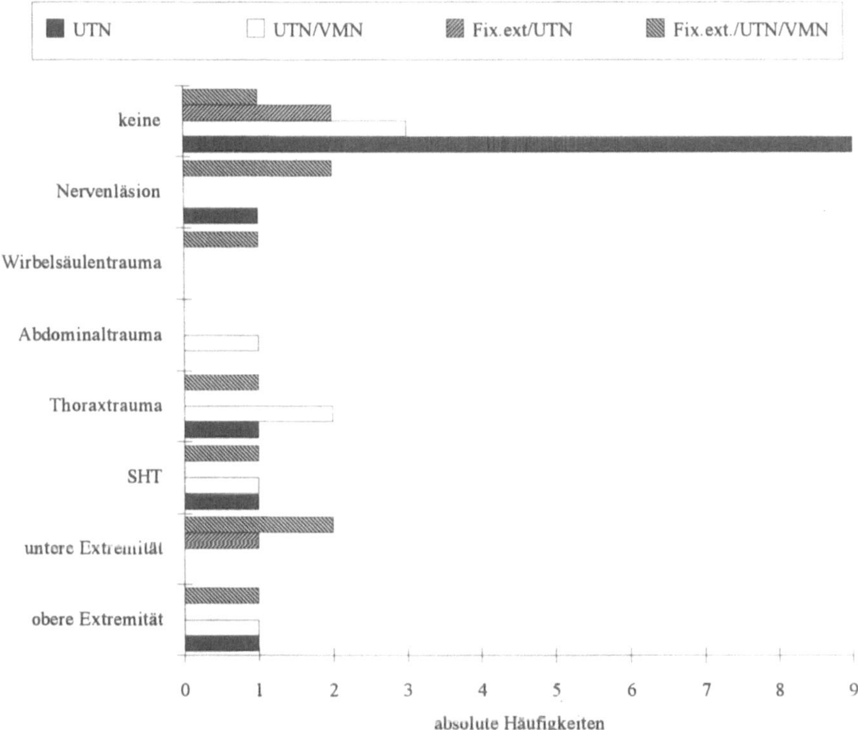

Abb. 5. Zusätzliche Verletzungen (n = 5 Patienten, Mehrfachnennungen)

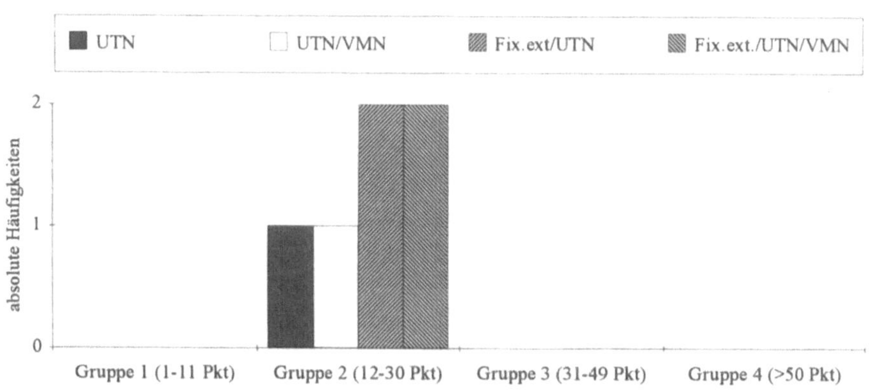

Abb. 6. Polytrauma nach PTS-Score (n = 6 Patienten). (Nach [2])

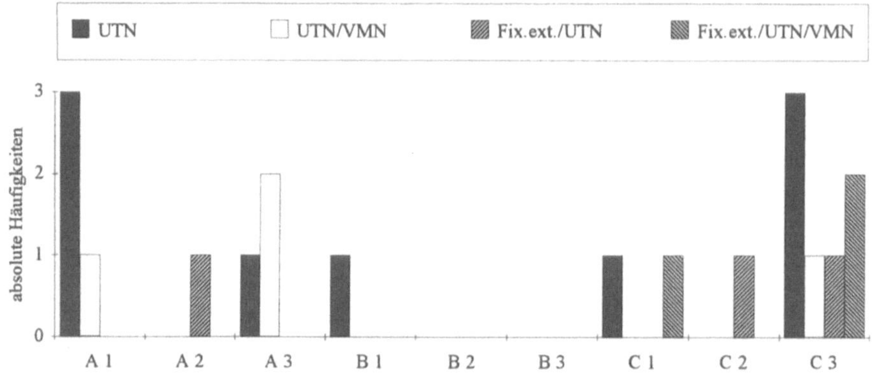

Abb. 7. Frakturklassifikation nach AO [11] bei Patienten mit UTN (n = 19 Patienten mit Fraktur)

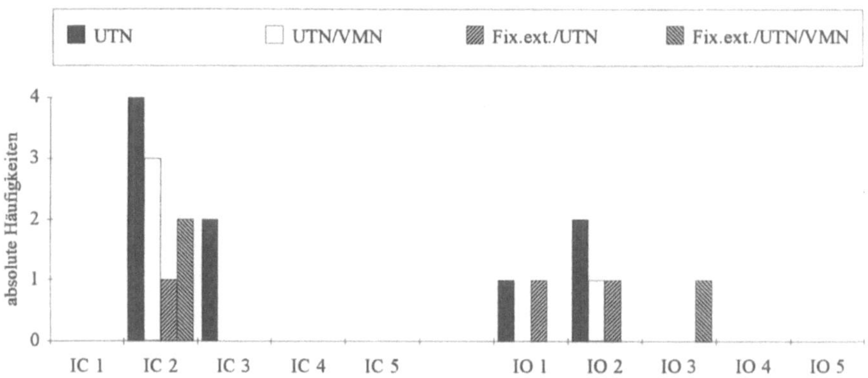

Abb. 8. Klassifizierung des Weichteilschadens nach AO [11] (n = 19 Patienten mit Fraktur)

Einteilung der Fraktur entsprechend der AO-Klassifikation

Die Verteilung der Typ-A-, Typ-B- und Typ-C-Frakturen nach AO [11] kann Abb. 7 entnommen werden. Bei einem Patienten wurde der UTN im Rahmen einer Umstellungsosteotomie implantiert und ist in Abb. 7 nicht aufgeführt. Die Hautverletzungen wurden entsprechend der AO-Klassifikation [11] eingeteilt (s. Abb. 8). Aufgrund der besonderen Gefäßversorgung des Tibiaschaftes haben wir noch eine Unterteilung in eine proximale bzw. distale Schaftfraktur vorgenommen (Abb. 9).

Indikationen des UTN

Im Untersuchungszeitraum wurde der UTN bei 14 Patienten als primäres Osteosynthesematerial implantiert, davon bei einem Patienten im Rahmen einer Umstellungsosteotomie. Bei 6 Patienten erfolgte die unaufgebohrte Ti-

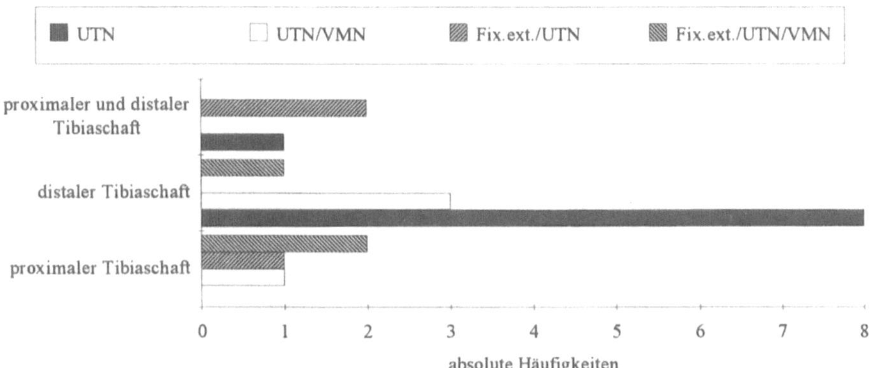

Abb. 9. Proximale bzw. distale Tibiaschaftfrakturen bei Patienten mit UTN (n = 20 Patienten, Umstellungsosteotomie n = 1, UTN n = 10, UTN/VMN n = 4, Fix.ext./UTN n = 3), Fix.ext./UTN/VMN n = 3 Patienten)

bianagelung im Verlauf der Behandlung nach primärer Montage eines Fixateur externe.

Zeitdauer bis zur unaufgebohrten Tibianagelung

Wurde der UTN im Rahmen der Erstversorgung implantiert, so erfolgte diese im Median noch am Unfalltag (Bereich 0 – 7 Tage). Nach Primärmontage eines Fixateur externe erfolgte die unaufgebohrte Tibianagelung in der Patientengruppe Fix.ext./UTN im Median am 9. Tag (Bereich 7.–14. Tag) und somit deutlich früher als in der Patientengruppe Fix.ext./UTN/VMN (Median = 18. Tag, Bereich 2.–20. Tag).

Nachbehandlung

Während der Erstbehandlung wurde bei 14 Patienten ein UTN implantiert. Bei 10 Patienten kam es zur komplikationslosen Heilung, bei 4 Patienten war ein Verfahrenswechsel zum VMN indiziert. Die funktionelle Nachbehandlung begann bei allen 14 Patienten unmittelbar nach unaufgebohrter Tibianagelung.

Mit der Teilbelastung (in der Regel 20 – 30 kg) wurde im wesentlichen zum Zeitpunkt der Dynamisierung begonnen. Eine schmerzfreie Vollbelastung war im Median nach 67 Tagen möglich. Die Abb. 10 und 11 zeigen stellvertretend den radiologischen Verlauf von 2 Patienten. War im Heilungsverlauf nach primärer UTN-Behandlung ein Verfahrenswechsel indiziert, so war die Zeitdauer (Median: 144 Tage) bis zur schmerzfreien Vollbelastung annähernd doppelt so lang (Abb. 12).

Bei 6 Patienten wurde notfallmäßig ein Fixateur externe montiert. Nach unaufgebohrter Tibianagelung war ein zusätzlicher Verfahrenswechsel zur aufgebohrten Tibianagelung bei 3 Patienten indiziert. Die schmerzfreie Vollbelastung war nach 192 bzw. 194 Tagen erreicht (Abb. 13).

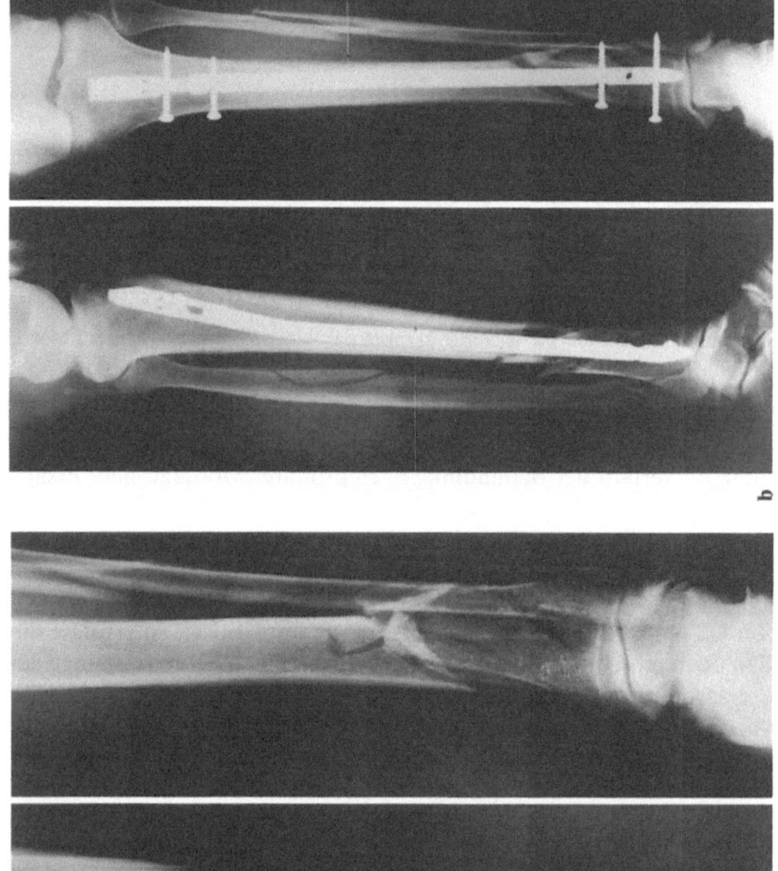

Abb. 10a–d. 68jährige Patientin. **a** 42-C3.1 – IC2-Fraktur; **b** UTN postoperativ statisch verriegelt

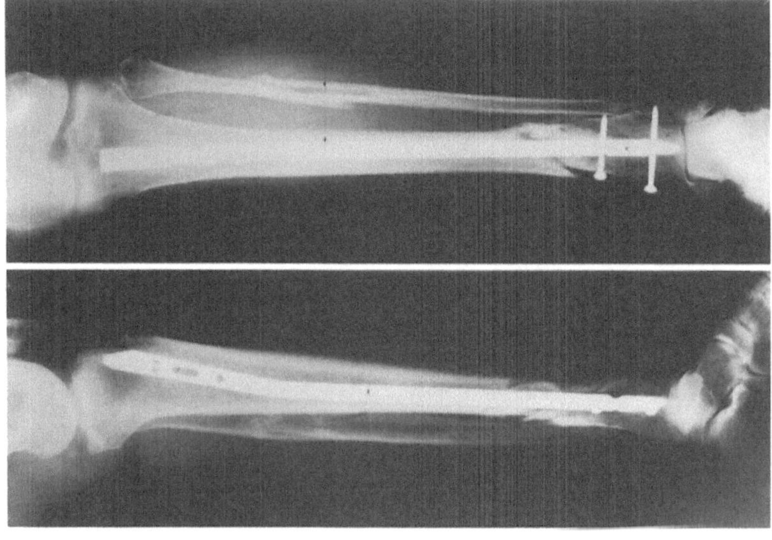

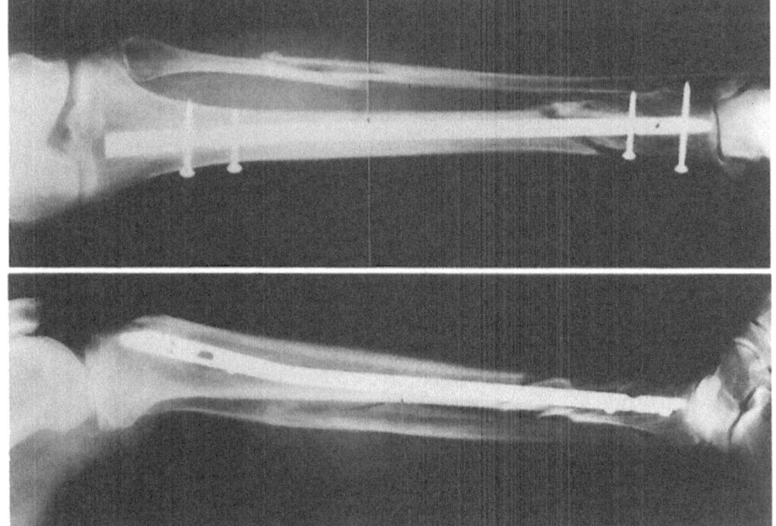

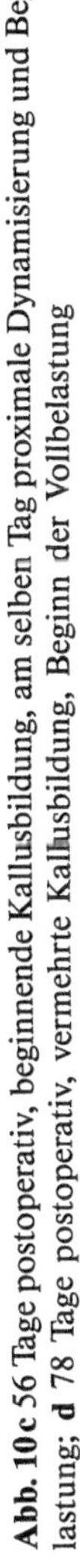

Abb. 10c 56 Tage postoperativ, beginnende Kallusbildung, am selben Tag proximale Dynamisierung und Beginn der Teilbelastung; **d** 78 Tage postoperativ, vermehrte Kallusbildung, Beginn der Vollbelastung

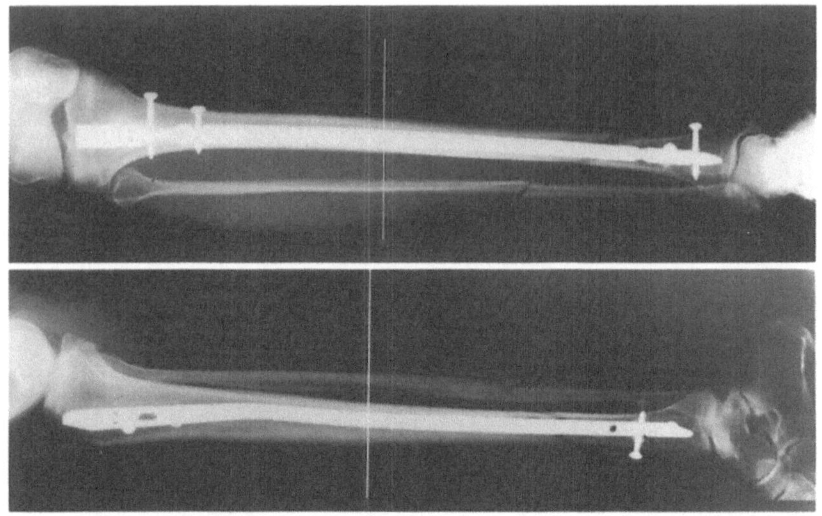

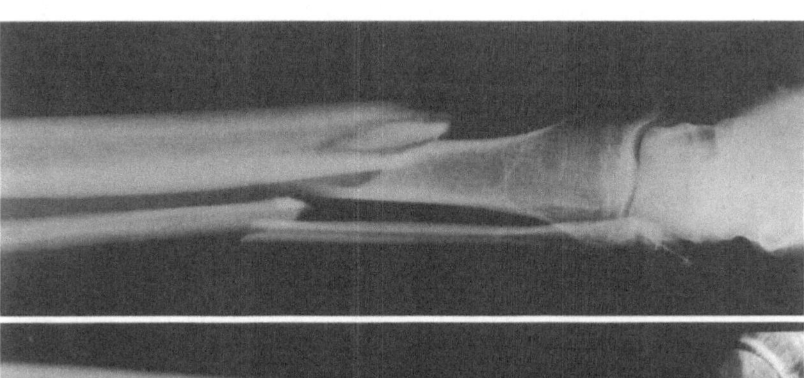

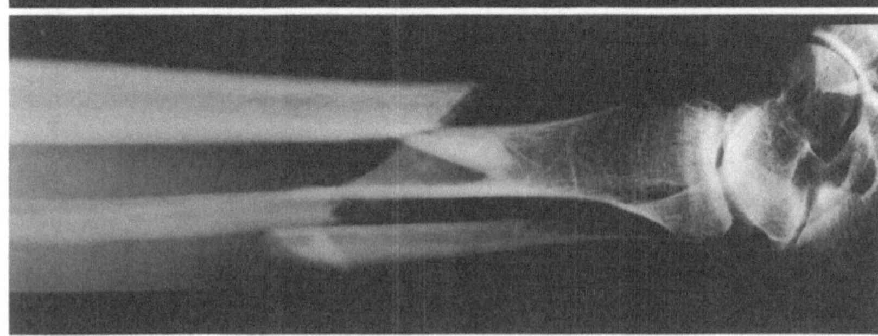

Abb. 11a–e. 42jährige Patientin. **a** 42-A1.2-IO1-Fraktur. **b** UTN postoperativ statisch verriegelt

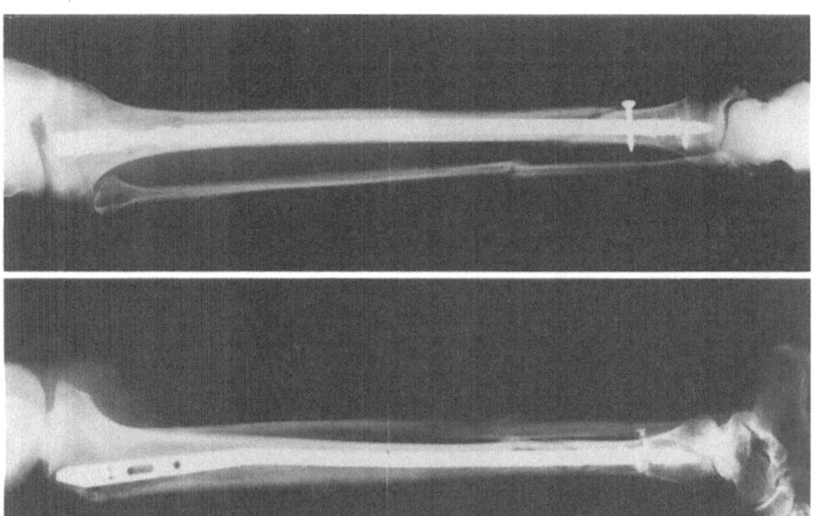

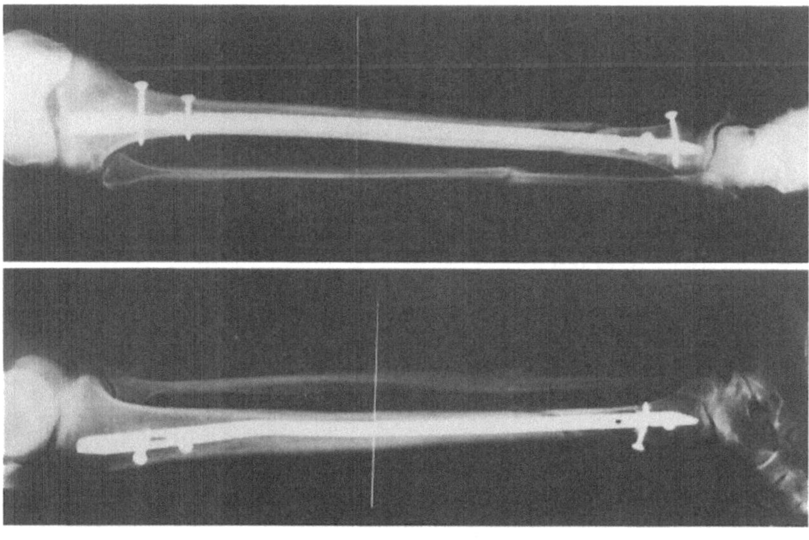

Abb. 11 c Diagnose distaler Schraubenbruch 117 Tage postoperativ, Patientin belastete zu früh, Kallusbildung; **d** nachfolgend proximale Dynamisierung und Entfernung der gebrochenen Schraube, Beginn der Vollbelastung 153 Tage postoperativ (*Forts.*)

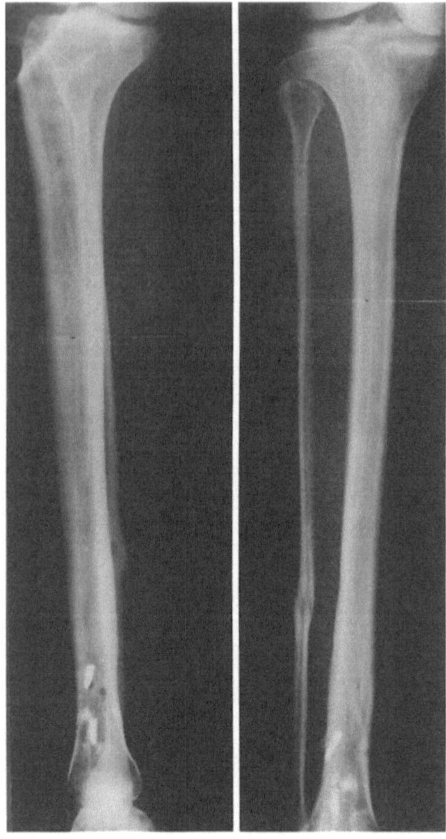

Abb. 11e Metallentfernung

Komplementärosteosynthesen

Der UTN erlaubt aufgrund seines geringen Platzbedarfs weitere Osteosynthesen an der gleichen Tibia. Bei 3 unserer Patienten wurde eine Tibiakopffraktur zusätzlich verschraubt.

Komplikationen und deren Therapie

Unter den Komplikationen, die während des stationären Aufenthalts auftraten, konnte die verzögerte Knochenheilung (delayed union) am häufigsten notiert werden. Die genaue Verteilung sowie die Therapie der aufgetretenen Komplikationen kann Tabelle 1 entnommen werden.

Diskussion

Eine unkomplizierte Knochenheilung ist dann zu erwarten, wenn keine Weichteilschädigung vorliegt und somit die lokale Durchblutung ungestört ist [6].

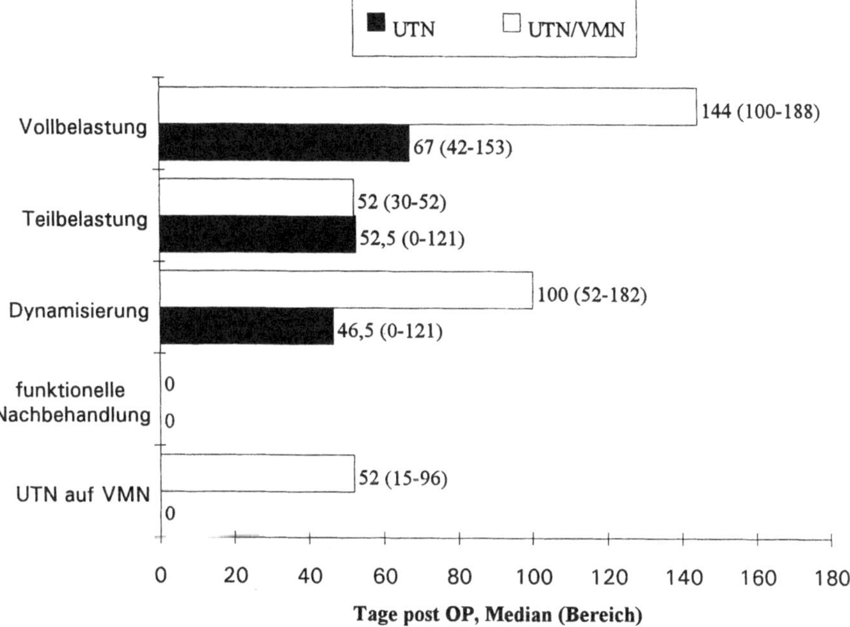

Abb. 12. Verlauf nach primärer Versorgung mit UTN (n = 14 Patienten, Daten eines Patienten nicht eruierbar)

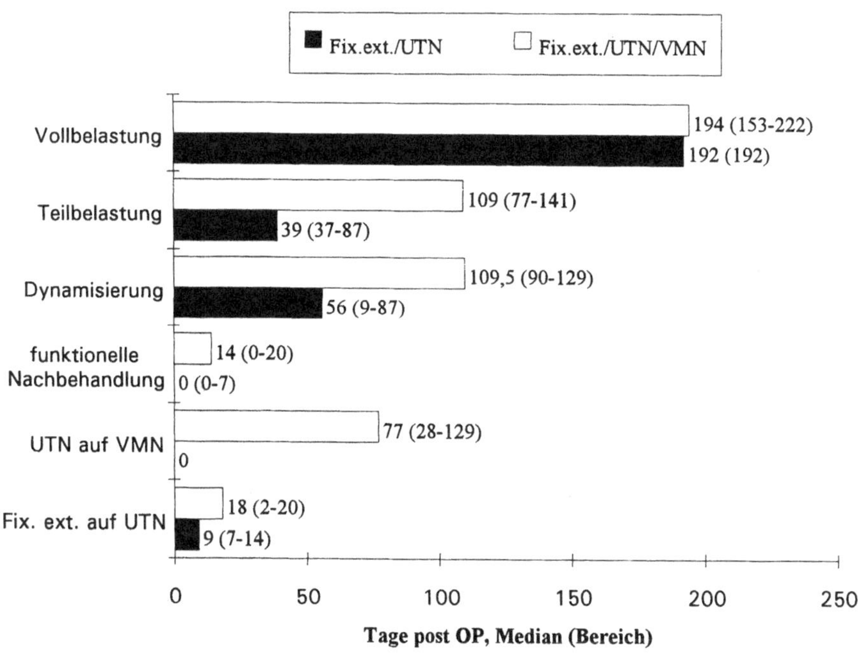

Abb. 13. Verlauf nach primärer Versorgung mit Fixateur externe (n = 6 Patienten)

Tabelle 1. Komplikationen und deren Therapie (UTN n = 10, UTN/VMN n = 4, Fix.ext./UTN n = 3, Fix.ext./UTN/VMN n = 3 Patienten, Mehrfachnennungen)

Komplikation	Therapie
UTN (n = 10):	
n = 1 Bruch des Einschlaginstruments	Keine
n = 1 Distaler Schraubenbruch	Keine
n = 1 Delayed union	Dynamisierung
n = 1 Beinlängendifferenz < 1 cm	Keine
UTN/VMN (n = 4):	
n = 2 Frakturkollaps	VMN
n = 1 Delayed union und Malrotation	VMN und Spongiosaplastik
Fix.ext./UTN (n = 3):	
n = 1 Delayed union	Spongiosaplastik
Fix.ext./UTN/VMN (n = 3):	
n = 1 Delayed union und Frakturkollaps und Valgusfehlstellung	VMN
n = 1 Delayed union und Markraumphlegmone	Fixateur externe (Monotube, im Verlauf dynamisiert) und Spongiosaplastik
n = 1 Delayed union und Malrotation	VMN und Spongiosaplastik

Die geschlossene Tibiaschaftfraktur ohne Weichteilschaden wird klassischerweise mit dem aufgebohrten Tibianagel behandelt [4, 6, 8]. Hierbei werden Markraumgefäße zerstört und kortikale Gefäße durch Markfett und Bohrmehl verlegt. Ferner führt die beim Bohren auftretende Hitze zur direkten Schädigung der inneren Kortikalis [6–8, 13]. Diese thermischen und mechanischen Effekte scheinen bei der geschlossenen Tibiaschaftfraktur ohne Weichteilschaden von untergeordneter Bedeutung zu sein. Anders stellt sich die Situation bei der offenen Tibiaschaftfraktur bzw. der geschlossenen Tibiaschaftfraktur mit Weichteilschaden dar. Hier können die Nebeneffekte der aufgebohrten Marknagelung katastrophale Folgen haben, da sich hierdurch zum periostalen Trauma das endostale addiert [13]. Bis vor kurzem wurden deshalb offene Tibiaschaftfrakturen bzw. geschlossene Tibiaschaftfrakturen mit Weichteilschaden mit dem Fixateur externe behandelt, der die Frakturzone nicht tangiert. Jedoch kann es im Verlauf der Behandlung zur Pin-tract-Infektion und nachfolgender Pinlockerungen kommen; weiterhin ist die externe Rigidität des Fixateurs ihrerseits wieder ein Störfaktor für die knöcherne Heilung [1, 4, 6, 8, 9, 12]. Die unaufgebohrte Tibianagelung vereinigt nun, aufgrund der minimalen biologischen Störung durch die Implantation, die Vorteile der konventionellen Marknagelung mit den Vorteilen der Fixateur-externe-Behandlung. Deshalb können auch offene Tibiaschaftfrakturen bzw. geschlossene Tibiaschaftfrakturen mit Weichteilschaden primär mit dem UTN behandelt werden. Darüber hinaus eignet sich der UTN, ursprünglich als temporäres Implantat konzipiert, zur definitiven Frakturbehandlung, wie jüngste Untersuchungen gezeigt haben. Nicht zuletzt deshalb scheint mit der unaufgebohrten Tibianagelung ein entscheidender Schritt in der minimal invasiven Frakturbehandlung geglückt zu sein [1, 4, 6, 7, 9–12].

Wir behandelten die Tibiaschaftfraktur von 13 Männern und 7 Frauen mit dem UTN. Das Patientenalter reichte von 17–93 Jahre. Ursachen der Tibiaschaftfraktur waren vor allem Verkehrsunfälle, Sport- und Arbeitsunfälle sowie Unfälle in häuslicher Umgebung. Dies entspricht den Analysen anderer Untersucher [4, 7, 8]. Bei 8 Patienten handelte es sich um eine Typ-A-, bei 1 Patienten um eine Typ-B- und bei 10 Patienten um eine Typ-C-Fraktur nach AO [11]. Bei einem Patienten wurde der UTN im Rahmen einer Umstellungsosteotomie implantiert. In Abhängigkeit vom Unfallmechanismus kam es zu Begleitverletzungen. 6 Patienten waren polytraumatisiert mit einem medianen PTS-Score [2] von 19 Punkten (Bereich 12–27 Punkte). 12 Patienten hatten eine geschlossene (IC2, IC3) und 7 Patienten hatten eine offene (IO1, IO2, IO3) Fraktur nach AO [11]. Begleitverletzungen und Weichteilverhältnisse entscheiden über die primäre Osteosynthese. Bei polytraumatisierten Patienten muß häufig in der ersten Operationsphase auf eine definitive Versorgung einer Extremitätenfraktur zugunsten lebensrettender Maßnahmen verzichtet werden. In dieser Phase ist aus Zeitgründen der Fixateur externe das Osteosynthesematerial der 1. Wahl [14]. Bei 6 unserer Patienten wurde zur Erstversorgung dieses Verfahren gewählt. Im weiteren Verlauf wurde der Fixateur externe entfernt und ein UTN implantiert. Bei 3 Patienten wurde damit bis zur knöchernen Heilung ausbehandelt. Bei diesen Patienten wurde der UTN deutlich früher in den Markraum eingebracht (Median 9. Tag), als bei den Patienten, bei welchen ein zusätzlicher Verfahrenswechsel indiziert war (Median 18. Tag). Ein frühzeitiger Wechsel ist mit einem niedrigeren Infektionsrisiko verknüpft. Ferner kann dieser in direkter Form, d. h. ohne osteosynthesefreies Intervall, erfolgen [4, 14]. Der Begriff „frühzeitig" ist noch unzureichend definiert. Oben genannte Autoren verstehen darunter die ersten 3 Wochen nach dem Unfallereignis. Unsere Ergebnisse liefern Hinweise dafür, daß dieses Zeitintervall eher zu lang ist, weshalb wir zum Verfahrenswechsel innerhalb der ersten 2 Wochen raten.

Primär stabilisierten wir 14 Tibiaschaftfrakturen mit dem UTN, eine Ausbehandlung war bei 10 Patienten möglich. Somit können wir die Mitteilungen anderer Autoren [1, 4, 6, 7, 12, 13] bestätigen, daß der als temporäres Implantat konzipierte UTN zur definitiven Frakturbehandlung geeignet ist. Ein routinemäßiger Verfahrenswechsel auf einen aufgebohrten Tibianagel ist nicht mehr gerechtfertigt. Primär muß der UTN – bis auf wenige Ausnahmen (Typ-A2-, -A3-, evtl. -C2-Frakturen) – statisch verriegelt werden, damit eine ausreichende Stabilität bzgl. der Rotation und Schaftachse gewährleistet ist [11].

Offene Frakturen mit schweren Weichteilverletzungen (IO4 und IO5 nach AO [11]), die einer plastischen Deckung bzw. rekonstruktiven Maßnahmen des Gefäßsystems bedürfen, wurden bei uns primär nicht mit dem UTN behandelt. Die Behandlung dieser Verletzungen mit dem UTN ist derzeit noch Gegenstand von Untersuchungen und kann nicht allgemein empfohlen werden [1]. Hier ist weiterhin der Fixateur externe das Osteosynthesematerial der 1. Wahl.

Die funktionelle Nachbehandlung konnte, bis auf wenige Ausnahmen (gelenküberbrückender Fixateur externe n = 3), unmittelbar postoperativ erfolgen. Dynamisiert wurde in der Patientengruppe UTN im Median nach

46,5 Tagen (6,6 Wochen), nachfolgend wurde im Median nach 52,5 Tagen (7,5 Wochen) mit der Teilbelastung begonnen. Die Dynamisierung vor der Belastung wird allgemein empfohlen wegen der Gefahr des Schraubenbruchs [4, 7, 9, 11]. Mit der Vollbelastung wurde im Median nach 67 Tagen begonnen (9,5 Wochen). Zu diesem Zeitpunkt war ein schmerzfreies Gehen möglich, die Tibia war klinisch stabil. Anzumerken ist, daß der exakte Zeitpunkt der kompletten Frakturheilung bei der dynamischen intramedullären Tibianagelung unbedeutend ist, da der Patient auch bei langen Durchbauungszeiten beschwerdefrei vollbelasten kann.

In der Patientengruppe UTN/VMN verdoppelte sich die Heilungszeit. Die Heilungszeit verdreifachte sich, wenn primär ein Fixateur externe montiert wurde, unabhängig ob nach unaufgebohrter Tibianagelung ein erneuter Verfahrenswechsel zur aufgebohrten Tibianagelung stattfand.

Unsere Frakturheilungszeit in der Patientengruppe UTN (Median: 67 Tage = 9,5 Wochen) liegt deutlich unter den in der Literatur [4, 7] angegebenen Durchschnittswerten (21,9 – 22 Wochen). Die Angaben von Durchschnittswerten halten wir für problematisch, da normalverteilte Patientenkollektive selten sind, wodurch einige wenige Patienten mit langer Frakturheilungszeit die Durchschnittswerte zu sehr beeinflussen. Bessere Aussagekraft hat u. E. der Median. Unterschiedliche Patienteneinteilungen und Kriterien der Frakturheilung können Ursachen der unterschiedlichen Frakturheilungszeiten sein.

Deutlich längere Frakturheilungszeiten hatten die Patienten, die primär mit dem Fixateur externe versorgt wurden (Median: 194 Tagen = 27,7 Wochen). Bei primärer Montage eines unilateralen Fixateur externe (Monofixateur) ohne weiteren Verfahrenswechsel fanden Krettek et al. [8] folgende Zusammenhänge: Im Durchschnitt heilten geschlossene Frakturen nach 15,4 Wochen, offene Frakturen nach 18,4 Wochen. Die Frakturheilung war bei einfachen Frakturen im Mittel nach 15,4 Wochen, bei keilförmigen und komplexen Frakturen nach AO [11] nach 18,3 Wochen abgeschlossen. Die Dynamisierung verkürzte die Heilungszeit durch axiale Kompression im Frakturbereich (16 versus 18 Wochen). Ein direkter Vergleich ist aufgrund von Mittelwertangaben unmöglich, es ergeben sich jedoch folgende Hinweise: Ohne therapiebeeinflussende Begleitverletzungen kann die geschlossene Tibiaschaftfraktur mit Weichteilschaden bis IC 3 und die offene Tibiaschaftfraktur bis IO 3 nach AO [11] unabhängig vom Frakturtyp mit dem UTN schneller zur Ausheilung gebracht werden, als bei alleiniger Behandlung mit dem Fixateur externe. Die frühzeitige Dynamisierung begünstigt hierbei die schnellere Frakturheilung [13]. Liegen Begleitverletzungen vor, die die Montage eines Fixateur externe notwendig machen, so scheint die Frakturheilungszeit mit einem Monofixateur kürzer zu sein, im Vergleich zu einem Therapieregime, welches einen Verfahrenswechsel auf einen un- oder aufgebohrten Tibianagel vorsieht [8]. Wird ein gelenküberbrückender Fixateur externe montiert, so ist ein Verfahrenswechsel unumgänglich, damit die angrenzenden Gelenke funktionell nachbehandelt werden können. In dieser Situation ist unserer Meinung der UTN, aufgrund seiner minimalen biologischen Störung bei der Implantation, das Osteosynthesematerial der 1. Wahl. Komplementärosteosynthesen sind mit dem UTN problemlos möglich. Hierbei ist es unbedeutend, ob die Komplementärosteosynthese vor oder mit der unaufgebohrten Tibianagelung durchgeführt wird.

Ist nach Berücksichtigung der Begleitverletzungen ein Fixateur externe am Unterschenkel indiziert, so spricht für die Ausbehandlung mit dem Fixateur externe die etwas kürzere Frakturheilungszeit im Vergleich zu einem Therapieplan, der einen Verfahrenswechsel vorsieht [8]. Weiterhin muß sich der Patient keiner weiteren Operation unterziehen, die erforderliche Dynamisierung kann problemlos ambulant erfolgen. Die Nachteile der Fixateur-externe-Behandlung sind ein schlechter Patientenkomfort, die Gefahr von Pin-tract-Infektionen mit nachfolgender Pinlockerung [1, 4, 6, 8, 9, 12]. Nach Analyse der Vor- und Nachteile des jeweiligen Verfahrens muß mit dem Patienten das weitere Procedere individuell festgelegt werden. Entschließt man sich zu einem Verfahrenswechsel, so sollte dieser frühzeitig erfolgen, um das Infektionsrisiko zu minimieren. Nicht nur aufgrund des minimalen Operationstraumas empfiehlt sich der UTN. Bei unaufgebohrter Tibianagelung wurden durch Runkel et al. [13] kürzlich im Tierexperiment nachgewiesen, daß die maximale Kallusbildung bereits nach 4 postoperativen Wochen entstanden war. Nach aufgebohrter Marknagelung konnten oben genannte Autoren die maximale Kallusbildung erst nach 6 postoperativen Wochen sehen. Somit scheint die unaufgebohrte Nagelung auch bei der geschlossenen Tibiaschaftfraktur ohne Weichteilschäden der aufgebohrten Nagelung überlegen zu sein.

Ein Therapieschema zur Behandlung offener Tibiaschaftfrakturen haben Bone et al. [1] entwickelt. Hierbei wird der unaufgebohrte Tibianagel bei offenen Tibiaschaftfrakturen Typ 1, Typ 2 und Typ 3 A nach Gustilo et al. [3] implantiert − die Typ-3 B- und Typ-3 C-Frakturen nach Gustilo et al. [3] bleiben unberücksichtigt. Stabile Frakturen werden primär dynamisch verriegelt, nach einer Latenzzeit von 6−8 Wochen wird mit der Teilbelastung begonnen. Instabile Frakturen werden primär statisch verriegelt, dynamisiert wird nach 6−8 Wochen, gleichzeitig erfolgt eine Spongiosaplastik. In Abhängigkeit vom Heilungsverlauf erfolgt bei delayed union die Spongiosaplastik, in einigen Fällen kommt die aufgebohrte Verriegelungsmarknagelung zur Anwendung. Auch hier kommt deutlich zum Ausdruck, daß der routinemäßige Wechsel auf einen aufgebohrten Tibianagel nicht notwendig ist. Die aufgebohrte Tibiamarknagelung ist erst dann indiziert, wenn es zur verzögerten Knochenheilung kommt, begleitend ist oft eine Spongiosaplastik nötig. U. E. ist das Therapieschema von Bone et al. [1] unvollständig, da Begleitverletzungen, die therapieentscheidend sind, unberücksichtigt bleiben. Hervorzuheben sind die Tibiaschaftfrakturen mit Gelenkbeteiligung, die schweren, mit Defekten einhergehenden offenen Tibiaschaftfrakturen und die Tibiaschaftfrakturen beim polytraumatisierten Patienten. Hier ist der Fixateur externe nach wie vor das Osteosynthesematerial der 1. Wahl. Nachfolgend kann dann ein Verfahrenswechsel auf einen UTN erfolgen. Berücksichtigt werden muß die Möglichkeit zur definitiven Behandlung mit dem Fixateur externe [8]. Wir haben deshalb das vorgeschlagene Behandlungsschema etwas modifiziert (Abb. 14).

Selbstverständlich treten auch bei der unaufgebohrten Tibianagelung Komplikationen auf:

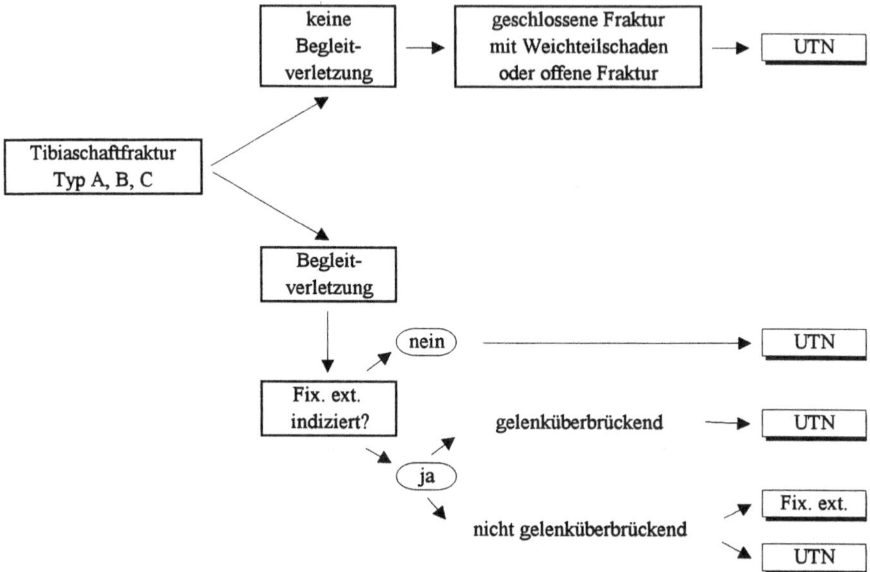

Abb. 14. Flußdiagramm: Therapieschema der geschlossenen Tibiaschaftfraktur mit Weichteilschaden und der offenen Tibiaschaftfraktur

1. Bei einem Patienten, der zu früh belastete, brachen die Verriegelungsschrauben (s. Abb. 11). Die weitere Frakturheilung war, wie auch andere Autoren mitteilen [4, 7, 9], von diesem Schraubenbruch unbeeinflußt. Auf die Dynamisierung vor der Belastung wurde bereits hingewiesen.

2. Die zu frühe Dynamisierung und Belastung kann zum Frakturkollaps führen mit nachfolgender Irritation des Lig. patellae durch den UTN. Dies beobachteten wir bei 3 Patienten, weshalb ein Verfahrenswechsel nötig war. In Abhängigkeit vom Frakturtyp kann dieses Problem, nach intraoperativer Längenmessung, durch die Wahl eines kürzeren Nagels gelöst werden.

3. Bei einem Patient brach das Gewinde des Einschlaginstrumentes und verblieb im Nagel. Von einer Metallentfernung wurde bei diesem Patienten abgesehen.

4. Vor allem nach primärer Montage eines Fixateur externe war bei Typ-C-Frakturen ein Verfahrenswechsel zum aufgebohrten Tibianagel, aufgrund einer verzögerten Knochenheilung, indiziert. Auch andere Autoren beobachteten eine verzögerte Heilung bei komplexen Tibiaschaftfrakturen [7, 9].

5. Eine Beinlängendifferenz < 1 cm trat bei einem Patienten auf, ein Innenrotationsfehler < 20 Grad bei 2 Patienten. Eine Therapiekonsequenz ergab sich daraus nicht.

6. Sekundär kam es bei einem Patienten zur Markraumphlegmone. Bei diesem Patienten handelte es sich um eine 42-C3.1 IO3-Fraktur des distalen Tibiaschaftes mit Ruptur der A. tibialis posterior. Da aus der A. tibialis posterior in der Mehrzahl der Fälle die A. nutricia entspringt und vor allem im dista-

len Tibiaschaft für die Knochendurchblutung von zentraler Bedeutung ist [10], kann eine Durchblutungsstörung mit gestörter Heilung auftreten. Begünstigt wird die gestörte Heilung, wie andere Autoren [10] festgestellt haben, auch dadurch, daß die periostale Gefäßversorgung in diesem Tibiabereich nur durch die A. tibialis anterior erfolgt und diese insbesondere bei Trümmerfrakturen kritisch vermindert sein kann. Bei unserem Patient, der primär mit einem nicht gelenküberbrückenden Fixateur externe versorgt wurde und nachfolgend einen UTN erhielt, trat nach Verfahrenswechsel auf den aufgebohrten Tibianagel eine Markraumphlegmone auf. Nach erneuter Montage eines Fixateur externe (Monotube, im Verlauf dynamisiert) und Spongiosaplastik konnte eine Ausheilung erreicht werden. Bei diesem Patienten war vielleicht der iatrogene intraoperative Schaden des Aufbohrens Wegbereiter der gestörten Knochenheilung mit nachfolgender Infektion. Retrospektiv war diese Strategie ungünstig; eine Ausbehandlung der Tibiafraktur mit einem im Verlauf dynamisierten unilateralen Fixateur externe oder der Versuch einer Ausbehandlung mit dem UTN wäre wohl günstiger gewesen. Einen routinemäßigen Wechsel auf den aufgebohrten Tibianagel nehmen wir nach kritischer Wertung dieses Verlaufes nicht mehr vor.

Schlußfolgerungen

Trotz unserer kleinen Patientenzahl kommen wir unter Berücksichtigung der aktuellen Literatur zu folgenden Schlußfolgerungen:

1. Begleitverletzungen und Weichteilverhältnisse entscheiden über die primäre Osteosynthese.
2. Der UTN eignet sich zur definitiven Behandlung von geschlossenen und offenen Tibiaschaftfrakturen unterschiedlicher Hautverletzungen, nahezu unabhängig vom Frakturtyp und Patientenalter. Die Anwendung des UTN bei IO 4- und IO 5-Hautläsionen ist derzeit noch Gegenstand von Untersuchungen und kann noch nicht allgemein empfohlen werden.
3. Eine schmerzfreie Vollbelastung wird bei Tibiaschaftfrakturen, die mit dem UTN behandelt werden, deutlich früher erreicht als bei der primären Verwendung des Fixateur.

Zusammenfassung

Die Daten von 20 Patienten, die auf der Unfallchirurgischen Abteilung der Klinik am Eichert mit dem unaufgebohrten Tibianagel operativ behandelt wurden, wurden retrospektiv erhoben und analysiert. Trotz unserer kleinen Patientenzahl trauen wir uns, in Kenntnis der aktuellen Literatur ein Behandlungsregime zur Therapie von Tibiaschaftfrakturen vorzustellen. Der UTN, ursprünglich als temporäres Implantat konzipiert, eignet sich in jeder Altersklasse (Median 40 Jahre, Bereich 17–93 Jahre) zur definitiven Behandlung der geschlos-

G. Kelsch et al.

senen oder offenen Tibiaschaftfraktur, nahezu unabhängig vom Frakturtyp. Im Median war eine schmerzfreie Vollbelastung nach 67 postoperativen Tagen (9,5 Wochen) möglich. Die minimal invasive Operationstechnik mit Schonung der intraossären und periostalen Durchblutung im Zusammenhang mit einer eher relativen Ruhigstellung in der Frakturzone scheint für die Kallusstimulation entscheidend zu sein. Beim routinemäßigen Verfahrenswechsel ergeben sich eher verlängerte Frakturheilungszeiten. Begleitverletzungen bestimmen primär das operative Behandlungsregime. Sind die angrenzenden Gelenkflächen mitbetroffen, handelt es sich um schwerste Weichteilverletzungen oder ist der Patient polytraumatisiert, so wird im Rahmen der Erstversorgung aus Zeitgründen meist ein Fixateur externe montiert. Das weitere therapeutische Vorgehen richtet sich dann nach der Art der Fixateurbehandlung. Ist ein gelenküberbrückender Fixateur externe zur Anwendung gekommen, so gehört der Verfahrenswechsel zum Behandlungsplan. Hierbei kann der UTN, aufgrund seiner geringen biologischen Störung bei der Implantation, eher in die Tibiamarkhöhle eingebracht werden, wodurch die funktionelle Behandlung rascher begonnen werden kann. Da das Infektionsrisiko mit der Dauer der Fixateur-externe-Behandlung korreliert, reduziert sich dieses Risiko mit der frühzeitigen unaufgebohrten Tibianagelung. Wird während der Erstversorgung ein Fixateur externe montiert, so kann die Fraktur mit dem Fixateur externe nach Dynamisierung ausbehandelt werden. Hierbei scheint die Frakturheilungszeit etwas kürzer zu sein als bei einem Verfahrenswechsel auf den UTN. Dieser bietet jedoch einen höheren Patientenkomfort, ferner besteht nicht die Gefahr einer Pin-tract-Infektion mit nachfolgender Pinlockerung. Als wesentliche Komplikation der unaufgebohrten Tibianagelung können wir die verzögerte Knochenheilung (delayed union) nennen. Ein Verfahrenswechsel zum aufgebohrten Tibianagel ist in denjenigen wenigen Fällen indiziert, bei welchen es trotz Dynamisierung des UTN nicht zur Ausheilung kommt. Meist ist dann gleichzeitig eine Spongiosaplastik erforderlich. Die Dynamisierung zum Belastungsbeginn gehört zum Therapiekonzept des UTN, da die Verriegelungsschrauben einer Belastung nicht standhalten, wodurch der oftmals beschriebene Schraubenbruch vermieden werden kann.

Literatur

1. Bone LB, Kassman S, Stegemann P, France J (1994) Prospective study of union rate on open tibial fractures treated with locked, unreamed intramedullary nails. J Orthop Trauma 8:45–49
2. Gerber P, Wicki O (1990) Stadien und Einteilungen in der Medizin. Thieme, Stuttgart New York
3. Gustilo RB, Merkow RL, Templeman D (1990) The management of open-fractures. J Bone Joint Surg [Am] 72/2:299–303
4. Haas N, Krettek C, Schandelmaier P, Frigg R, Tscherne H (1993) A new solid unreamed tibial nail for shaft fractures with severe soft tissue injury. Injury 24:49–54
5. Heim D (1994) Intramedullary pressure in reamed and unreamed nailing procedures of the femur and tibia. Injury (Suppl) 3:56–63

5. Heim D (1994) Intramedullary pressure in reamed and unreamed nailing procedures of the femur and tibia. Injury (Suppl) 3:56−63
6. Höntzsch D, Weller S, Rüedi Th (1993) Was bringt der neue solide Tibiamarknagel (UTN) ohne aufbohren beim offenen Bruch? Ther Umschau 50:454−458
7. Krettek C, Haas N, Schandelmaier P, Frigg R, Tscherne H (1991) Der unaufgebohrte Tibianagel (UTN) bei Unterschenkelschaftfrakturen mit schwerem Weichteilschaden. Unfallchirurg 94:579−587
8. Krettek C, Haas N, Tscherne H (1989) Behandlungsergebnisse von 202 frischen Unterschenkelschaftfrakturen, versorgt mit einem unilateralen Fixateur externe (Monofixateur). Unfallchirurg 92:440−452
9. Melcher GA, Ryf Ch, Leutenegger A, Rüedi Th (1993) Tibial fractures treated with the AO unreamed tibial nail. Injury 24:407−410
10. Menck J, Bertram Ch, Grüber J, Lierse W (1992) Entwicklung eines Tibianagels auf der Basis anatomischer Untersuchungen der intraossären Gefäße. Unfallchirurgie 18:321−324
11. Müller ME, Allgöwer M, Schneider R, Willenegger H (1993) Manual der Osteosynthese − AO-Technik, 3. erweit. und völlig überarb. Aufl. Springer, Berlin Heidelberg New York Tokyo
12. Ostermann PA, Knopp W, Josten Ch, Muhr G (1993) Ungebohrter Marknagel oder Fixateur externe beim komplizierten Unterschenkelbruch − Eine vergleichbare Analyse. Chirurg 64:913−917
13. Runkel M, Wenda K, Ritter G, Rahn B, Perren SM (1994) Knochenheilung nach unaufgebohrter Marknagelung. Unfallchirurg 97:1−7
14. Weise K, Weller S, Ochs U (1993) Verfahrenswechsel nach primärer Fixateur externe Osteosynthese beim polytraumatisierten Patienten. Akt Traumatol 23:149−168

Teil VI

Spezielle Techniken
der Behandlung der Humerusfraktur

Klassifikation der Humerusfrakturen

H.-J. Gehrckens und H. Seidel

Mißerfolge in der Behandlung von Frakturen sind häufig auf eine initiale Fehleinschätzung der Fraktur und des begleitenden Weichteilschadens zurückzuführen. Klassifikationen sollen uns helfen, die Morphologie einer Fraktur zu erfassen, den Schweregrad festzulegen und − auf der Basis gut dokumentierter, wissenschaftlicher und klinischer Evidenz − die geeignete Behandlungsmethode auszuwählen. Zudem dienen uns Klassifikationen in Studien als Grundlage für die Überprüfung der Behandlungsmethoden und der damit erreichten Ergebnisse − in der Annahme, daß es sich bei den behandelten Frakturen um Verletzungen gleicher Schwere handelt. Von einem Klassifikationssystem ist zu fordern, daß alle Frakturtypen erfaßt werden können und sie durch eindeutige Gruppierungen zuverlässig reproduzierbar sind.

Oberarmschaftfraktur

Für die Oberarmschaftfraktur ist die derzeit allgemein gebräuchliche Klassifikation die neue Klassifikation der ASIF/AO. Nach dem Klassifikationsprinzip der AO [1] werden die Frakturen des Humerusschaftes nach zunehmendem Schweregrad in die Frakturtypen A−C unterteilt. (A = Einfache Frakturen, B = Wedge-Frakturen und C = Komplexe Frakturen), die sich ihrerseits in 3 Gruppen mit je 3 weiteren Untergruppierungen aufgliedern. Die Untergruppen entsprechen den charakteristischen Frakturvarianten jeder Gruppe. Es ergeben sich rechnerisch 27 Untergruppen.

Die einfache A 1-Spiralfraktur des proximalen Humerusschaftdrittels hat nach der AO-Klassifikation die beste Prognose, die irreguläre langstreckige C 3-Trümmerfraktur ist die Fraktur mit der schlechtesten Prognose.

Es stellt sich die Frage nach der klinischen Relevanz? Wir wissen, daß durch die anatomisch günstige Morphologie des nur gering belasteten Oberarmes die Prognose auch der höhergradigen Frakturen insgesamt gut ist. Dies belegen die allgemein zufriedenstellenden Ausheilungsergebnisse nach konservativer Behandlung [2]. Heilungsstörungen des Humerusschaftes sind eher selten und zum Teil Behandlungs- oder Indikationsfehler. Als konservativer Behandlungsfehler gilt u. a. eine nach Reposition verbleibende Dislokation mit einer Achsenfehlstellung > 20°. Derartige Fehlstellungen finden in der Schweregradeinteilung der AO-Klassifikation jedoch keine Berücksichtigung.

Hafenkrankenhaus Hamburg, Zirkusweg 11, D-20359 Hamburg.

Ebenfalls numerisch keine Berücksichtigung findet die Frakturlänge wie auch die Frakturhöhe und die Anzahl der Fragmente der Gruppe C, so daß eine exakte Erfassung des Frakturtyps nicht möglich scheint.

Es besteht auch eine Diskrepanz zwischen der Schweregradeinteilung der AO und den in der Literatur beschriebenen Problemfrakturen, z.B. wird der kurze Schräg- und Querbruch im mittleren Humerusschaftanteil, der als primär instabil gilt und mit einer erhöhten Pseudarthrosenrate einhergeht, in der AO-Klassifikation als einfache A.2.2- und A.3.2-Fraktur eingruppiert, der durch Weichteilinterponat häufig heilungsgestörte lange Spiral- und Schrägbruch als einfache A1- oder A2-Fraktur eingestuft. Die Zuordnung des Defektbruches in eine der Gruppen bleibt unklar.

Die AO-Klassifikation der Humerusschaftfraktur ist unvollständig. Die Frakturlänge, der Dislokationsgrad und die Frakturhöhe in der Gruppe C werden nicht erfaßt. Es besteht eine Diskrepanz zwischen der AO-Schweregradeinteilung und der in der Literatur beschriebenen Problemfraktur, so daß die AO-Klassifikation mehr als numerisches Konzept denn als klinische Klassifikationstabelle angesehen werden muß. Die beschriebenen Probleme der AO-Klassifikation erschweren die Ableitung eines eindeutigen Therapiekonzeptes.

Im Hafenkrankenhaus Hamburg erfolgt die Einteilung der Humerusschaftfraktur rein deskriptiv. Dabei wird der Schaft entsprechend den anatomischen Grenzen in die Segmente S 1 – S 6 unterteilt (s. unten). Die Frakturhöhe läßt sich so direkt ablesen und durch Auszählung der Segmente kann die Frakturlänge bestimmt werden. Neben der Typisierung in Quer-, Schräg- und Spiralfrakturen wird durch Auszählung der Fragmente und Bestimmung des Dislokationsgrades die Komplexität der Fraktur erfaßt (Abb. 1).

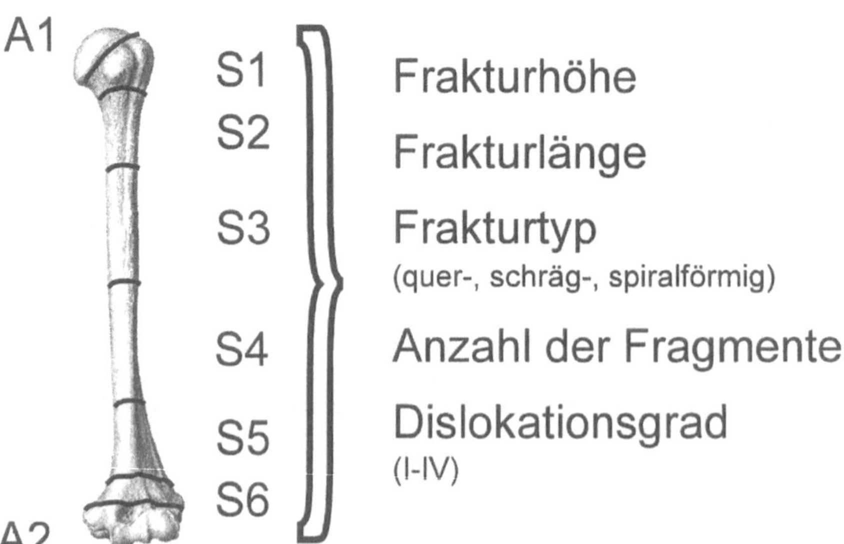

Abb. 1. Anatomische Klassifikation in die Segmente $A_1 - A_2$

Einteilung nach Humerusschaftfraktur nach HKH:

S1 = Proximal-epiphysennahes Schaftsegment
S2 = Proximal metaphysäres Schaftsegment
S3 = Proximal diaphysäres Schaftsegment
S4 = Distal diaphysäres Schaftsegment
S5 = Distal metaphysäres Schaftsegment
S6 = Distal-epiphysennahes Schaftsegment

Proximale Oberarmfraktur

Eine besondere Aufmerksamkeit verlangt die Behandlung der proximalen Oberarmfraktur. Als proximale Oberarmfraktur werden die Brüche im Bereich des Oberarmhalses und/oder des Oberarmkopfes zusammengefaßt.

Ca. 80% dieser Frakturen sind einfache Frakturtypen, d.h. sie sind ohne Gelenkbeteiligung, nicht disloziert oder lassen sich bei Dislokation stabil reponieren. Diese Frakturen sind in der Regel konservativ problemlos auszuheilen [3].

Ca. 20% der proximalen Oberarmfrakturen sind komplizierte Frakturen, d.h. mit direkter Gelenkbeteiligung bzw. instabiler Dislokation und per se schlechter funktioneller Prognose. Oberstes Ziel der Behandlung dieser Frakturen muß die stabile Wiederherstellung der Gelenkstrukturen sein. Dieses ist in der Regel nur durch operative Rekonstruktion der Frakturfragmente und der Rotatorenmanschette möglich.

Fehlschläge der Behandlung der proximalen Frakturen sehen wir immer wieder durch inadäquate Beurteilung des Schweregrades, d.h. im Verkennen der komplizierten Fraktur. Der Schweregrad ergibt sich aus der Frakturhöhe, der Anzahl der Fragmente und dem Grad der Dislokation. Die Frakturhöhe bestimmt, wie bei der medialen Schenkelhalsfraktur, das Risiko der avaskulären Kopfnekrose.

Die Anzahl der Fragmente entscheidet sowohl über die Stabilität der Fraktur als auch über die Stabilität des Gelenkes. Je nach Frakturverlauf findet sich eine einfache oder kombinierte Frakturierung der 4 anatomischen Hauptfragmente, d.h. es bestehen 2-, 3- oder 4-Fragment-Brüche. Abhängig der Anzahl der Hauptfragmente entstehen durch Muskelzug der Rotatoren gelenkstabile und gelenkinstabile Dislokationsmuster.

Der dislozierte 2-Fragment-Bruch im Collum chirurgicum ist durch die intakte Rotatorenmanschette gelenkstabil. Das Kopffragment verbleibt in neutraler Gelenkstellung. Der Schaft medialisiert typischerweise durch den Zug des M. pectoralis. Gelingt die stabile Reposition, sind diese Frakturen der konservativen Behandlung gut zugänglich. Frakturinstabile Situationen entstehen durch zusätzliche subkapitale Frakturfragmente.

Der dislozierte 3- und 4-Fragment-Bruch ist hingegen gelenkinstabil. Beim dislozierten 3-Fragment-Bruch kommt es durch Querbruch des Schaftes mit Abriß eines der Tubercula zur Imbalance der Rotatoren, so daß das Kopffragment im Gelenk verdreht: bei Abriß des Tuberculum majus nach dorsal, bei Abriß des Tuberculum minus nach ventral. Bedingt durch den einseitigen Rotatorenzug sind die dislozierten 3-Fragment-Brüche in der Regel geschlossen nicht stabil zu reponieren, die offene Reposition ist somit zwingend.

Beim dislozierten 4-Fragment-Bruch sind beide Tubercula abgerissen und durch den divergierenden Zug der Rotatoren retrahiert. Durch den fehlenden Halt der Rotatoren luxiert das Kopffragment typischerweise nach dorsolateral, selten nach ventral aus dem Gelenk. Die geschlossene Reposition dieser Luxationsfrakturen ist in der Regel nicht möglich.

Eine Sonderform des 4-Fragment-Bruches entsteht durch Abscherung des Kopfes im anatomischen Hals mit Impaktion der Kopfkalotte in Valgus- oder Varusfehlstellung. Für die proximalen Mehrfragmentbrüche besteht im allgemeinen immer das Risiko der avaskulären Kopfnekrose. Für den in Varusstellung impaktierten 4-Fragment-Bruch ist das Risiko der Kopfnekrose durch den noch bestehenden Knochenkontakt des Kopffragmentes jedoch gemindert.

Erstmals beschreibt Codman 1934 ausführlich, daß die proximale Humerusfraktur grundsätzlich zwischen den 4 anatomischen Grundsegmenten verläuft [4].

1970 stellt Neer seine 4-Fragment-Klassifikation vor, die unter Berücksichtigung des biologischen Aspektes prognostische und therapeutische Gesichtspunkte zuläßt [5]. Sie unterscheidet zwischen 6 Gruppen:

Gruppe 1 umfaßt alle Frakturen unabhängig der Anzahl der Fragmente, wobei die Dislokation 1 cm Verschiebung ad latus oder 45° Fragmentkippung nicht überschreiten darf. Frakturen dieser Gruppe können konservativ behandelt werden.

Gruppe 2 beschreibt den verschobenen Bruch im anatomischen Hals.

Gruppe 3 den verschobenen Bruch des Collum chirurgicum.

Gruppe 4 und 5 die verschobenen 2 – 4-Fragment-Brüche des Tuberculum majus und minus,

und in der Gruppe 6 sind die vordere und hintere Luxationsfraktur erfaßt, wobei auch hier zwischen 2 – 4 Fragmenten unterschieden wird (Abb. 2).

1983 entsteht die neue AO-Klassifikation [1] mit der Unterteilung in die Frakturtypen:

A = Alle extraartikulären 2-Fragment-Brüche, das Nekroserisiko soll fehlen;
B = alle extraartikulären 3-Fragment-Brüche mit fakultativem Nekroserisiko und
C = alle intraartikulären 3- und 4-Fragment-Brüche mit hohem Kopfnekroserisiko.

Im Gegensatz zu Neer erklärt die numerische Subunterteilung der AO nicht die Fragmentzahl, sondern das spezielle Dislokationsmuster.

Beide Klassifikationen weisen Schwächen auf. So ist in der Neer-Klassifikation der in Valgus- oder Varusstellung impaktierte 4-Fragment-Bruch nicht erfaßt, in der AO-Klassifikation fehlen indes die 4-Fragment-Luxationsfrakturen. Studien belegen sowohl für die Neer als auch für die AO-Klassifikation,

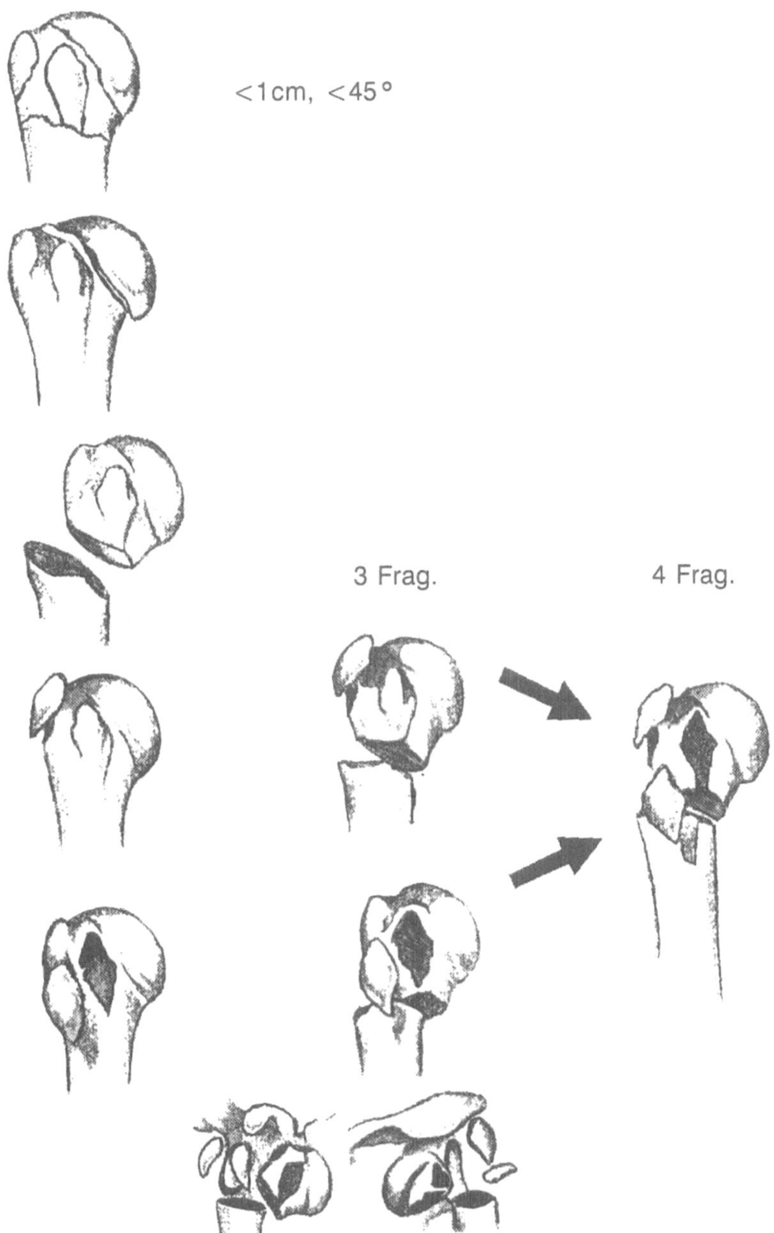

Abb. 2. Neer-Klassifikation

daß bei der Interpretation der Röntgenfrakturbilder durch unabhängige Untersucher eine übereinstimmende Gruppierung nur in 50−60% gelingt [6].

Auch eigene Erfahrungen haben uns immer wieder gezeigt, daß häufig
eine Diskrepanz besteht zwischen der Interpretation der präoperativen Rönt-

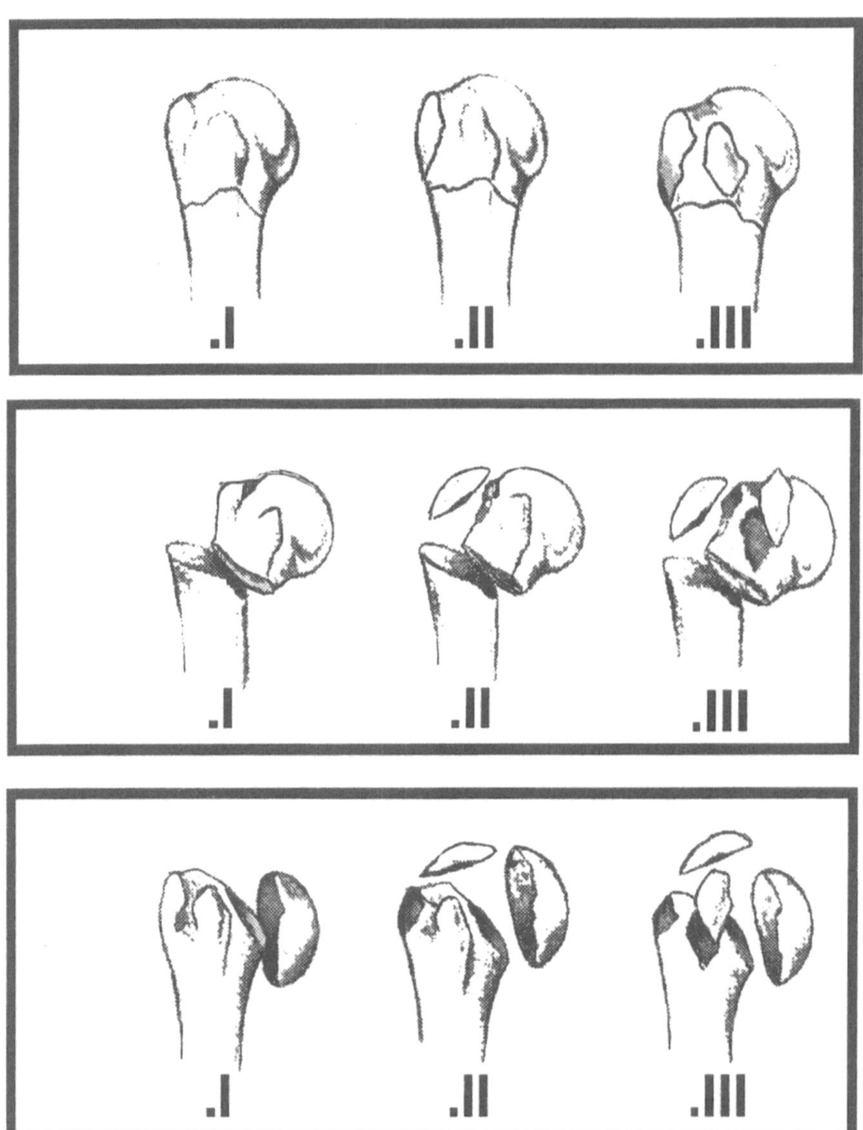

Abb. 3. Klassifikation nach Habermeyer und Schweiberer

genbefunde und dem dann tatsächlichen intraoperativen Zustand. Um Fehlschläge der Behandlung zu vermeiden, bedarf es eindeutiger therapeutischer Richtlinien, die sich aus der röntgenologischen Klassifikation ergeben.

Die Einteilung der proximalen Oberarmbrüche nach Habermeyer und Schweiberer erfüllt die vorgenannten Forderungen [7].

Diese Einteilung erfolgt in die Gruppen:

A = Alle nicht dislozierten, extrakapsulären Frakturen, wobei in Anlehung an Neer die Dislokation 1 cm Verschiebung ad latus oder 45° Fragmentkippung nicht überschreiten darf,
B = Alle dislozierten extrakapsulären Frakturen und
C = Alle intrakapsulären Frakturen.

Die Subgruppen I–III beschreiben lediglich die Anzahl der Fragmente ohne anatomische Zuordnung. Aufgrund dieser Einteilung wird das therapeutische Vorgehen klar festgelegt.

Alle Frakturen der Gruppe A werden konservativ behandelt. Operativ versorgt werden die Frakturen der Gruppe B und C. Können die Frakturen der Gruppe B durch geschlossene Reposition in eine Fraktur der Gruppe A umgewandelt werden, entfällt die operative Versorgung (Abb. 3).

Da die von der Münchener Klinik vorgeschlagene Klassifikation eindeutig ist und vom Prinzip her unseren Erfahrungen entspricht, haben wir uns dieser angeschlossen, wobei die subkapitalen A- und B-Frakturen in der eigenen Nomenklatur als S 1-Frakturen, die C-Frakturen in unserem Haus als A 1-Frakturen (proximal artikuläres Segment) erfaßt werden, was uns erlaubt, eine Gesamtklassifikation des Humerus vorzunehmen (s. Abb. 1).

Literatur

1. Müller ME, Nazarian S, Koch P, Schatzker J (1990) The Comprehensive Classification of Fraktures of Long Bones. Springer, Berlin Heidelberg New York Tokyo
2. Böhler L (1964) Gegen die operative Behandlung von frischen Oberarmschaftbrüchen. Langenbecks Arch. Chir 308:465
3. Giebel G, Tscherne H, Reißmann K (1986) Die gestörte Frakturheilung am Oberarm. Unfallchirurg 89:353
4. Codman EA (1934) The Shoulder. Todd, Boston
5. Neer CS (1970) Displaced Proximal Humeral Fractures, Part I, Classification and Evaluation. J Bone Joint Surg (Am) 52:1077
6. Siebenrock K, Gerber C (1993) The Reproducibility of Classification of Fractures of the Proximal End of the Humerus. J Bone Joint Surg (Am) 75:1751
7. Habermeyer P, Krueger P, Scheiberer L (1990) Schulterchirurgie. Urban & Schwarzenberg, München Wien Baltimore
8. Neumann K, Muhr G, Breitfuß H (1988) Die Endoprothese bei Oberarmkopfbrüchen. Unfallchirurg 91:451

Einfluß von Schulterposition und Muskelaktivität auf die Kräfte und Momente entlang des Oberarmschaftes

D. Brand, G. Duda, E. Schneider und H. Seidel

Epidemiologie und klinische Problematik

Der Oberarmschaft wird im allgemeinen definiert als der Abschnitt des Humerus, der sich unterhalb des chirurgischen Halses bis oberhalb der Fossa olecrani befindet, nach Nast-Kolb et al. (1991) als 2.–5. Humerussechstel. Frakturen treten in diesem Bereich relativ häufig (an 5. Stelle) auf (Giebel 1991). Es sind überwiegend noch im Berufsleben stehende Menschen davon betroffen.

In seinem Standardwerk *Frakturen und Luxationen* schreibt Helferich 1886 (nach Wentzensen u. Magin 1991) über die Oberarmschaftfrakturen:

Die Heilung erfolgt bei korrekter Behandlung in normaler Weise, aber das Vorkommen von Pseudarthrosen ist nach Humerusfrakturen relativ häufiger als an den übrigen Knochen der oberen Extremität infolge der etwas schwierigeren Immobilisation und infolge der manchmal bedeutenden Dislokation, welche obendrein noch durch Interposition von Weichteilen zwischen die Frakturenden kompliziert sein kann.

Hamilton warnte im 19. Jahrhundert bereits vor Extension des Oberarmes bei gebeugtem Unterarm und Einlagerung des letzteren in eine Mitella.

1930 empfahl Poelchen die sog. „Selbstinnervationsbehandlung", mit der er die gezielte aktive Muskelübungsbehandlung bei Oberarmschaftfrakturen beschrieb. Für die Diaphysenbrüche stellte er fest, daß die gebrochene und in Streckstellung des Ellenbogens belastete Diaphyse durch die Oberarmsmuskulatur außerordentlich fest eingescheidet wird.

Seine Methode wurde von Witt (1960) und Specht (1973) nahezu unverändert fortgeführt.

Böhler (1964) sprach sich unter dem Eindruck schlechter Ergebnisse vehement gegen die operative Behandlung frischer Oberarmschaftfrakturen aus und plädierte bei der Reposition für die Verkürzung des Oberarmschaftes. Der Erfolg einer solchen Behandlung ist jedoch im wesentlichen abhängig von der aktiven Mitarbeit des Patienten und erfordert eine gezielte krankengymnastische Übungsbehandlung (Zimmer 1991).

Seit der Einführung der frühfunktionellen Bracebehandlung nach Sarmiento et al. (1977) mit übereinstimmend ausgezeichneten Ergebnissen stellt diese konservative Behandlung international unumstritten die Standardtherapie der Oberarmschaftfraktur dar.

Hafenkrankenhaus Hamburg, Zirkusweg 11, D-20359 Hamburg.

Umstritten ist jedoch weiterhin, was als „Standardsituation" zu sehen ist und wie weit die „Ausnahmeindikation" zur operativen Versorgung zu fassen ist (Nast-Kolb et al. 1991).

Aufgrund von Begleitverletzungen (Polytraumen, Thorax- und Schädelhirntraumen, Kettenfrakturen (floating elbow), Gefäß- und Nervenverletzungen, offene Frakturen) bei mangelnder Kooperationsbereitschaft oder -fähigkeit des Patienten oder bei pathologischen Frakturen ist häufig eine frühzeitige definitive Stabilisierung erforderlich.

Zur Zeit kommen verschiedene Methoden zur operativen Stabilisierung zur Anwendung: intramedulläre Kraftträger (Verriegelungsnägel mit anterogradem oder retrogradem Zugang, Ender- oder Bündelnagelungen) und extramedulläre Verfahren (Platten- und Schraubenosteosynthesen).

Obwohl die bevorzugte Behandlung für die meisten Typen von Humerusfrakturen nichtoperativ bleibt, ist die optimale Methode zur operativen Stabilisierung immer noch fraglich (Henley et al. 1992). Jede 10. Heilungsstörung bei der Frakturbehandlung tritt im Bereich des Humerus auf, obwohl er sehr günstige Voraussetzungen für die Frakturheilung bietet (Giebel 1991).

Die Radialisläsion im Rahmen der Humerusschaftfraktur stellt die häufigste Nervenläsion im Zusammenhang mit einer geschlossenen Fraktur dar (Kwasny u. Maier 1991). Sie kommt vor allem im mittleren und distalen Drittel vor (Zagorsky et al. 1988). In einer von Nast-Kolb et al. (1991) durchgeführten AO-Sammelstudie über die konservative und operative Behandlung der Humerusschaftfrakturen traten 11% primäre, 2% sekundäre Radialisschäden und 2% Gefäßschäden auf. In der operativ behandelten Gruppe befanden sich 20% Polytraumatisierte.

Frakturen im mittleren Drittel der Humerusdiaphyse heilen am langsamsten (11,4 Wochen im Vergleich zu 9,2 für das proximale bzw. 9,4 für das distale Drittel [Zagorsky et al. 1988]).

Bei der klinischen Auswertung von 121 Pseudarthrosen des Humerusschaftes konstatierten Hermichen et al. (1982):

Verschiedene konservative Verfahren sind mit einer beachtlichen Versagerquote (denn als solche muß die Pseudarthrose ja wohl gesehen werden) belastet. Die extendierenden Verfahren waren beim Gesamtkollektiv überdurchschnittlich vertreten. Der alte Leitsatz Böhlers, die Oberarmfraktur in Verkürzung einzustellen, wurde oft mißachtet.

Auch ist die konservative Behandlung nicht komplikationslos. Im Vordergrund stehen dabei Mazerationen der Haut unter der Kunststoffmanschette sowie verzögerte Frakturheilungen und Pseudarthrosen. Achsabweichungen sind häufiger nach konservativer Vorbehandlung. Dies bedeutet auch für dieses relativ einfach anzuwendende Behandlungsverfahren eine exakte Durchführung und regelmäßige klinische und radiologische Überwachung (Nast-Kolb et al. 1991).

Offene Fragen

Bei der konservativen Therapie der Humerusschaftfraktur kommen zur Zeit extendierende (hanging cast), komprimierende (Sarmiento et al. 1977) (Brace-)

sowie ruhigstellende (Desault-) Verfahren neben- und auch nacheinander zur Anwendung.

- Lassen sich für die jeweiligen Verfahren Empfehlungen in Abhängigkeit von der Frakturlokalisation geben?
- Gibt es in Abhängigkeit von der Frakturlokalisation geeignete Positionen und Lastfälle für die krankengymnastische Übungsbehandlung?

In der operativen Therapie existiert eine Vielzahl von Implantaten (Verriegelungsnägel, Ender-Nägel, Spickungen, Platten, Verschraubungen, Zuggurtungen).

- Welchen Kräften müssen diese Implantate gewachsen sein?
- Kann man in Abhängigkeit von der Frakturlokalisation und den dort auftretenden Kräften geeignete Implantate empfehlen?
- Lassen sich je nach Frakturlokalisation spezifische Anforderungen an diese Implantate stellen?
- Welche Frakturlokalisationen sind als stabiler oder instabiler anzusehen, und kann man daraus die Notwendigkeit zu operativer oder konservativer Behandlung ableiten?

Zielsetzung der Untersuchung

Ziel der Untersuchung war es, die mechanischen Einflüsse entlang des Humerusschaftes zu analysieren. Daraus sollten Kriterien für die Indikation zur operativen oder konservativen Versorgung bestimmter Frakturlokalisationen abgeleitet werden. Voraussichtlich zu Komplikationen führende Lokalisationen oder Lastfälle lassen sich anhand der Kräfteprofile darstellen. Aussagen über die Stabilität einer Fraktur unter verschiedenen Lastfällen und die Rolle der dafür verantwortlichen Muskeln lassen Rückschlüsse für die krankengymnastische Übungsbehandlung zu. Biomechanische Testungen vorhandener Implantate sollen unter realistischeren Bedingungen ermöglicht werden.

Methodik

Wir entwickelten dazu ein mathematisches 3 dimensionales Modell der Schnittlasten und -momente im Humerus (Abb. 1). Dieses Modell wurde experimentell mit Hilfe eines mechanischen Modells aus Kunststoffknochen und eines dort im Frakturspalt eingebauten Sensors überprüft. In einem zweiten Schritt werden z. Zt. mit Implantaten versorgte Oberarmschaftfrakturen unter den mathematisch und experimentell ermittelten Belastungen getestet. Anatomische und kinetische Daten wurden der Literatur entnommen (v. d. Helm 1991, Karlsson u. Peterson 1992). In 50 Schritten entlang des Humerusschaftes von kranial nach kaudal wurde das Gleichgewicht der Kräfte und Momente für die craniale Schnittfläche berechnet (Abb. 2).

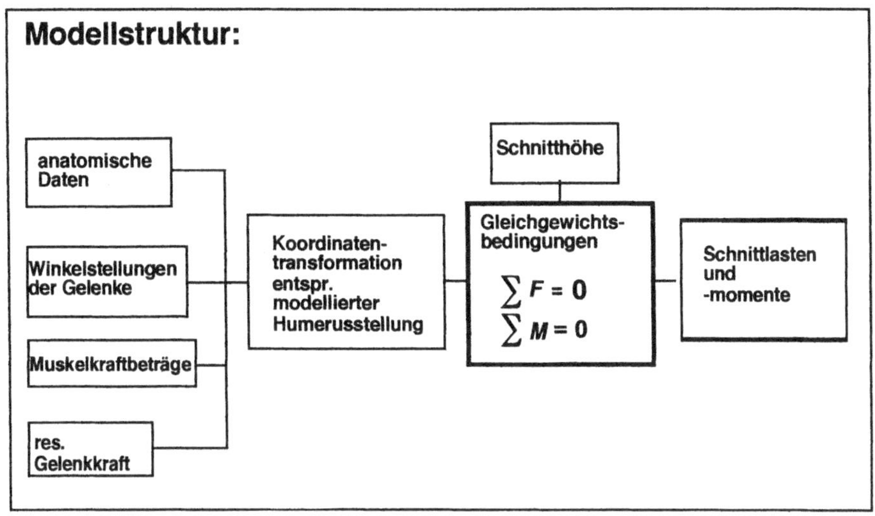

Abb. 1. Struktur des mathematischen Modells

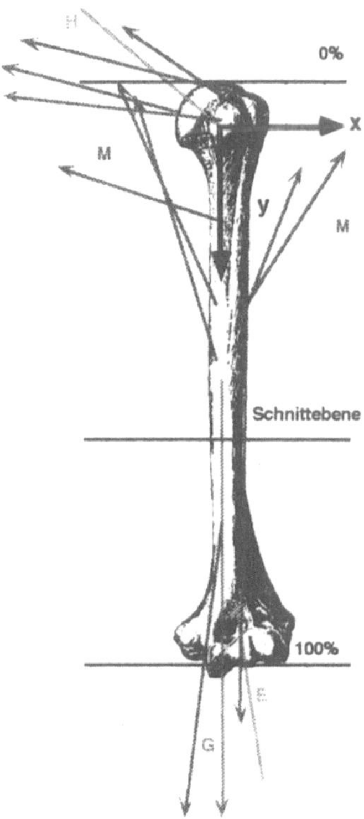

Abb. 2. Koordinatensystem, Beispiel einer Schnittebene und Gleichgewicht der Kräfte am Humerus

G: Gewichtskraft
H: res.Gelenkkraft Glenohumeralgelenk
M: Muskel Kraft und Richtung
E: res.Ellenbogengelenkskraft

Die Muskeln wurden dazu als direkte Verbindungen (straight line) zwischen Ansatz- und Ursprungspunkten modelliert, wobei die zugrundeliegenden anatomischen Daten (v. d. Helm 1991, Veeger u. v. d. Helm 1991) vereinfacht wurden. Die unter isometrischen Bedingungen nach einem Optimierungsverfahren ermittelten Muskelkräfte wurden von den gleichen Autoren verwendet. In der Literatur variieren die angegebenen Muskelkräfte in Abhängigkeit von der angewandten Methodik erheblich. Das Interesse dieser Arbeit besteht jedoch nicht in der Berechnung der absoluten Höhe der Kräfte im Oberarm, sondern in der Analyse des Kräfteverlaufes entlang des Humerusschaftes.

Berechnet wurden folgende Oberarmpositionen (s. Abb. 4):
0°, neutrale Position als die am wenigsten belastete;
90°-Abduktion als die Position mit der höchsten Gelenkkontraktkraft;
90°-Abduktion unter zusätzlicher Belastung mit einem Handgewicht;
90°-Abduktion unter Vergleich der Muskelkräfte zweier verschiedener Autoren (Karlsson u. Peterson 1992, v. d. Helm 1991);
90°-Anteversion als wichtige krankengymnastische Übung
und 90°-Anteversion mit zusätzlichem Handgewicht.

In der experimentellen Modellierung wurden die gleichen Muskelkräfte wie im mathematischen Modell angewandt. Eine würfelförmige Rahmenkonstruktion ließ die Variation aller Muskelursprünge auf Thorax, Klavikula, Skapula und Unterarm zu (Abb. 3). Die Muskelzüge wurden durch Seilzüge imitiert und realistischer als im mathematischen Modell um die knöchernen Konturen von Kunststoffknochen herumgelenkt. Ein mit 10 Dehnungsmeßstreifen bestückter, neu entwickelter Sensor wurde im Knochen fixiert. In 7 identischen Kunststoffhumeri mit zwischen 13 und 68% variierenden Schnitthöhen wurden alle Kräfte und Momente für 3 verschiedene Oberarmpositionen durch den Sensor gemessen. Druch das geringere Eigengewicht der Kunststoffhumeri weicht die absolute Höhe der gemessenen Kräfte von den Berechnungen ab.

Ergebnisse

Die Ergebnisse des mathematischen Modells zeigen eine deutliche Reduktion der hohen axialen Kompressionskräfte im Schaft bei 40% Länge, den Insertionen des M. deltoideus und des M. pectoralis major portio clavicularis.

Die höchsten axial komprimierenden Kräfte treten bei 90°-Abduktion mit zusätzlichem Handgewicht auf, werden ohne dieses Gewicht geringer, bei neutraler Position nahezu 0 und wechseln zu geringen Zugkräften bei der Anteversion mit Handgewicht (Abb. 4a).

Scherkräfte werden ebenfalls in diesem Schaftabschnitt reduziert (Abb. 4b). Die Torsion um die Humerusschaftachse scheint in den Berechnungen sehr hoch zu sein (Abb. 4c), läßt sich aber im nachhinein im Vergleich mit der experimentellen Modellierung durch die vereinfachte „Straight-line-Modellierung" erklären.

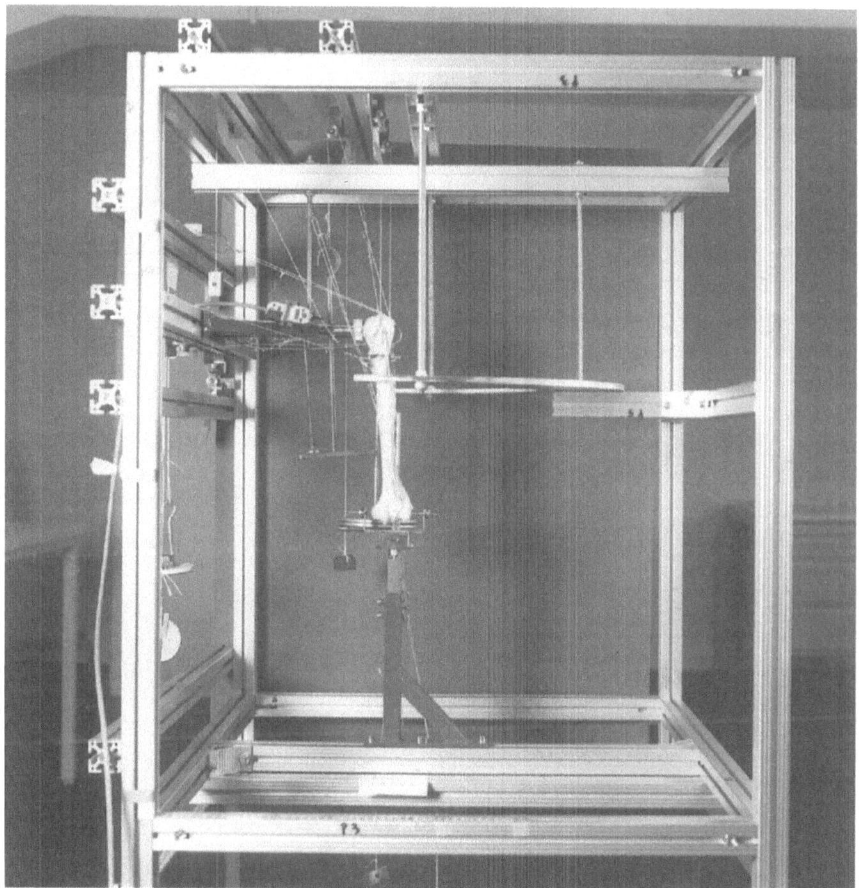

Abb. 3. Rahmenkonstruktion zur Variiation der Muskelzüge und der Oberarmposition. Der Sensor ist im Humerus implantiert

Wir sahen im Experiment dieselbe Reduktion der hohen axialen Kräfte bei 40% Länge wie in den mathematischen Berechnungen (Abb. 5a). Scherkräfte am Beispiel der Abduktion (Abb. 5b) und Torsion (Abb. 5c) wurden jedoch durch die Umlenkung der Muskelzüge um die knöchernen Konturen erheblich reduziert.

Aus anatomischen Gründen war während des Experimentes die Ellbogenrotation erlaubt, so daß hierdurch zusätzlich Torsionsmomente verhindert wurden.

Diskussion und klinische Konsequenzen

Die geringen axialen Kompressionskräfte distal der 40% Länge bestätigen für den Bereich unterhalb des M.-deltoideus-Ansatzes die alte Forderung von Böh-

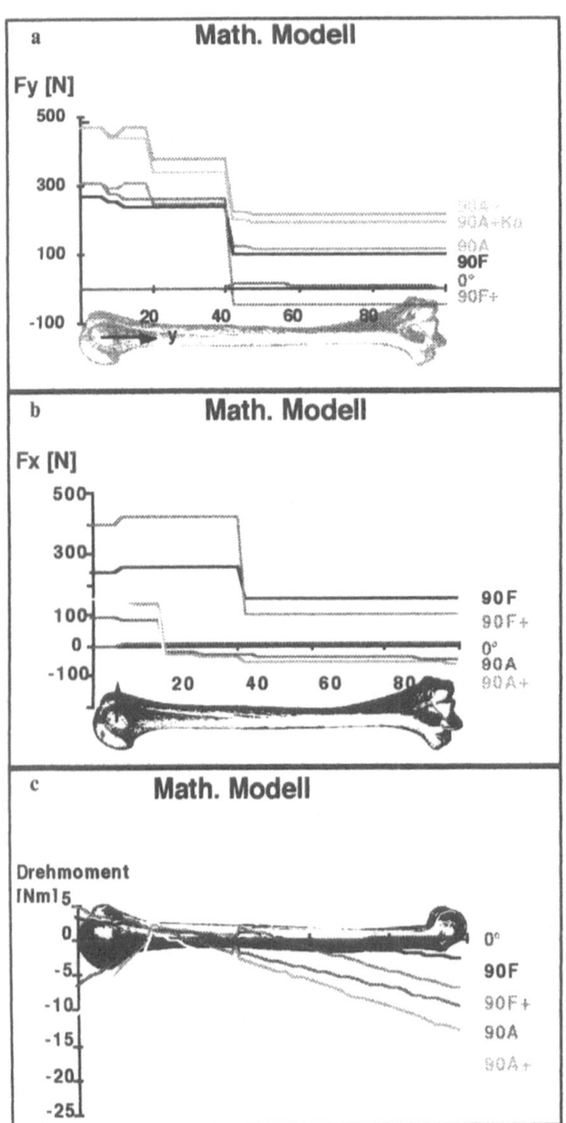

Oberarm Positionen und Externe Belastungen	
0	Neutral
90A	90° Abduktion
90A+	90° Abduktion + 750g
90A+Ka	90° Abduktion + 1000g (Karlsson)
90F	90° Flexion Sagittal-Ebene
90F+	90° Flexion + 750g

Abb. 4a–c. Ergebnisse der Berechnungen in 50 Schnitten von kranial nach kaudal für den kranialen Anteil der Schnittebene im Humeruskoordinatensystem: **a** für die axialen Kräfte (Fy) **b** für die nach lateral wirkenden Kräfte (Fx) und **c** für die Torsion um den Humerusschaft (My)

ler (1964), Humerusschaftfrakturen in Verkürzung einzustellen. Bei der konservativen Behandlung sollte deshalb der „hanging cast" unterhalb dieses Ansatzes vermieden werden, da er zusätzlich durch sein großes Gewicht Zugkräfte produziert und durch Ellbogenaktivität bzw. Aktivität der Mm. biceps und triceps aufgebrachte Kompressionskräfte verhindert.

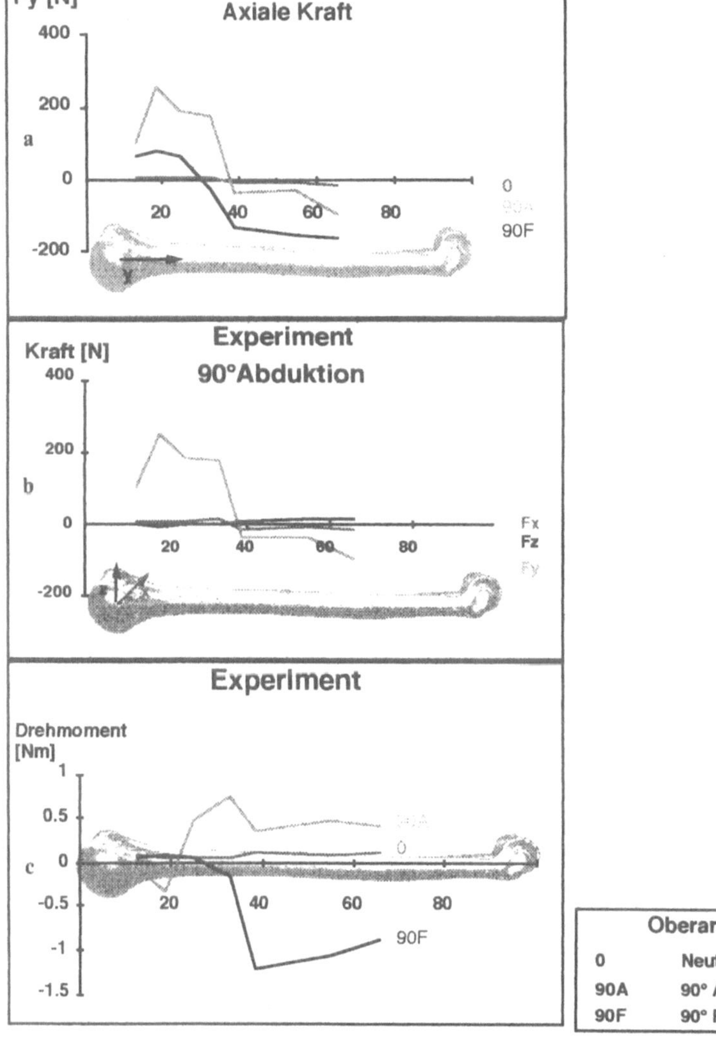

Abb. 5a–c. Experimentelle Ergebnisse durch eingebauten Sensor in der Schnittebene, gemessen in 7 Schnitthöhen zwischen 13 und 68% im Humeruskoordinatensystem: **a** für die axialen Kräfte (Fy), **b** am Beispiel der 90°-Abduktion axiale (Fy), laterale (Fx) und ventrale Kräfte (Fz) und **c** für die Torsion um den Humerusschaft (My)

Aufgrund der im kranialen Bereich hohen axialen Kräfte und der unter Anteversion in Traktionsbelastung übergehenden Kräfte sollten komplexe Frakturen durch ein Implantat stabilisiert werden, das sowohl einem Telescoping als auch einer Traktion widersteht. Bei der Krankengymnastik sollte das verhältnismäßig niedrige Torsionsmoment nicht durch Fixierung der Hand bei Belastung erhöht werden.

Bei der mechanischen Testung von Oberarmschaftfrakturen mit verschiedenen Implantaten werden zur Zeit die Bewegungen im Frakturspalt bei 40% Länge unter den hier ermittelten Belastungen getestet.

Literatur

Böhler L (1964) Gegen die operative Behandlung von frischen Oberarmschaftbrüchen. Langenbecks Arch Klin Chir, Bd 308:465–476

Giebel G (1991) Frakturheilungsstörungen des Oberarms. Unfallchirurg 94:468–470

v. d. Helm FCT (1991) The Shoulder Mechanism, a dynamic approach. Doctoral Thesis, Delft University of Technology

Henley MB, Chapman JR, Claudi BF (1992) Closed retrograde Hackethal nail stabilization of humeral shaft fractures. J Orthop Trauma 6:18–24

Hermichen HG, Pfister U, Weller S (1982) Die Oberarmschaftpseudarthrose. Unfallchirurgie, 8 (Nr 2), 92–95

Karlsson D, Peterson B (1992) Towards a model for force predictions in the human shoulder. J Biochem 25:189–199

Kwasny O, Maier R (1991) Nervenschäden bei der Oberarmschaftfraktur. Unfallchirurg 94:461–467

Nast-Kolb D, Knoefel WT, Schweiberer L (1991) Die Behandlung der Oberarmschaftfraktur. Ergebnisse einer prospektiven AO-Sammelstudie. Unfallchirurg 94:447–454

Poelchen R (1930) Die Behandlung der Frakturen der oberen Extremität ohne Fixation nur mit aktiver Extensionsbewegung. Monatsschr Unfallheilkd und Versicherungsmed 37. J, 193–219

Sarmiento A, Kinman PB, Galvin EJ, Schmitt RH, Philips SG (1977) Functional bracing of fractures of the humerus. JBJS [A] 59:596

Specht G (1973) Funktionelle Knochenbruchbehandlung, dargestellt am Beispiel der Oberarmschaftbrüche, Kongreßbericht 13. Tag. Österr Ges-Chir, Engermann 355

Wentzensen A, Magin M (1991) Plattenosteosynthese. In: Wolter D, Zimmer W (Hrsg) Die Plattenosteosynthese und ihre Konkurrenzverfahren. Springer, Berlin Heidelberg New York Tokyo

Witt AN (1960) Zur Behandlung der subcapitalen Humerusbrüche. Langenbecks Arch Klin Chir 295:292

Veeger HEJ, v.d. Helm, FCT (1991) Inertia and muscle contraction parameters for musculoskeletal modelling of the shoulder mechanism. J Biomech 24 (7):615–629

Zagorski JB, Latta LL, Zych GA, Finnieston AR (1988) Diaphyseal fractures of the humerus, Treatment with prefabricated braces. Bone Joint Surg 70-A, No 4:607–610

Zimmer W (1991) Funktionelle Knochenbruchbehandlung. In: Wolter D, Zimmer W (Hrsg) Die Plattenosteosynthese und ihre Konkurrenzverfahren. Springer, Berlin Heidelberg New York Tokyo

Entwicklungsgeschichte der Osteosynthesen am Oberarm

Ch. Ulrich[1]

Einleitung

> If thou examinest a man having a break in
> his upper arm, (and) thou findest his up-
> per arm hanging down, separate from its
> fellow, thou shouldst say concerning him:
> one having a break in his upper arm. An
> ailment which I will treat.
>
> Thou shouldst place him prostrate on
> his back, with something folded between
> his two shoulder−blades; thou shouldst
> spread out with his two shoulders, in order
> to stretch apart his upper arm until that
> break falls into its place. Thou shouldst
> make for him two splints of linen, (and)
> thou shouldst apply for him one of them
> both on the inside of his arm, (and) the
> other of them both on the under side of
> his arm.
>
> Thou shouldst bind it with ymrw,
> (and) treat afterward (with) honey every
> day until he recovers.
>
> Imhotep, Smith-Papyrus, ca. 3000 v. Chr. [6]

Die Präsentation operativer Behandlungsmethoden von Humerusschaftfrakturen muß sich nicht zuletzt an historischen Vorgaben messen lassen, deren erste
5000 Jahre zurückliegt. Obwohl Nachuntersuchungen angesichts des seinerzeit
geringen Wertes eines einzelnen Menschen natürlich nicht vorliegen, darf un-
terstellt werden, daß Überlieferungen, auf denen die oben angegebenen Auf-
zeichnungen beruhen, sich angesichts des empirischen Charakters der Medizin
auf tausendfacher positiver Bestätigung dieses oder jenes Vorgehens ergeben
– auch wenn Schaftfrakturen der Extremitäten seinerzeit offensichtlich kein

---

[1] Unfallchirurgische Klinik, Klinik am Eichert, Eichertstraße, D-73006 Göppingen.

Problem darstellten oder posttraumatische Deformitäten gleichmütig ertragen wurden.

Es gehört inzwischen zur Tradition der Traumatologen, für jede Fraktur auch operative Behandlungsmethoden zu entwickeln – natürlich unter dem Eindruck des überwältigenden Funktionsgewinns nach primär interner Stabilisierung mit der Möglichkeit, die anhängenden Gelenke zu beüben, die ja bei den nichtoperativen Methoden zumeist zusammen mit dem frakturierten Schaft ruhiggestellt werden müssen. Basis der operativen Frakturbehandlung ist die Einsicht, daß in bestimmten Situationen die konservative Behandlung nicht (mehr) angemessen ist. Überblickt man allerdings die Behandlungsvorschläge der letzten 20 Jahre, drängt sich dem Betrachter der Eindruck auf, daß den operativen Behandlungsmethoden scheinbar häufig aus irrationalen Gründen der Vorzug gegeben wurde [1], so daß gelegentlich auch traumatologische Mahner auftraten, die darauf hinwiesen, daß die Behandlung einer Fraktur nicht gleichbedeutend mit ihrer operativen Versorgung sei [5].

Unabhängig davon gibt es aber reproduzierbare and experimentell gesicherte Fakten, die unter bestimmten Umständen die Notwendigkeit unterstreichen, eine lokal kontrollierbare Stabilität zu erzeugen.

Alle etablierten Osteosynthesemethoden sind am Humerus angewandt worden: die direkten mit Öffnung der Fraktur und die indirekten, je nachdem, welche Philosphie der internen Fixation der jeweilige Chirurg für richtig hielt.

Bis vor einigen Jahren war es allerdings auch so, daß sämtliche chirurgischen Methoden, die am Oberarm verwandt wurden, für diese Region primär gar nicht entwickelt worden waren. Konsequenterweise haben die Entwickler der jeweiligen Methoden die Indikation für die operative Stabilisation des Oberarmschaftes weniger auf empirische oder wissenschaftliche Fakten als vielmehr auf der festen Gewißheit gebaut, daß ihre Behandlungsmethode für jede Extremitätenregion angemessen ist.

Diese operativen Methoden konnten auch deswegen mühelos etabliert werden, da sich parallel dazu auf der internationalen Ebene eine perfekte, risikoarme Anästhesie entwickelt hat. Doch bevor anhand der Erfahrungsberichte in der Literatur die historische Entwicklung dargestellt werden kann, scheint es zum allgemeinen Verständnis sinnvoll, anatomische Eckdaten, die für die Osteosynthese relevant sind, festzuhalten.

Anatomie des Humerus

Als Humerusschaft kann nach Key [29] die „region between the superior border of the insertion of the pectoralis major muscle to an area immediately above the supracondylar ridges" bezeichnet werden.

In der Gestaltung des Cavum medulare spiegelt sich die äußere Form des Humerus wider. In der proximalen Hälfte des Schaftes ist der Markraum annähern zylindrisch und verhältnismäßig weit.

Ebenso wie der Schaft plattet er sich im distalen Drittel ventrodorsal ab. Am Frontalschnitt entspricht die engste Stelle des Markraumes etwa dem distalen Drittel. Mit diesem Umformungsbereich des Markraumes ändert sich zugleich auch seine Richtung im Sagittalschnitt. Während in den beiden proximalen Dritteln die Mittelachse des Markraumes entsprechend der Humerusachse gerade verläuft, krümmt sie sich distal zunehmend ventralwärts. Diese Krümmung des Markraumes ist so stark ausgeprägt, daß die dorsale Kompakta des distalen Drittels die verlängerte ventrale Kompakta überschneidet. Diese einzigartige Markhöhlenform hat sehr lange Zeit die Verfechter der indirekten intramedullären Fixationsmethode von Frakturen des Humerus beschäftigt und Befürworter der direkten Osteosynthese (mit Eröffnen der Fraktur) darin bestätigt, daß eine intramedulläre Osteosynthese des Humerusschaftes eben von der Natur selber verunmöglicht werde [44, 50].

Die Heilungspotenz eines Knochens hängt eng mit seiner periostalen Blutversorgung zusammen, weswegen bei Knochen mit niedriger Vaskularität regelmäßig Heilungsstörungen, bis hin zur Knochennekrose, auftreten können [12, 13, 15]. Die Untersuchungen Laings verdienen deshalb besondere Beachtung [31]; die von ihm mitgeteilten Ergebnisse sind von den Befürwortern der offenen Reposition und Plattenosteosynthese häufig zitiert worden [34], und zwar unter dem Aspekt, daß die meist solitär angelegte A. nutritia durch die Implantation eines intramedullären Kraftträgers irreversibel geschädigt wird. Dies entspricht aber nur einem Teil der Rückschlüsse, die Laing aus seiner Studie zieht.

Als wichtigste Erkenntnis stellt er fest: „It is worth repeating that in all of these bones the periosteum with its rich blood supply had been removed. A true picture of the blood supply can only be obtained by keeping this abundant source of arterial blood in mind".

Zwar sei die Konstanz dieser solitären Haupternährungsarterie beeindruckend, so daß man gut daran täte, dieses Gefäß bei Operationen am Humerusschaft zu schonen. Er nahm aber an, daß schon der Frakturvorgang bei Schaftfrakturen am Übergang vom mittleren zum unteren Drittel diese Haupternährungsarterie zerstöre. Das proximale Ende des distalen Fragmentes wäre dann abhängig von der arteriellen Blutversorgung der periostalen Gefäße, weswegen eine operative Freilegung des Periosts an dieser Stelle vermieden werden sollte.

Die obere Hälfte des Schaftes hätte dagegen eine exzellente Blutversorgung sowohl von der Haupternährungsarterie als auch periostal, womit sich auch zwanglos die häufige Besiedlung dieser Knochenregion mit Metastasen erklären ließe.

Sieben Jahre später hat S. E. Carol die Foramina nutritia der Humerusdiaphyse untersucht und fand, daß sie auf einem kleinen Gebiet auf der medialen Seite der distalen Hälfte des mittleren Drittels lokalisiert waren [12]. Eben in diesem Bereich ist auch eine Pseudarthrose häufig; genau auf diesen Bereich wird auch die Osteosyntheseplatte gelegt, die damit sowohl die intramedulläre, als auch die periostale Blutversorgung erheblich beeinträchtigen kann.

Plattenosteosynthese (ORIF)

Die chirurgische Eröffnung einer Fraktur und die direkte Freilegung bzw. Überbrückung der Bruchenden mit einer Blechplatte, die mit Schrauben am Knochen befestigt ist, ist erstmals 1891 von Hansmann [25] beschrieben worden. Bemerkenswert ist der Schlußsatz seines Referates, in dem 20 Fälle von Humerusfrakturen beschrieben werden: „Vor Nekrosenbildung scheint das Verfahren weder zu schützen, noch dieselbe wesentlich zu begünstigen; einige Fälle blieben nekrosefrei."

Die Anwendung dieses Verfahrends *am Humerus* ist dann zwar in der weiteren Entwicklung von Lane 1913 unter gewissen Voraussetzungen empfohlen worden [33]. Eine Standardisierung dieses Verfahrens gelang aber erst in den 60er Jahren durch die Gründung einer zunächst nationalen Arbeitsgruppe um Müller et al. [35].

Die wissenschaftliche Grundlage war die Entdeckung der primären Knochenheilung, die nur durch absolute interfragmentäre Ruhe erreicht werden konnte. Das kallusfreie Röntgenbild ohne sekundäre Verschiebung wurde von Allgöwer als die „Belohnung für die exakte Befolgung der Prinzipien der internen Fixation" gekennzeichnet. Offensichtlich war ihm bewußt, daß die Kallusentwicklung einer Ausheilung nicht entgegensteht,, sondern ein biologisches Prinzip darstellt, das nicht gewaltsam unterdrückt werden sollte.

Der Weg dorthin erfordert nämlich nicht nur eine Eröffnung der Fraktur und eine Freilegung der Frakturenden, die natürlich zu großen Teilen auf Kosten der Weichteilanbindung des Knochens durchgeführt werden muß, die ihrerseits den Hauptanteil der Vaskularisation des Knochens liefern.

Die absolut erforderliche zusätzliche Traumatisierung eines Gewebes, das allein durch die Verletzung schon vorgeschädigt war, führt bei Mißachtung der Begrenzung des zusätzlichen Schadens zu zahlreichen Fehlschlägen, der durch die intraoperative Devastierung natürlich Vorschub geleistet wird.

Die Indikation für eine offene Reposition und Plattenosteosynthese wird heute allgemein nicht mehr bei Schaftfrakturen gesehen, sondern nur noch bei den metaphysären Frakturen − mit Ausnahme des Humerusschaftes, da hier die anatomischen Gegebenheiten für marknagelfeindlich gehalten werden [44].

Im gleichen Jahr, als Böhler seine flammende Philippika gegen jede operative Stabilisierung der Oberarmfraktur niederschrieb [5], publizierte Bandi seine Handlungsanweisungen für die Plattenosteosynthese der Oberarmschaftfraktur [2]. Dabei kommen trotz immer wieder publizierter Warnungen vor dieser bei gutem Verlauf segensreichen Methode, den Anhängern dieser Philosophie der Frakturbehandlung zwei Dinge entgegen:

1. Die Platte ist biomechanisch exakt definiert.
2. Der Operateur sieht, was er tut.

Für die Anwendung bedeutet dies aber auch:

1. Ausgedehnter anatomischer Zugang mit Stukturdarstellung und Freilegung des Knochens.
2. Aufwendige Lagerung des Patienten.

Zweifellos sind die funktionellen und reparativen Ergebnisse bei regelrechter Durchführung sehr gut. Eine Vielzahl von Publikationen zu diesem Verfahren beweist dies.

Mit Einführung dieses Verfahrens mehrten sich aber auch sehr bald die Berichte über die dem Verfahren zur Last gelegten Mißerfolge.

Die von der Arbeitsgemeinschaft für Osteosynthesefragen im Sinne einer Qualitätskontrolle durchgeführte statistische Erhebung bei ihren Mitgliedskliniken führte 1977 zur Mitteilung über die Ergebnisse der Plattenosteosynthese bei Oberarmschaftfrakturen durch Schweiberer et al. [44]. An 225 Patienten mit Oberarmschaftfrakturen wurden nach den bis dato anerkannten Indikationen 53% der Frakturen im mittleren Schaftdrittel, 27% im distalen Schaftdrittel und 12% im proximalen Schaftdrittel intern stabilisiert.

Bei den Indikationen nahmen starke Dislokation, die primäre Radialisparese, pflegerische Gründe oder eine sog. verzögerte Bruchheilung den ersten Rang ein, wobei in 18% mehrere Indikationen ausschlaggebend waren.

An postoperativen Ausfällen fanden sich an erster Stelle Radialisparesen mit 37,5% und Pseudarthrosen in 6,8%.

Auffällig hoch waren die Osteitis mit 4,9% und der Weichteilinfekt mit 4,5% der Fälle. Die funktionellen Nachuntersuchungsergebnisse waren in 96% der Fälle befriedigend, von den primären Radialisparesen (bei 25%) blieben 3,6% komplette und 7,1% inkomplette Schäden zurück, die also auch durch die primäre Freilegung nicht verbessert werden konnten (Radialiszusatzverletzungen).

Im gleichen Jahr haben Van der Griend et al. [53] ihre Ergebnisse der offenen Repositionen und internen Fixationen von Humerusschaftfrakturen an 36 Patienten mit einer Schaftfraktur und nachfolgender Osteosyntheseplattentechnik vorgestellt. Von diesen hatten 9 Patienten eine primäre Radialisparese und 10 Patienten hatten eine oder mehr zusätzliche Verletzungen der gleichen Extremität. Bei 4 weiteren Patienten waren Repositionsprobleme und Complianceprobleme ausschlaggebend und in den weiteren Fällen handelte es sich um offene Frakturen und Polytramata.

Postoperativ waren 2 oberflächliche Wundinfekte und eine vorübergehende Radialisnervenläsion zu verzeichnen. In 6 Fällen war kein befriedigender Funktionsgewinn zu verzeichnen, nichtsdestoweniger verwiesen sie am Abschluß ihrer Ausführungen darauf, daß die konservative Therapie weiterhin die Methode der Wahl für geschlossene Oberarmfrakturen darstellen sollte.

1987 präsentierten Hall u. Pankovich [24] anhand der Aufschlüsselung von 146 Plattenosteosynthesen des Oberarms aus 8 publizierten Arbeiten eine Zusammenstellung, die eine durchschnittliche Pseudarthrosehäufigkeit von 10,2% zeigte (4,8mal höher als unter konservativer Behandlung), eine Osteomyelitisquote von 6,9% (23,7mal höher als unter konservativer Behandlung) und eine postoperative Lähmung des N. radialis in 16% der Fälle (1,7mal höher als unter konservativer Behandlung).

Diese bedenklichen Zahlen wurden auch von Giebel et al. [21] 1988 bestätigt.

1989 stellten Rommens et al. [41] eine Serie von 78 Humerusschaftfrakturen vor, die mit der Plattenosteosynthese in 71 Fällen stabilisiert worden waren.

Bei 16 Frakturen (20,6%) war eine primäre Parese des N. radialis vorhanden und bei 10 Patienten (12,8%) trat postoperativ eine N.-radialis-Parese auf. Pseudarthrose und tiefe Infekte waren postoperativ nicht zu verzeichnen, zweimal war eine Reosteosynthese wegen Implantatlockerung erforderlich. 9 der 16 präoperativ aufgetretenen N.-radialis-Paresen (56,2%) und 6 der 10 postoperativ aufgetretenen (60%) Paresen zeigten eine vollständige Erholung im weiteren Verlauf. Auch hier wurden die 1964 von Bandi dargestellten Indikationen zur offenen Reposition und Fixation beachtet.

Entscheidend erschien der Hinweis, daß die Plattenosteosynthese die Vorteile der anatomischen Reposition und der sofortigen Übungsstabilität bietet, insbesondere unter dem Gesichtspunkt der Pflegeerleichterung bei polytraumatisierten Patienten.

Einen Prüfstein der Plattenosteosynthese stellten für ihn die Patienten mit unvollständiger Erholung der Radialis dar, die aufgrund unbefriedigender Fragmentstellung nach geschlossener Reposition operiert und intern stabilisiert worden waren: In diesen Fällen wäre evtl. ein indirektes Stabilisationsverfahren eher angezeigt gewesen, da die Freilegung dem N. radialis offensichtlich mehr Nach- als Vorteile gebracht habe.

Der Aspekt der Pflegeerleichterung des polytraumatisierten Patienten wurde dann insbesondere von Bleeker [4] betont: Er fand bei 58 Patienten mit einem ISS-Score > 18 mit zusätzlichen Humerusfrakturen eine niedrige Inzidenz von Delayed unions nach Plattenosteosynthese im Vergleich zur geringer verletzten Gruppe, die konservativ behandelt worden war. Rogers et al. [40] behandelten 19 Patienten mit gleichzeitigen ipsilateralen Frakturen des Humerus und des Unterarms (Floating elbow). Diese Verletzungen wiesen, sofern sie konservativ behandelt worden waren, eine hohe Pseudarthrosenrate auf. Dies führte den Autor dazu, die Plattenosteosynthese sowohl des Humerus als auch des Unterarms für indiziert zu halten, die Ergebnisse waren gut.

In einer weiteren Sammelstudie wurden 1992 170 mit einer Plattenosteosynthese stabilisierte Frakturen nachuntersucht [37]. Nast-Kolb fand 10% operationsbedingte Radialisparesen postoperativ, was als nicht akzeptabel bezeichnet wurde; über weitere Komplikationen wurde nichts mitgeteilt. Allein diese Komplikationen bestätigten aber eindeutig, daß die operative Behandlung lediglich die Ausnahmeindikation darstellt. Interessant ist jedoch der Hinweis, daß für die operative Behandlung doppelt so viele Krankenhausbehandlungstage notwendig waren, wie für die konservative Behandlung. Im Kontrast zu den Vorteilen der Folgen der Plattenosteosynthese am Oberarmschaft stehen also ihre von Anfang an bekannten Probleme und Mißerfolge, die letztendlich durch die Technik (und nicht durch die Indikation) hervorgerufen worden waren.

Diese Probleme waren Pseudarthrosen, Wundheilungsstörungen in überproportional hohem Maß mit nachfolgender Osteitis, Läsionen des N. radialis und ein den N. radialis erneut gefährdender Zweiteingriff zur Metallentfernung [21].

Nachteilig wirkte sich weiterhin die Bauchlagerung für den dorsalen Standardzugang beim Polytraumatisierten aus.

Verfolgt man die Learning curve anhand der einschlägigen Literatur der letzten Jahre, wird die Bedeutung der oben angegebenen sorgfältigen operativen Technik augenfällig.

Fixateur externe

Zweifellos war Lambotte 1907 [32] der erste, der in der Literatur die externe Fixation eines Oberarmknochens vorstellte. Dieser Weg der Frakturstabilisierung ist primär für den Unterschenkel, also bei wenig ausgeprägtem Weichteilmantel, favorisiert worden, da die klinische Erfahrung recht bald gezeigt hat, daß mit der Dicke des Weichteilmantels auch die Inzidenz von Pin-trac-Infektionen zunahm [7].

Sowohl dieses Problem als auch psychologische Barrieren beim Traumatologen und auch beim Patienten gegen diese allseits sichtbare und im täglichen Umgang nicht einfach zu integrierende Mechanik haben im weiteren Verlauf wahrscheinlich mit dazu beigetragen, daß dieses an sich aus biomechanischer Sicht sinnvolle Verfahren keine breite Akzeptanz fand. Zwar sind immer wieder Einzelmitteilungen, insbesondere aus dem französischen Sprachraum mitgeteilt worden.

Aber erst Hoffmann [26] verhalf dem Verfahren gewissermaßen zum Durchbruch und gab ihm die Bezeichnung „Osteotaxis". Er nahm an, daß hiermit die Vorteile der operativen und konservativen Methode miteinander verbunden werden können und entwickelte den Hoffmann-Fixateur, der bis heute in Modifikationen, insbesondere von Burny [11], angewandt wird. Parallel zu dem dezidiert vorgetragenen Glaubensbekenntnis von Hoffmann ist der Fixateur externe von Müller und Allgöwer [35] und von Gustilo [22] hauptsächlich für die Behandlung offener oder weichteilgeschädigter Frakturen empfohlen worden. Demzufolge beziehen sich die übrigen Publikationen über dieses Verfahren am Oberarm hauptsächlich auf offene Verletzungen, wie z. B. unter Kriegsbedingungen [28, 38]. Größere Serien über die generelle Behandlung auch geschlossener Oberarmfrakturen mit dem Fixateur hat lediglich Burny in der direkten Nachfolge von Hoffmann mit dessen Fixateurentwicklung vorgelegt. Burny schrieb dazu 1984 [11]: „Our indications are now absolute for all kinds of the fractured shaft at any level, open or closed and for nonunions, infected or not ...."

Als Vorteile der Methode führt er an:

1. Schnelle und leichte Prozedur mit geringem Materialaufwand.
2. Die Vielseitigkeit der Methode, wobei für verschiedene Frakturtypen die gleichen Instrumente verwendet werden.
3. Mögliche sekundäre Korrektur wie bei konservativer Behandlung.
4. Frühe Wiederherstellung der Gelenkfunktionen.
5. Schnelle periostale Kallusbildung.
6. Metallentfernung ambulant möglich.

Als Komplikationen führt er folgende Probleme an:

- Sekundäre, vorübergehende Lähmung des N. radialis: 5%
- Intoleranz des Patienten gegenüber dem Fixateur externe: 5,6%
- Pseudarthrose: 5,1%
- Refraktur nach Fixationsentfernung: 3,8%
- Heilung in Fehlstellung mehr als 20° Abwinkelung: 3,2%

Er bewegt sich mit diesen Zahlen ungefähr zwischen den in der Literatur mitgeteilten Durchschnittswerten für operative und konservative Behandlungsverfahren.

Anhand einer genauen funktionellen Nachuntersuchung von 164 Patienten, die mit dem Fixateur externe bei geschlossener Oberarmschaftfraktur behandelt worden waren, konnte er weiterhin feststellen, daß insbesondere die Abduktion, die Innenrotation und am meisten die Außenrotation von der Bewegungseinschränkung betroffen waren.

Da er die distalen Pins durch den Trizeps von dorsal einbringt, um keinesfalls mit dem N. radialis in Konflikt zu kommen, hat er bewußt eine muskuläre Einschränkung in Kauf genommen, gewichtet diese aber nicht besonders stark.

1984 hat De Bastiani [16] einen neuen, unilateralen Fixateur vorgestellt, der die Möglichkeit bietet, die primär starre externe Fixation zu dynamisieren und wendet dieses Verfahren u.a. auch am Oberarmschaft an, und zwar mit der gleichen Begründung wie Burny und ohne Einschränkungen, praktisch als Ersatz für die konservativ-funktionelle Behandlung. Brug [9] hat das Verfahren von De Bastiani aufgegriffen und danach bei allen Frakturen des Oberarms angewandt, die bis zu der Einführung der Methode eine Indikation für die Plattenosteosynthese dargestellt hätten. Allerdings wies er darauf hin, daß der Platzbedarf für die Pins das Verfahren auf das mittlere Drittel beschränke, wo einfache Querfrakturen vorherrschen, so daß die Hälfte aller mit diesem Verfahren versorgten Frakturen Einspaltbrüche im mittleren Drittel gewesen seien, die, sofern nicht im Rahmen eines Polytraumas, ebensogut konservativ hätten behandelt werden können. Der Vorteil des Verfahrens gegenüber der konservativ-funktionellen Behandlung läge im größeren Komfort, der besseren Hygiene und der größeren Mobilität. Die Vorteile gegenüber der Platte seien das Fehlen des invasiven Verfahrens, die einfache Montage, die Komplikationsarmut und die Möglichkeit, postoperativ die Stellung ohne Narkose korrigieren zu können. Nachteile gegenüber der Platte oder dem Nagel seien der geringe Komfort und das kleinere Indikationsspektrum. Dieses solle auf keinen Fall überzogen werden, da gerade die Plazierung der distalen Pingruppe für den N. radialis nicht ungefährlich sei. Wegen des dicken Weichteilmantels seien häufiger als am Unterschenkel passager nicht ernste, aber oft unschöne Narben hinterlassende Pin-trac-Infektionen zu beobachten. Zum gegenwärtigen Zeitpunkt sollte das Verfahren lediglich bei stabilisationsbedürftigen Frakturen im mittleren Drittel empfohlen werden, sofern sie im Rahmen des Polytraumas vorkommen, und bei offenen Frakturen, die noch eine Pinplazierung außerhalb des Frakturbereiches und des Weichteiltraumas zulassen. Entscheidend erscheint der abschließende Hinweis: „Keinesfalls empfehlen wir, umgeachtet unserer eigenen guten Erfahrungen, das Gerät jenen, die im dafür geeigneten Indikationsbereich gute Erfahrungen mit dem Brace erzielt haben."

Funktionelle Nachuntersuchungen sind bisher nicht durchgeführt worden.

Die Fixateur-externe-Stabilisierung einer geschlossenen Oberarmfraktur wird demnach nur von wenigen Traumatologen angewandt, die von dem Verfahren subjektiv überzeugt sind und dafür auch überzeugende Gründe darstellen können. Seine größte Verbreitung hat der Fixateur externe in der Behandlung von Oberarmschaftfrakturen sicherlich bei dem Vorliegen eines schweren Weichteilschadens oder bei einer subtotalen Amputation nach der Replantation; die Vorteile liegen objektiv in einer das Frakturgebiet selber nicht tangierenden, zuverlässigen Fixation, die jede aufwendige Weichteilpflege erleichtert, und in der schnellen Montagemöglichkeit, womit sich diese Fixation insbesondere bei Polytraumatisierten empfiehlt.

Intramedulläre Osteosynthese

Die indirekten Osteosyntheseverfahren am Humerus sind eng mit dem Namen der Gebr. Rush verbunden [43], die von 1939 an mit ihrer Methode der intramedullären Schienung auch am Oberarm und primär besonders an proximalen Frakturen anwandten. Der elastische Nagel sollte sich in den Markraum an mindestens 3 Stellen verklemmen, die Insertion wurde in anterograder Technik über den Humeruskopf, möglichst ohne Verletzung der Rotatorenmanschette durchgeführt.

In der Erstmitteilung wurde kein Todesfall, keine Infektion, keine Pseudarthrose und keine Embolie mitgeteilt. Unter dem Eindruck der auch von den Autoren primär favorisierten Methode des Hangingcast mit Ruhigstellung des Ellengelenkes und weitgehend auch des Schultergelenkes wurde ausdrücklich darauf hingewiesen, daß die Heilung nach operativer Stabilisierung schneller als bei anderen Fällen vonstatten gehe und Deformationen nicht beobachtet worden seien. Als besonderes Problem wurde aber seinerzeit schon der proximale Nagelüberstand bezeichnet, der natürlich zu einem mechanischen Impingement führen mußte. In den 50er Jahren trat der „Rush-Pin" seinen Siegeszug sowohl in der neuen Welt als auch in Europa an [20].

Im Zuge der Verbreitung dieses Verfahrens mehrten sich aber auch rasch Mitteilungen über Probleme, die zunächst nur die postoperative Nachbehandlung betrafen: Die Möglichkeit der funktionellen Behandlung ist sowohl von Rüedi [42] als auch von Titze [49] 1974 bestritten worden; postoperativ sei aufgrund der mangelnden Stabilität in den meisten Fällen ein Bracing als zusätzliche externe Fixation indiziert gewesen.

Weitere Probleme wurden 1984 von Stern bei der Nachuntersuchung von 60 mit Rush-pin oder Ender-Nagel stabilisierten Oberarmfrakturen mitgeteilt [47]. Diese betrafen eine Pseudarthrosenentwicklung in 8,3%, eine Delayed Union in 15% der Fälle und eine tiefe Infektion in 5% der Fälle. Diese Komplikationen waren häufiger bei offenen Frakturen und nach offener Reposition anzutreffen. Gleichfalls wurden für die ersten postoperativen 2 Wochen eine zusätzliche äußere Fixation für indiziert gehalten.

Ein weiterer wichtiger Hinweis war die Beobachtung einer schmerzhaften adhäsiven Kapsulitis der Schulter in 34 Fällen (56%), und zwar bei allen, bei denen eine anterograde Nagelinsertion durchgeführt worden war, während die Beweglichkeit des Ellenbogens bei den 9 Patienten, die retrograd über eine Eintrittsstelle proximal der Fossa olecrani stabilisiert worden waren, nicht beeinträchtigt war. Die Autoren kamen aber zu dem Schluß, daß die hohe Morbidität bei guter Operationstechnik begrenzt werden könnte. Wichtig sei die richtige Auswahl der Pins und die richtige Auswahl der Insertionsstelle, ein exaktes Plazieren der Pins, eine adäquate Dreipunktverklemmung, eine geschlossene oder zumindest nur halboffene Reposition, eine sekundäre Versorgung von offenen Frakturen und eine frühe Entfernung der Pins, um eine Kapsulitis zu reduzieren und eine längerdauernde externe Immobilisation zu vermeiden. Brumback [10] hingegen war 1985 nach Aufarbeitung von 61 Oberarmfrakturen, die mit dem Rush-Pin oder dem vergleichbaren Ender-Nagel stabilisiert worden waren, der Auffassung, daß die anterograde Insertion des Pins sehr viel weniger Probleme machte als die retrograde — aber nur unter der Voraussetzung, daß die Rotatorenmanschette nicht beschädigt wurde.

Sobald sich eim Impingement entwickelte, sei die Indikation zur Entfernung der Pins und zur Neuplazierung gegeben. In 94% der Fälle sei jedenfalls eine knöcherne Ausheilung und in 62% der Fälle ein exzellentes klinisches Resultat zu erzielen gewesen. Auch Brumbak wies auf die Bedeutung der geschlossenen Nagelung hin.

In einer einzigartigen prospektiven klinischen Studie von geschlossenen intramedullären Fixationen von Humerusschaftfrakturen mit Ender-Nägeln über einen Zeitraum von 6 Jahren berichteten Hall et al. 1987 [24]. Bei 89 Frakturen, die postoperativ sogleich funktionell behandelt worden waren, mußten sie nur eine Pseudarthrose hinnehmen, Infektionen oder Fehlstellungen traten nicht auf. Alle postoperativen Radialisparesen heilten spontan. Bei 8 Patienten kam es zum Ausbruch eines einzelnen Nagels, der in 5 Fällen eine Revision erforderte. Der durchschnittliche Verlust der kompletten Streckung im Ellenbogen betrug 4° und für die Flexion im Ellenbogen 132°. Die Abduktion im Schultergelenk betrug durchschnittlich 91°, die externe Rotation 54°, die interne Rotation 68°. Die Autoren schlossen daraus, daß die intramedulläre Ender-Nagelung zwar sicher und effektiv in ausgewählten Fällen von Humerusschaftfrakturen durchgeführt werden könne; das Standardverfahren zur Behandlung von Humerusschaftfrakturen sollte aber das geschlossen-konservativ funktionelle Vorgehen sein.

Parallel zu der Entwicklung der Gebr. Rush hat Küntscher sein Konzept der Marknagelosteosynthese vorgestellt [30] und ebenso wie diese darauf hingewiesen, daß ein Essential seines Verfahrens auch das *geschlossene* Vorgehen sei, also die unbedingte Vermeidung einer operativen Fraktureröffnung.

Die Original-Küntscher-Methode ist zur Behandlung von Oberarmschaftfrakturen weder sehr verbreitet noch international empfohlen worden, denn die Anwendung der von Küntscher selbst für seine Methode formulierten Prinzipien können als relative Kontraindikation für dieses Verfahren am Oberarm gelten:

1. Distraktion: ist der schwerwiegendste Faktor für eine Pseudarthosenentwicklung am Oberarm.
2. Passende Nagelstärke: angesichts der von proximal nach distal wechselnden Markhöhlenform bzw. der fehlenden gleichmäßigen Röhrenform ist ein gleichmäßig passender Nagel für den Oberarm schwer zu realisieren.
3. Nagelelastizität
   - die ein Nachgeben des Nagels bei seiner Einführung in den Knochen und ein Auseinanderweichen bei Einnehmen seiner endgültigen Position im Knochen bedeutet.
   - Eine hierdurch postulierte elastische Verklemmung kann angesichts der fehlenden Formschlüssigkeit zwischen Nagel und Form des Oberarmmarkraumes mit dem Küntscher-Nagel nicht erzielt werden.

Zusätzlich erfordert der Küntscher-Nagel ein großes Einschlagfenster, das seinerseits wieder eine iatrogene Fraktur auslösen kann.

Es wundert deshalb nicht, daß bisher auch nur kleine Serien mit eingeschränkter Indikationsstellung mitgeteilt wurden:

Christensen [14] berichtete 1975 von der Behandlung von 13 Pseudarthrosen mit dem Küntscher-Nagel, wovon 7 zuvor mit einem Rush-Pin, zweimal zusätzlich mit Cerclage operiert worden waren. Ein Bruch war lediglich mit einer Cerclage stabilisiert worden und 5 konservativ mit Hängecast oder Brace.

Von den 13 Pseudarthrosen konnten nur 7 zur Ausheilung gebracht werden; die restlichen 6 blieben deutlich rotationsinstabil.

Ausdrücklich hingewiesen wurde auf die Entwicklung eines Impingements, was der Methode sehr abträglich sei, sich aber nach der Entfernung des Nagels komplett zurückbildete. Schon Christensen hat aber vermutet, daß die Entwicklung eines speziell adaptierten Oberarmnagels eine Reduktion dieser Probleme bringen könnte. Auch er betonte das Risiko der distalen Insertion für eine zusätzliche Fraktur mit dieser Methode.

Van der Griend [52] hat 1985 von 18 Oberarmfrakturen berichtet, die mit einem Küntscher-Nagel stabilisiert worden waren. Es handelte sich um 6 pathologische Frakturen und um 12 frische Frakturen im Rahmen eines Polytraumas. Alle Frakturen konnten zur Ausheilung gebracht werden, so daß die Autoren zu der Auffassung kamen, daß bei bestimmten, ausgewählten Fällen (typischerweise Patienten, die nicht mehr sehr mobil sind) die Küntscher-Nagelung durchaus Erfolg haben könnte.

Weder der Ender- noch der Küntscher-Nagel haben sich bis heute als anerkannte Osteosyntheseverfahren am Oberarm durchgesetzt und sind zwischenzeitlich aufgrund der schwer reproduzierbaren Stabilität und/oder der schwierigen Technik zugunsten der direkten und besser reproduzierbaren Plattenosteosynthese verlassen worden.

Sowohl in Kenntnis der Prinzipien der gedeckten Marknagelung, wie sie von Küntscher formuliert worden waren, als auch unter dem Eindruck der teilweisen guten Ergebnisse, die sich mit den Rush-Pins an den Röhrenknochen der unteren Extremitäten erzielen ließen, entwickelte Hackethal [23] die Bündelnagelung, die nach seinem Willen die positiven Ergebnisse der Querverklemmung (Küntscher) als auch die positiven Aspekte der elastischen Verklemmung (Rush) kombinieren sollte.

Hackethal glaubte, mit seiner Methode die geforderte elastische Verklemmung bei allen Einspaltbrüchen vom zweiten Sechstel bis zum fünften Sechstel aller Röhrenknochen erreichen zu können. Die Nachteile der Methode − keine Belastungsstabilität sowie relativ hohe Strahlenbelastung − schienen durch die Vorteile − unsteile Reposition, geringer instrumenteller Aufwand und kurze Operationsdauer − so in den Hintergrund gedrängt, daß auch schwierige Bruchformen mittels Bündelnagel versorgt wurden. Die anfänglich extensive Indikationsstellung führte zwangsläufig zu einer Überforderung der Methode. 3,5% Pseudarthrosen und 3,3% Osteitis nach Bündelnagelung am Unterschenkel sowie 2,4% nicht tolerable Fehlstellung diskreditierten das Verfahren insgesamt. Die Methode der Bündelnagelung sah sich danach auf dem Rückzug, obwohl sie allein von allen intramedullären Verfahren eine annähernd formschlüssige Markraumauffüllung ohne Aufbohren ermöglicht. Sie ist deshalb von Kennern als Verfahren der Wahl am Oberarm bis heute nicht verlassen worden [3].

Brug hatte 1976 [8] über 108 frische Humerusfrakturversorgungen mit der Bündelmethode unterrichtet, von denen 3 postoperativ eine Radialisparese entwickelten. Von den 13 postoperativ aufgetretenen Pseudarthrosen waren 10 durch einen zweiten Eingriff zur Ausheilung gebracht worden, während 3 persistierten. Allerdings wies der Autor darauf hin, daß das Verfahren nur nach entsprechender Erfahrung adäquate Behandlungsergebnisse bringen kann. Eine Indikation sei weniger aus dem individuellen Patientenschicksal reproduzierbar als aus der Philosophie, der der jeweilige Operateur folgt. Konsequenterweise formulierte der Autor dann seine Indikation aus der *Lokalisation* der Fraktur:

Im 3/6 bis 4/6 und Übergang 2/6−3/6 sei die Bündelnagelung ideal, im 2/6 und 5/6 sei eine Platte indiziert, bei einer Stückfraktur evtl. ein Fixateur oder die Bündelnagelung, bei einer Trümmerfraktur der Fixateur und bei Nerven-Gefäß-Läsionen die Osteosyntheseplatte oder der Fixateur.

Durbin et al. [17] teilten 1983 ihre Ergebnisse an 30 Oberarmsschaftfrakturen mit und hoben hervor, daß die Methode technisch einfach sei, geringen Blutverlust bedeute, das Freilegen der Fraktur vermieden würde und der N.-radialis intakt bliebe. Die Rate der knöchernen Heilung betrug 92%, die Re-Operation 14%, was auf die geringe Erfahrung der Operateure mit diesem Verfahren zurückgeführt wurde. Eine typische Komplikation war der Ausbruch eines Knochenkeils an der Einschlagstelle mit nachfolgender heterotroper Ossifikation und Streckverlust im Ellbogen.

Ausdrücklich wiesen die Autoren darauf hin, daß auch bei einer Pinlockerung nicht die Entfernung des Pins, sondern das Eintreiben eines zusätzlichen Pins zur Verstärkung der Verklemmung indiziert sei.

In einer ausführlichen Würdigung der Hackethalschen Bündelnagelung haben Baranowski u. Brug [3] 1989 von 53 Patienten berichtet, deren Humerus durch eine Bündelnagelung stabilisiert worden war. Interessanterweise sahen sie nur eine Pseudarthrose und 5mal Bewegungseinschränkungen, aber keinen Infekt. Über eine zusätzliche externe Ruhigstellung wird nicht berichtet.

Der Hinweis von Christensen, daß speziell adaptierte Nägel die Problematik der Küntscher-Nagelung am Oberarm vielleicht reduzieren könnten, wurde von Gallagher [19] 1988 aufgegriffen. Er berichtete über 12 Patienten, die er mit einem speziellen Nagel, der proximal ein starkes Gewinde trug, stabilisiert hatte. In 6 Fällen wurde eine frische Fraktur versorgt, 3mal eine pathologische und 3mal eine Pseudarthrose. Die Pseudarthrosen konnten zur Ausheilung gebracht werden, wohingegen bei den pathologischen Frakturen, die in ihrem Endergebnis alle als sehr gut bezeichnet wurden, und von den 6 frischen Schaftfrakturen zumindest 4 als gut bezeichnet worden waren. Eine Schulter steifte ein.

Eine konsequente Weiterentwicklung des Küntscher-Marknagelprinzips ist dann 1989 durch Seidel [45] vorgestellt worden, der auf der Grundlage des 1968 von Küntscher inaugurierten Detensionsnagels einen anatomisch adaptierten Nagel für den Humerusschaft entwarf und erstmalig angewendet hat. Es handelt sich um einen ungeschlitzten Nagel mit proximaler Schraubverriegelung und distaler Aufspreizung über eine zentrische Schraube. In seiner ersten Mitteilung [45] über 80 mit diesem Implantat stabilisierten Oberarmschaftfrakturen teilte der Autor eine 100% Heilungsquote zumindest bei der Nachuntersuchung von 20 Patienten mit, mit nur minimaler Einschränkung der Schulterbeweglichkeit.

1991 konnte der Autor die Ergebnisse von insgesamt 160 mit diesem Verriegelungsnagel stabilisierten Frakturen mitteilen und fand in seinem Patientengut lediglich einmal eine Pseudarthrose, zweimal einen Infekt, aber keine einzige N.-radialis-Läsion postoperativ, wobei darauf hingewiesen werden muß, daß alle primären N.-radialis-Schäden ausnahmslos intraoperativ freigelegt wurden und der N. radialis dargestellt worden war. Da der Nagel ausnahmslos von proximal eingeführt wurde, sollte nie mit Gewalt gegen Widerstand in den Markraum eingeschlagen werden, um eine Sprengung des distalen Humerus zu vermeiden. Ggf. sollte auch der Markraum aufgeweitet werden. Die Reposition dürfe nicht zu einer Fragmentdislokation führen. Bei Verdacht auf eine Läsion des N. radialis müsse die Fraktur freigelegt werden, keinesfalls dürfe bei der proximalen Verriegelung die lange Bizipssehne tangiert werden [46].

Ein Hauptproblem war – bedingt durch die proximale Insertion – das postoperative Impingement, weswegen bei 40% der nachuntersuchten Patienten bewegungsabhängige, leichte, nicht behindernde und therapiebedürftige Schmerzen am Arm angegeben wurden. 10% der Patienten klagten über belastungsabhängige Schmerzen bei deutlicher Muskelatrophie. Die traumatischen N.-radialis-Schäden hatten sich komplett zurückgebildet, die Infekte waren saniert. Insbesondere wies der Autor auf das Prinzip der gedeckten Nagelung und die Unterstützung der physiologischen Frakturheilung durch Kallusentwicklung hin.

Ein Jahr später wurden auch kritische Stimmen laut: Robinson et al. [39] berichteten über 30 Humerusfrakturen, die mit diesem Verfahren stabilisiert

worden waren. Sie beklagten häufige technische Probleme, insbesondere bei
der Durchführung des Verriegelungsmechanismus. In 12 Fällen, also fast 50%,
hätte ein Nagelüberstand proximal bestanden aufgrund eines inadäquaten Verriegelungsmechanismus, der zu einer Funktionseinschränkung durch das Impingement geführt hätte. Aber auch 5 weitere Patienten ohne Nagelüberstand
hätten nur eine schlechte Schulterfunktion entwickelt, wahrscheinlich weil die
Rotatorenmanschette bei der Insertion beschädigt worden sei. Immerhin hatte
ein Patient eine N.-radialis-Läsion entwickelt, die sich aber innerhalb von 3
Monaten nach der Operation wieder erholte.

Insgesamt waren bei den 30 Patienten 21 sekundäre Operationen erforderlich.

Unter dem Eindruck der schlechten Reproduzierbarkeit dieses Verfahrens
konnten sie eine Empfehlung im Unterschied zu der erfolgreichen Marknagelung an Ober- und Unterschenkel nicht geben. Von entscheidener Bedeutung
erschien der Hinweis, daß die Inzidenz von verzögerter Heilung oder Pseudarthrose vergleichbar mit der konservativer Behandlung war. Theoretisch sei die
geschlossene Nagelungstechnik von Humerusschaftfrakturen eine attraktive
Technik insbesondere bei non-compliant-patients und bei pathologischen
Frakturen. Praktisch sei aber das vorliegende Seidel-System nicht anwender-
freundlich genug.

Im gleichen Jahr publizierten Jensen et al. [27] ihre Erfahrungen mit dem
gleichen Implantat an 16 Patienten und fanden eine komplette knöcherne Heilung innerhalb von 6 Wochen. In 4 Fällen wurde ein Impingement festgestellt,
was aber seitens der Autoren lediglich die Notwendigkeit eines tiefen Einschla-
ges des Nagels proximal unterstreicht. Korrekterweise wiesen die Autoren am
Ende ihres Artikels darauf hin, daß insgesamt die Patientenpopulation zunäh-
me, die eine operative Stabilisierung der Humerusschaftfraktur benötigte.

Die erste Mitteilung aus unserer Klinik bezieht sich auf 83 Humerusschaftfrakturen, die zwischen 6/87 und 10/92 mit dem Seidel-Nagel operativ
stabilisiert worden waren [51]. Bei der Analyse des Bruchtyps fanden sich 24
Querbrüche, 14 kurze Schrägbrüche, 24 lange Schrägbrüche, 4 Trümmerbrüche
und 14 pathologische Frakturen.

Die durchschnittliche Ausheilungszeit betrug 10 Wochen.

2mal mußten die Patienten einen Infekt hinnehmen, der unter adäquater
Therapie schließlich zur knöchernen Heilung führte.

Anläßlich der Implantatentfernung konnten seinerzeit 55 Patienten nachuntersucht werden. Beurteilungskriterien waren der *Röntgenbefund,* die *Funk-
tionsmessung* und die *Sonographie der Rotatorenmanschette,* da diese Struktur beim Eröffnen des Markraumes perforiert werden muß.

Meßbare Bewegungsdefizite fanden sich bei 9 Patienten (16,4%) und subakromiale Ossifikationen bei 10 Patienten (18%). Die Sonographie zeigte
durchweg Narbengewebe und Adhäsionen im Gleitgewebe ohne sicheres Korre-
lat zur Funktion. *Keine* Funktionsbeeinträchtigung fand sich in 44 Fällen
(80%). 4 Patienten konnten entweder den Hinterhauptsgriff oder den Schürzengriff durchführen (73%), 2 Patienten weder diesen noch jenen und 2 Schul-
tern waren steif. Schmerzen wurden nach einem postoperativen Intervall von

4 Wochen von 10 Patienten (18%) angegeben; die übrigen Patienten waren schmerzfrei. Als typische Röntgenzeichen zeigten sich subakromiale Ossifikationen und eine distale Schraubenlockerung in 8 Fällen.

In den Fällen, wo durch einen relativen Nagelüberstand ein schmerzhaftes Impingement verursacht worden war (n = 12), konnte durch die Metallentfernung eine deutliche Besserung der Beweglichkeit herbeigeführt werden.

Intraoperativ wurde 6mal ein zusätzliches Fragment beim Aufbohren ausgesprengt und 2mal eine zusätzliche Fraktur im distalen Fragment ohne Verschiebung herbeigeführt. Diese zusätzlichen iatrogenen Knochenverletzungen heilten aber ohne zusätzliche Maßnahme zusammen mit der Hauptfraktur aus, wie es von der Marknagelung der unteren Extremität her bekannt ist.

3mal führte die Nagelung zu einer Distraktion der Fragmente, jedoch unter 1 cm ohne Störung der Ausheilung.

Materialprobleme traten in 10 Fällen (12%) auf, wobei 8mal eine Lockerung der distalen Schraube und 2mal ein Gewindebruch proximal zu beobachten war.

Signifikant waren kurze OP-Zeiten ohne Lagerungsprobleme und die Unabhangigkeit von der Patientencompliance, was insbesondere bei alten Patienten mit zusätzlichen neurologischen Erkrankungen und bei polytraumatisierten Patienten erhebliche Vorteile bzgl. Schmerzfreiheit und Mobilisation bedingte.

In einer neuen Publikation von 1993 konnten Evans et al. [18] nachweisen, daß die proximale Verriegelung mit dem Seidel-Nagel durchaus geeignet sei, sowohl den N. axialis als auch die Bizepssehne zu beschädigen. Da die Ergebnisse an fixierten Leichenpräparaten gewonnen worden waren, sind hier zwar gewisse Einschränkungen zu machen, insgesamt darf aber dieses technische Problem beim Anwenden dieses Nagels nicht als gering veranschlagt werden.

Von allen *intramedullären* Verfahren kann zum gegenwärtigen Zeitpunkt nur der an die besonderen anatomischen Verhältnisse des Oberarmes angepaßte Verriegelungsnagel nach Seidel empfohlen werden, der weitgehend standardisiert ist und offensichtlich zu reproduzierbaren Ergebnissen führt, wenn die Technik der geschlossenen Verfahren beherrscht wird, die Learning curve ist im Vergleich zu anderen Methoden durchaus ermutigend.

Ausblick

Alle empfohlenen Behandlungsmethoden haben Vor- und Nachteile, die dem Traumatologen bekannt sein müssen, um eine Überforderung der jeweils gewählten Methode zu vermeiden. Entscheidend ist, daß der Chirurg sich darüber im klaren ist, welcher Philosphie er bei der Behandlung des Unfallverletzten folgt und daß er *generell* mit einem geglückten operativen Verfahren die Compliance des Patienten optimiert, beim Scheitern aber ein Vielfaches der Probleme hinnehmen muß, die eine fehlgeschlagene konservative Behandlung nach sich zieht. Im Vordergrund muß der *Funktionserhalt* stehen. Die Voraussetzungen hierfür sollte die spezielle Behandlung liefern. Unter Berücksichtigung der klinischen Ausstattung, der individuellen Ausbildung und der Patientenpersönlichkeit ist dann jedes Verfahren zulässig, was diesen Zweck bei sachgemäßer Anwendung erfüllen kann. Dabei ist aber auch zu bedenken, daß der posttraumatische Funktionsverlust sich aus vielen Faktoren zusammensetzt, die sowohl von seiten des Patienten als auch von seinem Umfeld und dem Behandler beeinflußt werden können – zweifellos kann ein operatives Verfahren die Compliance des Patienten entscheidend verbessern.

Besichtigt man im einzelnen die Faktoren für ein Scheitern dieses oder jenes Verfahrens, so wird man in sehr vielen Fällen ungenügende Technik oder ungenügende Kenntnis der Technik konstatieren müssen, die dann zur Fehleinschätzung der Situation mit darauffolgendem Versagen der Behandlung geführt haben.

Generell lassen sich aber folgende Feststellungen treffen:

Die *Plattenosteosynthese* ist als *direkte* Methode eher standardisierbar und bietet den Vorteil der exakten Apposition der Fragmente mit Inspektion der Weichteile, insbesondere des N. radialis. Zusätzlich besteht die Möglichkeit, primär Spongiosa zu applizieren. Gerade die Frakturöffnung ist aber auf der anderen Seite das Hauptrisiko dieses Verfahrens, da sowohl der Nerv als auch der Knochen mehr oder weniger ausgiebig devastiert werden, was den typischen Komplikationen der Plattenosteosynthese Vorschub leistet. Nachteilig ist die aufwendige Lagerung und riskant die ME, da der narbig eingescheidete N. radialis leicht zu schädigen ist.

Der *Verriegelungsnagel* (Seidel) unterstützt die biologische Knochenheilung in Form der Kallusbildung, ist aber als indirektes Verfahren auf eine mehr oder weniger hohe intraoperative Röntgenbelastung angewiesen und vermag nicht in dem Maße wie die Plattenosteosynthese eine lokal kontrollierbare Stabilität herbeizuführen, sofern man sie für notwendig erachtet. Typische technische Probleme sind die Insertionsstelle und die exakte proximale Verriegelung zur Erzielung einer ausreichenden Rotationsstabilität.

Der *Bündelnagel* (Hackethal) erfordert noch mehr als der Seidel-Nagel die exakte chirurgische Bestimmung der Insertionsstelle und ist technisch sicher schwieriger durchführbar als der Marknagel. Gerade hier fällt es schwer, eine Verfahrensstandardisierung zu konstatieren, so daß dieses Verfahren mehr als jedes andere in die Hand des Geübten gehört und demzufolge nicht generell empfohlen werden kann.

Der *Fixateur extern* ist durch die transkutane Pinapplikation mit der daraus resultierenden Gefährdung des N. radialis auf das mittlere Drittel beschränkt und birgt darüber hinaus die Gefahr der Pin-trac-Infektion.

Die empfehlenswerte Indikation scheinen offene Frakturen zu sein, da mit dieser Stabilisation kein Implantat die Fraktur kreuzt, welches die Frakturheilung stören könnte. Darüber hinaus kann der Weichteilschaden leicht ohne Repositionsverlust behandelt werden. Andererseits kann die hohe Implantrigidität die Frakturheilung verzögern. Der Vorteil liegt in der Möglichkeit der ambulanten ME und, vice versa, in der schnellen Montagemöglichkeit beim Polytrauma.

Literatur

1. Apley AG, Rowley DI (1992) Fixation is fun. J Bone Joint Surg [Br] 74:486–487
2. Bandi W (1964) Indikation und Technik der Osteosynthese am Humerus. Helv Chir Acta 31:89
3. Baranowski D, Brug E (1989) Aktuelle Indikationen zur Bündelnagelung. Unfallchirurg 92:486–492
4. Bleeker WA, Nijsten MWN, ten Duis H-J (1991) Treatment of humeral shaft fractures related to associated injuries. Acta Orthop Scand 62/2:148:153
5. Böhler L (1965) Conservative treatment of fresh closed fractures of the shaft of the humerus. J Trauma 5:464–468
6. Breasted JH (1930) The Edwin Smith surgical papyrus. Chicago
7. Brooker AF, Edwards CC (eds) (1979): External fixation – The current state of the art. Williams & Wilkins, Baltimore
8. Brug E (1976) Bündelnagelung – nur bei Oberarmfrakturen? Unfallchirurgie 2:113–117
9. Brug E, Klein W, Winckler S (1991) Fixateur-Externe-Behandlung der Oberarmfraktur. In: Wolter D, Zimmer W, (Hrsg) Die Plattenosteosynthese und ihre Konkurrenzverfahren. Springer, Berlin Heidelberg New York Tokyo, S 167–171
10. Brumback R, Bosse MJ, Poka A (1986) Intramedullary stabilization of humeral shaft fractures in patients with multiple trauma. J Bone Joint Surg [Am] 68:960
11. Burny F, Hinsenkamp M, Andrianne Y et al (1984) External fixation of the humerus, a review of 164 cases. Monography presented at the American Academy of Orthopedic Surgeons, 51st Annual Meeting, February 9–14, Atlanta
12. Carrol SE (1993) A study of the nutrient foramina of the humeral diaphysis. J Bone Joint Surg [Br] 45:176–181
13. Charnley J (1959) The closed treatment of common fractures. Livingstone, Edinburgh, p 51
14. Christensen NO (1976) Küntscher intramedullary reaming and nail fixation for non union of the humerus. Clin Orthop 116:222
15. Coolbaugh CC (1952) Effects of reduced blood supply on bone. Am J Physiol 169:26
16. De Bastiani G, Aldegheri R, Renzi-Brivio L (1984) The treatment of fracture with the dynamic axial fixateur. J Bone Joint Surg [Br] 66:538–545
17. Durbin RA, Gottesmann MJ, Saunders KC (1983) Hackethal stacked nailing of Humerus shaft fractures. Experience with 30 patients. Clin Orthop 179:169–174
18. Evans PD, Conboy VBL, Evans EJ (1993) The Seidel humeral locking nail: an anatomical study of the complications from locking screws. Injury 24/3):175–176
19. Gallagher JE, Keogh P, Black J (1988) Humeral medullary nailing – a new implant. Injury 19:254–256
20. Gelbke H (1955) Die „dynamische Osteosynthese" nach Rush, eine wertvolle Vervollständigung der Küntscher Nagelung. Chirurg 26:529–534
21. Giebel G, Tscherne H, Reißmann K (1986) Die gestörte Frakturheilung am Oberarm. Unfallchirurg 89:353–360
22. Gustilo RB, Mendoza RM, Williams DN (1984) Problems in the management of type III (severe) open fractures: a new classification of type III open fractures. J Trauma 24:742
23. Hackethal KH (1961) Die Bündel-Nagelung. Springer, Berlin Göttingen Heidelberg
24. Hall RF, Pankovich AM (1987) Ender Nailing of akute fractures of the humerus. J Bone Joint Surg [Am] 69:558–567
25. Hansmann C (1886) Eine neue Methode der Fixierung der Fragmente bei complicierten Frakturen. Verl Dtsch Ges Chirg 15:134
26. Hoffmann R (1951) L'osteotaxis. Osteosynthèse transcutanée par fiches et rotules. Gead, Paris
27. Jensen CH, Hansen D, Jorgensen U (1992) Humeral shaft fractures treated by interlocking nailing: a preliminary report on 16 patients. Injury 23:234–236

28. Kamhin M, Michaelson M, Waisbrod H (1978) The use of external skeletal fixation in the treatment of fractures of the humeral shaft. Injury 9:245
29. Key JA, Conwell JE (1956) Management of fractures, dislocations and sprains, 6th edn Mosby, St. Louis, p 419
30. Küntscher G (1965) Intramedullary surgical technique and its place in orthopedic surgery − My present concept. J Bone Joint Surg [Am] 47:808
31. Laing PG (1956) The arterial supply of the adult humerus. J Bone Joint Surg [Am] 38:1105−1116
32. Lambotte A (1907) Le traitement des fractures. Masson, Paris
33. Lane WA (1913) The operative treatment of fractures. The Med Publish Comp, London
34. Mast JW, Spiegel PG, Harvey JP, Harrison C (1975) Fractures of the humerus shaft − a retrospective study of 240 adult fractures. Clin Orthop 112:254
35. Müller ME, Allgöver M, Schneider R, Willenegger H (1991) Manual of internal fixation. Springer, New York Berlin Heidelberg Tokyo
36. Nast-Kolb D (1989) Wandel und Fortschritt in der Frakturenbehandlung des Oberarmschaftes. Orthopäde 18:208−213
37. Nast-Kolb DC (1992) Der Oberarmschaftbruch. Ergebnisse einer AO-Sammelstudie. In: Habermeyer P, Schweiberer L (Hrsg) Standortbestimmung der konservativen Knochenbruchheilung beim Erwachsenen. Springer, Berlin Heidelberg New York Tokyo. Hefte zur Unfallheilkunde, Bd 222:S62−65
38. Rich NM, Metz CW, Hutton JE, Baugh JH, Hughes CW (1971) Internal vs external Fixation of fractures with concomitant vascular injuries in Vietnam. J Trauma 11:463−673
39. Robinson CM, Bell DM, Court-Brown CM, McQueen MNM (1992) Locked nailing of humeral shaft fractures. Experience in Edinburgh over a two-year period. J Bone Joint Surg [Br] 74:558−562
40. Rogers JF, Bennett JB, Tullos HS (1984) Management of concomitant ipsilateral fractures of the humerus and forearm. J Bone Joint Surg [Am] 66:552−556
41. Rommens PM, Vansteenkiste FP, Stappaerts KH, Broos PLO (1989) Indikationen, Gefahren und Ergebnisse der operativen Behandlung von Oberarmschaftfrakturen. Unfallchirurg 92:565−570
42. Rüedi T, Mosfegh A, Pfeffer KM, Allgöwer M (1974) Fresh fractures of the shaft of the humerus − conservative or operative treatment? Reconstr Surg Traumatol 14:65−74
43. Rush LV, Rush HC (1950) Intramedullary fixation of fractures of the humerus by longitudinal pin. Surgery 27:268
44. Schweiberer L, Betz A, Krüger P, Wilker D (1982) Bilanz der konservativen und operativen Knochenbehandlung − obere Extremität. Chirurg 54:226
45. Seidel H (1989) Humeral locking nail − a preliminary report. Orthopedic 12:129
46. Seidel H (1991) Behandlung mit dem Humerusverriegelungsnagel. In: Wolter D, Zimmer W (Hrsg) Die Plattenosteosynthese und ihre Konkurrenzverfahren. Springer, Berlin Heidelberg New York, S 158−166
47. Stern PJ, Mattingly DA, Pomeroy DL, Zenni EJ, Kreig JR (1984) Intramedullary Fixation of humeral shaft fractures. J Bone Joint Surg [Am] 66:639−646
48. Stewart MJ, Hundlay JM (1955) Fractures of the humerus. A comparative study in methods of treatment J Bone Joint Surg [Am] 37:681−692
49. Titze A (1977) The operative treatment of fracture of the shaft of the humerus. Reconstr Surg Traumatol 14:75−81
50. Tscherne H (1972) Primäre Behandlung der Oberarmfrakturen. Langenbecks Arch Chir 332:379
51. Ulrich Chr, Burgis H, Teubner E, Muth W (1993) Der Verriegelungsnagel nach Seidel am Humerus − klinische Ergebnisse. Hefte Z Unfallchir 230:840−842
52. Van der Griend RA, Ward EF, Tomasin J (1985) Closed Küntscher nailing of humeral shaft fractures. J Trauma 25:1166
53. Van der Griend RA, Tomasin J, Ward EF (1986) Open reduction and internal fixation of humeral shaft fractures. J Bone Joint Surg [Am] 68:430

Nagelung proximaler Oberarmschaft-
und Oberarmkopffrakturen

H. Seidel

Einleitung

Die Therapie der proximalen Oberarmschaftfrakturen ist meist konservativ funktionell. Die Behandlung nach Poelchen [5], Gilchrist [1] und Specht et al. [6] sind die bevorzugten Behandlungsmethoden. Die Grenze dieser Methoden bilden instabile Frakturen, die während der funktionellen Behandlung weiter dislozieren. Die nachfolgende bevorzugte Therapie ist die Osteosynthese nach dem AO-Verfahren, das in dem AO-Manual von M. E. Müller, M. Allgöwer und H. Wllenegger empfohlen wird [2].

Die Behandlung von Oberarmkopffrakturen wird ebenfalls bevorzugt konservativ durchgeführt. Die Ruhigstellung im Desaultverband wird meist gewählt, um die frakturbedingten Schmerzen zu lindern. Während dieser Behandlung tritt jedoch in Abhängigkeit vom Frakturtyp eine weitere Fragmentdislokation bzw. Luxation des Humeruskopfes ein, die durch weitere konservative Therapien nicht behoben werden können. Die schmerzhafte Schultersteife ist dann definitiv. Ein besonderes Problem bilden die Frakturen im Collum anatomicum. Aufgrund der Zerreißung der den Humeruskopf ernährenden Gefäße droht die Nekrose des Oberarmkopfes. Das Problem ist mit der Hüftkopfnekrose nach medialen Schenkelhalsfrakturen zu vergleichen.

Die Einteilung der proximalen Oberarmfrakturen durch Neer [4] gibt einen Leitfaden zur Entscheidung der Therapie dieser Frakturen. Neer schlägt für stabile Frakturen die konservative Therapie vor. Für einfache instabile Frakturen bevorzugt er Drahtnähte. Instabile Frakturen im Collum anatomicum mit mehreren Fragmenten und Luxation des Oberarmkopfes haben nach Neer eine derart ungünstige Prognose, so daß er die primäre Behandlung mit einer Endoprothese für angebracht hält.

Diagnostik und Behandlungsindikation

Vorraussetzung für die Wahl der günstigsten Therapie dieser Frakturen ist die genaue Analyse des Frakturtyps. Die anatomische deskriptive Frakturdiagnostik ist hilfreicher als die visuelle Einteilung der Frakturen nach vorgegebenen Schablonen, wie sie z. B. durch die AO-Klassifikation [3] vorgeschlagen wird. Die deskriptive Diagnostik erfaßt die Lokalisation der Fraktur im Oberarm-

Hafenkrankenhaus Hamburg, Zirkusweg 11, D-20359 Hamburg.

segment (S), die Frakturlänge respektive den Übergang der Fraktur von Segment zu Segment in der Rangfolge (R) von proximal nach distal, die Dislokation der Fragmente (D) bzw. die Oberarmkopfluxation und die Zahl der Fragmente (F). Weitere Details wie der Haupttyp der Fraktur werden ebenso festgehalten wie der Grad der Osteoporose und das spätere Repositions- bzw. Osteosyntheseergebnis. Die Klassifikation nach den genannten Kriterien „SRDF" ist für die genaue Erfassung der spezifischen Frakursituation aufschlußreicher als die vorgenannten und erlaubt daher den Zugang zu einer frakturspezifischeren Behandlung.

Für die konservative Behandlung eignen sich nur verkeilte, stabile Frakturen, d. h. Frakturen, die sich unter konservativer frühfunktioneller Behandlung nicht lösen. Scheinbar harmlos erscheinende Brüche, wie kurze Schrägbrüche im Collum chirurgicum eignen sich für die konservative Therapie ebensowenig wie Mehrfragmentbrüche oder wie Brüche mit gelösten Tuberculum majus oder Tuberculum minus bzw. Abbruch beider Tubercula. Die Funktion der Rotatorenmanschette, da röntgenologisch nicht darstellbar, wird bei diesen Frakturen häufig unterschätzt. Die einwandfreie Funktion des Schultergelenkes ist nur bei intakter Rotatorenmanschette möglich. Sie muß im Rahmen der Frakturbehandlung rekonstruiert werden. Auch aus diesem Grund ist die operative Therapie dieser Frakturen notwendig.

Der Schweregrad der proximalen Schaftfrakturen ist weniger dramatisch als derjenige der Oberarmkopffrakturen. Bei den erstgenannten ist sowohl die Stabilisierung einfacher als auch die Prognose günstiger.

Der Übergang der proximalen Oberarmschaftfraktur in die Oberarmkopffraktur ist dem Operateur geläufig, bleibt aber dem konservativ Behandelnden verborgen und deswegen unverständlich. Die ausschließlich röntgenologische Diagnostik reicht nicht aus. Diese Frakturen könnten durch eine computertomographische Methode sicherer erkannt werden (Abb. 1). Das CT wird jedoch nicht regelhaft angewendet. Diese Diskrepanz in der Beurteilung ist der Grund für die unterschiedliche Indikationsstellung der Behandlung dieser Frakturen.

Nur vergleichende kontrollierte Nachuntersuchungsserien gleicher Frakturtypen könnten den Nutzen einer speziellen Behandlungsmethode klären. Dies ist derzeit jedoch nicht möglich, da die Klassifikation der Frakturen bereits unterschiedlich vorgenommen wird. Der Operateur klassifiziert, was der konservativ Behandelnde nie sieht.

Die eigene Erfahrung mit der operativen Stabilisierung dieser Frakturen hat gezeigt, daß die Patienten durch die Operation besser behandelt sind als durch die konservative Therapie.

Die Patienten werden durch die Operation schneller schmerzfrei, die Funktion des Schultergelenkes ist günstiger, und selbst komplett luxierte Oberarmköpfe heilen fest an, wenn eine frühzeitige Osteosynthese erfolgt.

Die Osteosynthese proximaler Oberarmfrakturen wird zusätzlich zur Kompliziertheit des Bruches an sich durch die schlechte Knochenqualität behindert. Schrauben lösen sich ebenso wie Kirschner-Drähte im osteoporotischen Knochen. Schrauben allein eignen sich nicht für komplexe proximale

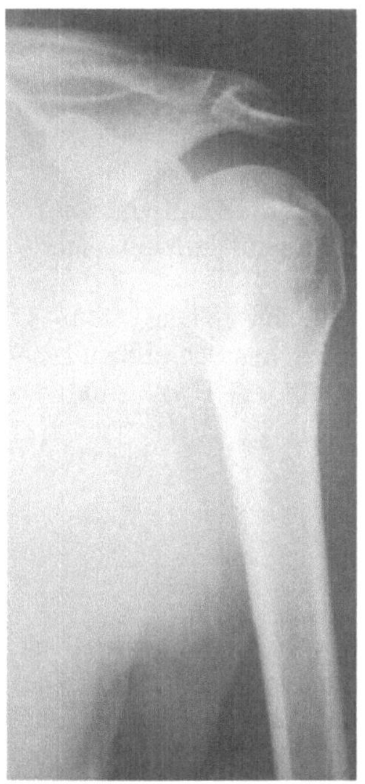

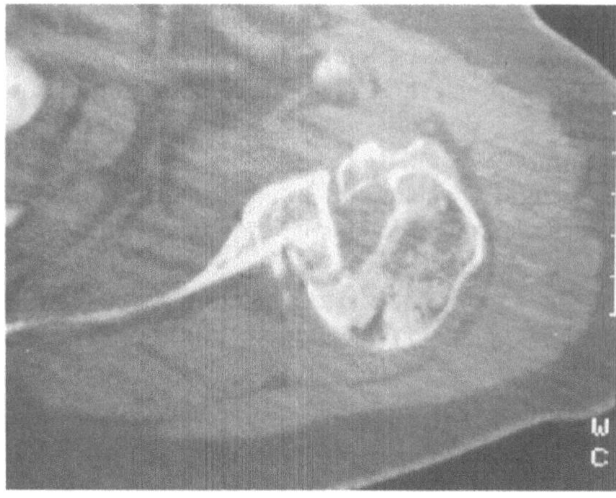

Abb. 1 a, b. A 1-Fraktur: Oberarmkopfbruch. **a** Röntgen-a. p.-Aufnahme. **b** CT der Fraktur zeigt einen Trümmerbruch des Oberarmkopfes

Oberarmfrakturen, die sich aus Oberarmschaftsegmenten, Oberarmkopfsegmenten, gelösten Tuberkula und gelöster Rotatorenmanschette addieren.

Oberarmverriegelungsnagel (HLN)

Zur Behandlung proximaler Oberarmschaft- und Oberarmkopffrakturen wird der Oberarmverriegelungsnagel mit Schrauben, aufgesetzter oder seitlich angesetzter Klammer verwendet.

Der Nagel wird meist in einer Länge, die bis in die Diaphyse reicht, eingesetzt. Die am häufigsten verwendete Länge bei unseren Patienten beträgt 16 cm. In 80% der Fälle kann der Nagel ohne Aufbohren in den Markraum, der proximal weit ist, eingeführt werden. Der Nagel hat proximal eine Herzog-Krümmung von 7,5°. Die Konkavität weist nach dorsal. Der Nagel ist kanüliert und hat einen Durchmesser von 9 mm. Nägel mit 7 und 8 mm Durchmesser sind in Vorbereitung.

Distal wird der Nagel durch eine Spreizschraube im Markraum verklemmt. Proximal kann der Nagel mit 3 Schrauben verriegelt werden. Die 1. und die 3. Schraube läuft parallel zur Frontalebene. Sie werden je nach Frakturverlauf variabel einzeln oder kombiniert von lateral eingebracht. Die 1. Schraube hat im Nagelloch ein Gewinde, so daß die Schraube festen Halt im Nagel findet. Die 2. Schraube verläuft in sagittaler Richtung von vorn nach dorsal. Diese Schraube ist als Zug- und Fixationsschraube für dorsale Oberarmkopffragmente wichtig.

Querbrüche mit guter Knochenqualität werden mit dem Nagel und 1–3 Schrauben stabilisiert. Die Zahl der Schrauben wird durch die Zusatzfragmente bestimmt (Abb. 2).

Trümmerbrüche mit bröckeliger Knochensubstanz können mit einer aufgesetzten Klammer, dem sog. „cap washer" (Abb. 3) oder dem „lateral washer" (Abb. 4) fixiert werden.

Mit der Vielfalt der Anwendungstechniken der Systeme (Nagel mit 1–3 Schrauben, Nagel mit „cap washer" mit und ohne zusätzlichen Schrauben, Nagel mit lateralem „washer" mit und ohne Schrauben) kann jede Fraktur individuell und spezifisch behandelt werden.

Patientengut

In dem eigenen Patientengut von 388 operierten Frakturen wurden 74 Patienten mit Frakturen vom Typ A 1 und 171 Frakturen vom Typ S 1 behandelt. Die A 1-Frakturen waren in 41 Fällen Mehrfragmentbrüche, 20mal Trümmerbrüche, 14mal kurze Schrägbrüche, 8mal Querbrüche und 2mal Brüche ohne spezielle Zuordnung.

Bei dem S 1-Typ traten 31 Mehrfragmentbrüche, 3 Trümmerbrüche, 35 kurze Schrägbrüche, 93 Querbrüche auf. 8 Frakturen hatten keine spezielle Zuordnung.

Den 245 Frakturen vom Typ A 1 und S 1 standen 143 Brüche vom Typ S 2 bis S 5 gegenüber. Die Summe der Brüche A 1 bis S 2 betrug 304 und macht 78% aller genagelten Brüche aus.

Die Überschneidung der Frakturlinie von einer Sektion in die beanachbarte kam in 40% der Fälle vor. Von den 245 A 1- und S 1-Frakturen wurden 197 mit dem Humerusnagel und dem „cap washer" versorgt. 26 Frakturen wurden mit dem Humerusnagel und dem „lateralen washer" versorgt, und 22 Frakturen wurden nur mit dem Nagel und Verriegelungsschrauben versorgt. Heilungsstörungen traten in 3% der Fälle auf, bis auf den Knochen reichende Infekte in 1,5%. Bei den S 1-Brüchen war die Knochenqualität in 68% sehr gut, in 17% gut und zufriedenstellend und in 15% schlecht und sehr schlecht. Bei den A 1-Frakturen war die Knochenqualität in 65% sehr schlecht, in 4% schlecht, in 13% ausreichend, in 12% gut und nur in 6% sehr gut.

Das operative Ergebnis nach anatomischen Repositionsgesichtspunkten war bei den S 1-Frakturen in 64% gut, in 18% gut, in 11% zufriedenstellend und in 7% nicht zufriedenstellend. Das Ergebnis der A 1-Frakturen war in 22% sehr gut, in 27% gut, zufriedenstellend in 25% und in 26% weniger gut. Von 245 Patienten wurden 172 durchschnittlich 11 Monate nach der Materialentfernung nachuntersucht. 45 Patienten waren mit dem Ergebnis sehr zufrieden, 102 waren zufrieden, 12 waren mit Einschränkung zufrieden und 13 waren nicht zufrieden.

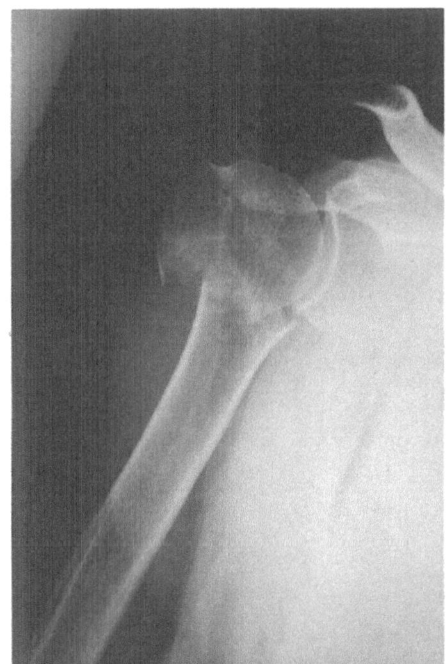

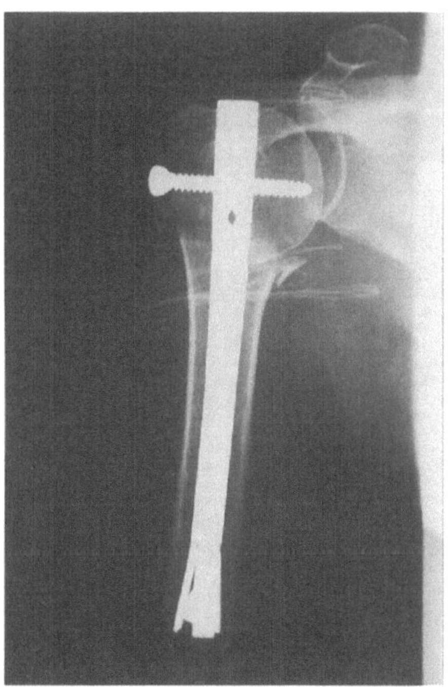

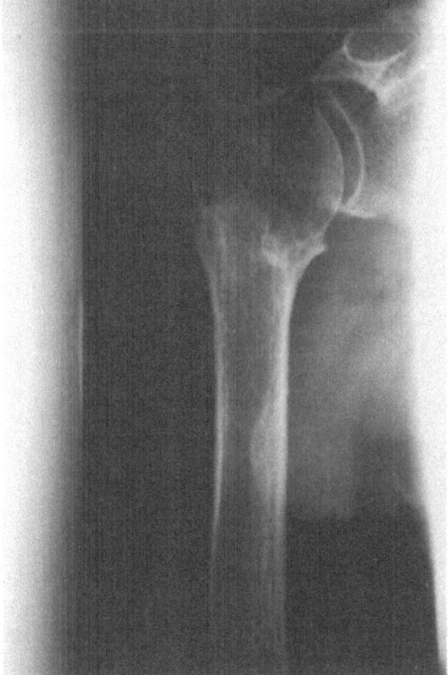

Abb. 2a–c. S1-Bruch: **a** Querbruch in Höhe des Collum chirurgicum, **b** Versorgung mit HLN und Schraube, **c** nach Materialentfernung

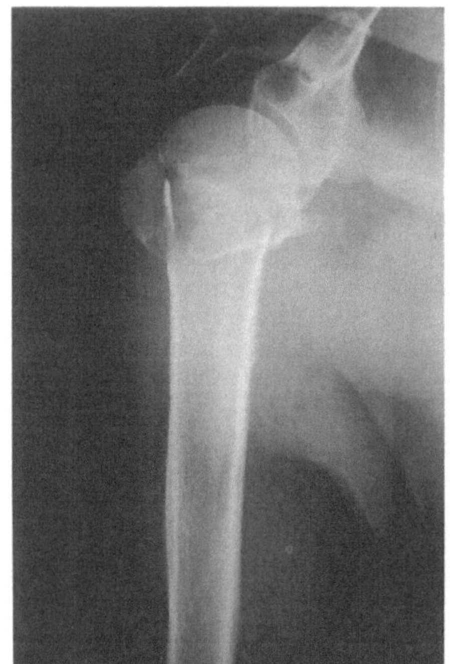

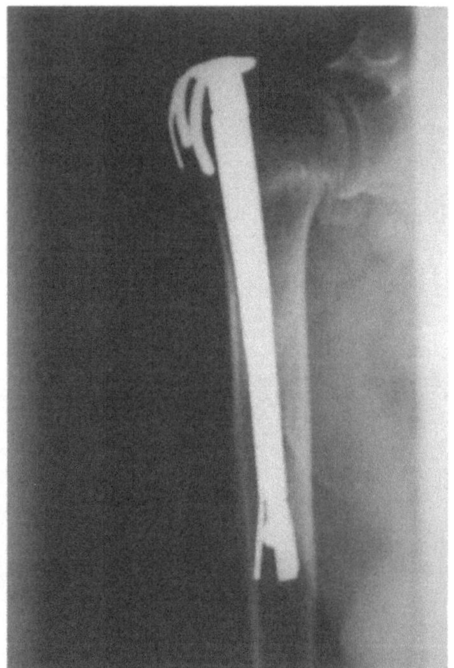

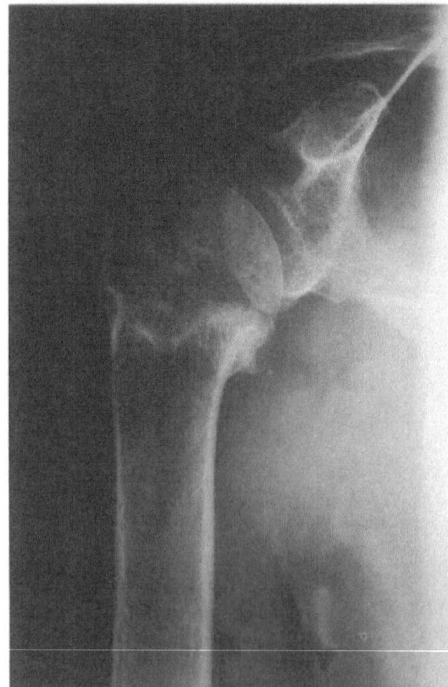

Abb. 3a–c. A1-Bruch. **a** Subluxation des Oberarmkopfes, 4 Fragmente, **b** Osteosynthese mit HLN und „cap washer", **c** nach Materialentfernung

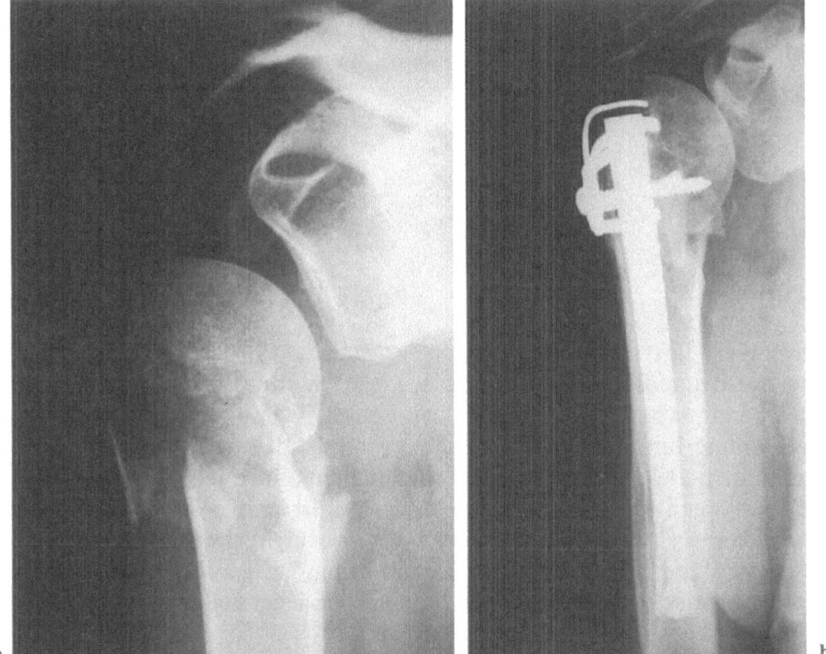

a   b

Abb. 4a, b. A 1-Bruch: **a** Mehr als 4 Fragmente, Subluxation des Oberarmkopfes, **b** Osteosynthese mit HLN und „lateral washer"

Die durchschnittliche Abduktion betrug 120°. Die Nekroserate des Oberarmkopfes der A1-Frakturen lag bei 5%.

Literatur

1. Gilchrist (1985) In: Iahna H, Wittich H (Hrsg) Konservative Methoden in der Frakturbehandlung. Urban & Schwarzenberg, Wien München Baltimore, S 162–165
2. Müller ME, Allgöwer M, Schneider R, Willenegger H (1977) Manual der Osteosynthese. AO-Technik, 2. Aufl. Springer, Berlin Heidelberg New York
3. Müller ME, Narzarian N, Koch P, Schatzker J (1990) The comprehensive Classification of fractures of long bone. Springer, Berlin Heidelberg New York
4. Neer CS (1970) Displaced proximal humeral fractures. Part I: Classification and evaluation. J Bone Joint Surg [Am] 52:1077–1089
5. Poelchen R (1930) Die Behandlung der Frakturen der oberen Extremität ohne Fixation, nur mit aktiver Extensionsbehandlung. Monatsschr Unfallheilkd 37:193–219
6. Specht G, Scheibe O, Kraft R (1979) Ergebnisse der primären funktionellen Behandlung von Oberarmschaftbrüchen. Akt Chir 14:249–258

Die interne Stabilisierung diaphysärer Oberarmfrakturen mit dem Seidel-Nagel

P. Deffner und Ch. Ulrich[1]

Einleitung

Nach Böhler [3] ist der Oberarmbruch ein gutartiger Bruch, der kaum Probleme bei der Behandlung mit sich bringt. Ungeachtet dessen, daß die traumatischen Oberarmschaftfrakturen auch heute noch fraglos eine Domäne der konservativen und funktionellen Behandlung sind, ist diese Behandlungsmethode mit primärem Desault-Verband und sekundärem Brace jedoch nur erfolgversprechend, wenn sie vom Patienten durchgeführt und befolgt werden kann. Des weiteren erfordert dieses Vorgehen eine vorübergehende Immobilisation des Schulter- und Ellenbogengelenkes und bringt gelegentlich eine Einschränkung der Atemexkursionen mit sich, was uns in vielen Fällen nicht sinnvoll erscheint:

Die Grenzen der konservativ funktionellen Behandlung von Oberarmschaftbrüchen sind deshalb bei Patienten mit Schädel-Hirn-Traumen, polytraumatisierten, drogenabhängigen, bettlägrigen, altersschwachen und uneinsichtigen, sowie bei Patienten mit pathologischen Frakturen rasch erreicht [25].

Die seit 30 Jahren etablierte Plattenosteosynthese des Humerus ist sowohl technisch anspruchsvoll, als auch bei der Osteosynthesematerialentfernung für den N. radialis nicht ungefährlich [9, 17, 21].

1985 stellte Seidel [22–24] ein neues Implantat zur inneren Fixation von Humerusfrakturen vor, dessen völlig neues Design der anatomischen Struktur des Oberarmknochens gerecht wird. Das Implantat war eine Weiterentwicklung des Küntscher-Detensionsnagels, der in seiner für die untere Extremität entworfenen Form für den Humerus nur begrenzt geeignet erschien [14, 26].

Es lag deshalb nahe, sich diesem neuen Verriegelungsmarknagel als Alternative zu den bestehenden Osteosynthesemethoden zuzuwenden.

Material und Methode

Auf der Unfallchirurgischen Abteilung der Klinik am Eichert in Göppingen wurde bisher bei 100 Patienten der Oberarmverriegelungsnagel nach Seidel implantiert. Die Datenerhebung erfolgte retro- und prospektiv, ebenso die Auswertung, wobei 65 Patienten nachuntersucht werden konnten. Zunächst wurden die allgemeinen Daten: Name, Vorname, Geschlecht, Unfallursache und

[1] Unfallchirurgische Klinik, Klinik am Eichert, Eichertstraße, D-73035 Göppingen.

-datum, Datum der stationären Aufnahme und Entlassung notiert. Die Fraktureinteilung erfolgte nach der AO-Klassifikation, die Zusatzverletzungen wurden ebenfalls festgehalten. Unterschieden wurde die traumatische und pathologische Fraktur. Protokolliert wurden der weitere klinische Verlauf, die aufgetretenen Komplikationen und die Nachbehandlungszeit. Anläßlich einer Nachuntersuchung, oft im Rahmen der Metallentfernung, wurden die isolierte Funktion (Abduktion, Adduktion, Außenrotation, Innenrotation, Ellenbeugung), die kombinierte Funktion (Mund, Kopf, Nackengriff, Schürzengriff, kontralaterale Axilla), die Klinik (Schmerzen, Tragen, Heben, Werfen), die Röntgenaufnahmen des Humerus und die Sonographie der Rotatorenmanschette beurteilt, da diese Struktur bei der Nagelinsertion tangiert wird.

Implantatbeschreibung

Wir verwenden ein Implantat der Firma Howmedica. Der Humerusverriegelungsnagel ist ein durchbohrter, ungeschlitzter Nagel mit Kleeblattprofil, der aus einem Stuck "stainless steel" (LVM 316) gefertigt ist, was ihm die notwendige Biegefestigkeit gibt. Das proximale Nageldrittel ist im Verhältnis zur Nagelachse um 7,5° nach dorsal gekrümmt und somit der anatomischen Form des Oberarms angepaßt. Im Schaftbereich beträgt der Durchmesser 9 mm, im Kopfbereich 10 mm. Angeboten wird der HLN (Humeral Locking Nail) von 180 mm abgestuft in 20–280 mm, wobei von uns ein möglichst langer Nagel bevorzugt wird, der distal unmittelbar kranial der Fossa olecrani verspreizt wird. Die distale Verriegelung wird durch intramedulläre Spreizung des Nagels an seiner Spitze erreicht. Eine Spreizschraube wird in die distale Spitze des Nagels eingeschraubt. Am proximalen Ende der Spreizschraube befindet sich ein Imbusprofil eingefräst, so daß dieselbe durch Linksdrehen mittels eines langen Imbusschraubendrehers, der von proximal durch den Nagel eingeführt wird, eine Spreizung der distalen Nagelspitze von 9–18 mm bewirkt. Die proximale Verriegelung erfolgt durch 2 rechtwinklig zueinanderstehende Kortikalisschrauben.

Operationstechnik

Die Operationstechnik ist von Seidel sehr genau beschrieben und illustriert worden [24]. Die Nagelung wird immer gedeckt durchgeführt. Nur bei primärer N.-radialis-Läsion wird eine offene Nagelung mit Freilegung des N. radialis erforderlich. Der quer zur Humerusachse liegende Hautschnitt liegt an der anterior lateralen Seite, ca. einen Querfinger unterhalb des Akromions und ist 3–5 cm lang. Eine ventrokaudale hockeyschlägerförmige Schnitterweiterung ist möglich, eine dorsale sollte wegen der Gefahr der Axillarisverletzung unterbleiben.

Nachbehandlung

Die postoperative Behandlung basiert auf den Prinzipien der funktionellen Behandlung. Während der ersten 2 postoperativen Wochen empfiehlt es sich, den

Tabelle 1. Behandlungsschema

Woche	Behandlung	Empfehlungen
1 – 2	Funktionell	Keine Rotation
3 – 6	Aktiv/funktionell	Aktive Rotation
26 – 52	Aktiv/funktionell	Nagelentfernung

Arm in einer Schlinge zu tragen. Mit isometrischen Übungen zur Stärkung der Oberarm- und Unterarmmuskulatur sollte sofort begonnen werden. Das Schultergelenk wird mit passiver Unterstützung aktiv bewegt. Das Ellenbogengelenk kann frei bewegt werden. Rotationsbewegungen sollten in den ersten 2 Wochen postoperativ weder aktiv noch passiv durchgeführt werden, da die distale Verriegelungsschraube (Spreizmechanismus) nur eine bedingte Rotationsstabilität gewährleistet.

Patientengut

Auf der Unfallchirurgischen Abteilung der Klinik am Eichert in Göppingen wurden primär im Rahmen einer Pilotstudie zwischen 3/1988 und 8/1994 100 Humerusschaftfrakturen damit stabilisiert. In 81 Fällen handelte es sich um eine traumatische, in 19 Fällen um eine pathologische Fraktur bzw. Instabilität (Abb. 1). Das Durchschnittsalter der 39 männlichen und 61 weiblichen Patienten betrug 63,2 Jahre (18 – 91), wobei 68 (68%) Patienten zum Operationszeitpunkt über 60 Jahre alt waren (Abb. 2 und 3). Das Verhältnis links zu rechts war nahezu identisch, 52 zu 48.

Die Indikation zur Oberarmverriegelungsmarknagelung wurde bei Fragmentdistraktion unter funktionell-konservativer Behandlungsmethode (n = 23), bei Querfrakturen (n = 21), bei zusätzlichen Frakturen der gleichen Extremität [(n = 12: Humeruskopffraktur (n = 3), mono-, perkondyläre Fraktur (n = 2), 2. gradig offene Olekranonfraktur (n = 1), komplette Unterarm-

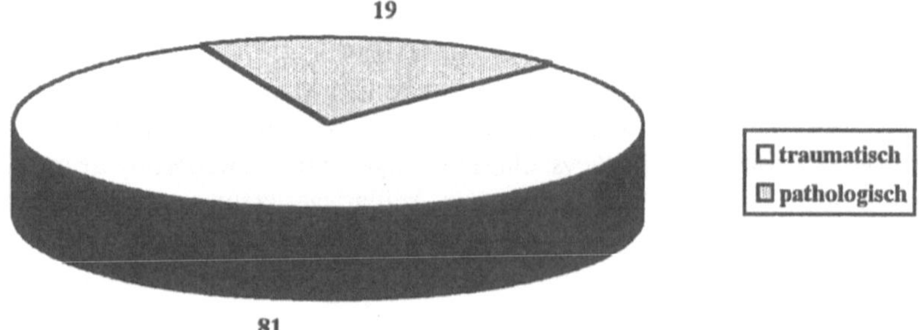

Abb. 1. Frakturursache

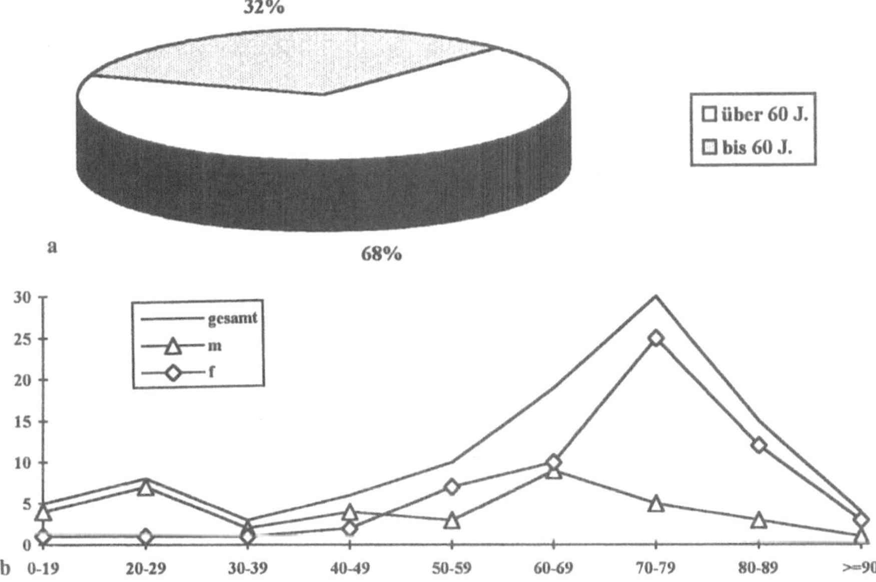

Abb. 2 a, b. Altersverteilung

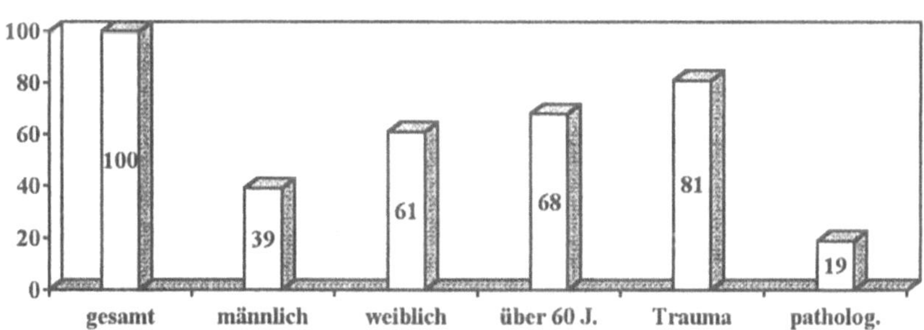

Abb. 3. Übersicht

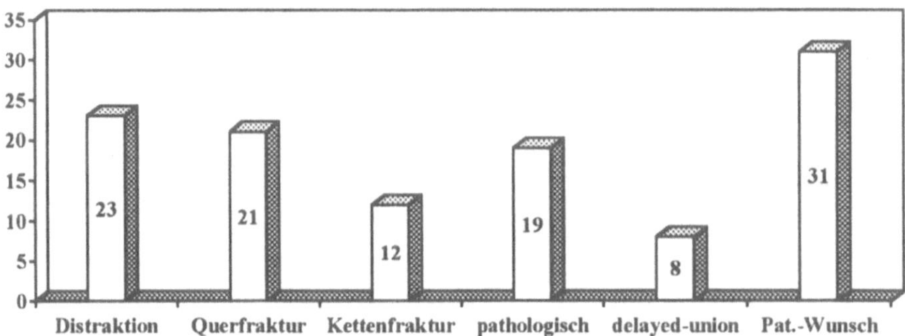

Abb. 4. Indikation

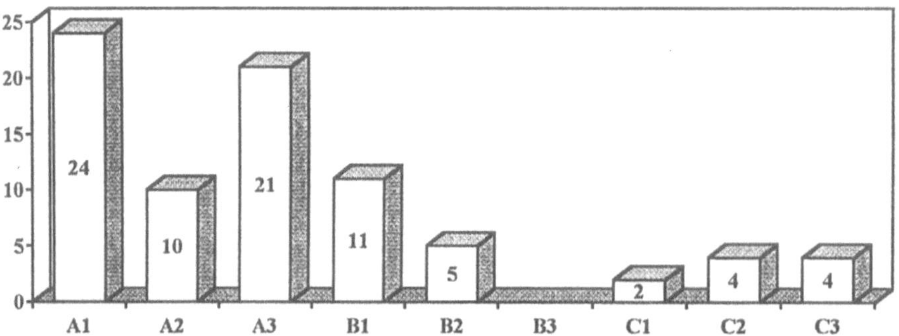

Abb. 5. AO-Klassifikation

fraktur (n = 3), isolierte Radiusfraktur (n = 1), Frakturen Mittelhand/Finger (n = 2)], bei pathologischen Frakturen bzw. Instabilitäten (n = 19), bei delayed union (n = 8) und bei speziellem Patientenwunsch (n = 31) (Abb. 4).

Gemäß der AO-Klassifikation (Abb. 5) handelte es sich um folgende Frakturen:

– Spiralfrakturen (n = 35): A1 (n = 24), B1 (n = 11), und C1 (n = 2),
– kurze Schrägfrakturen (n = 15): A2 (n = 10), B2 (n = 5),
– Querfrakturen (n = 21): A3,
– 2-Etagenfrakturen (n = 4): C2,
– Trümmerfrakturen (n = 4): C3.

Ergebnisse

Bis 5/94 konnten 65 Patienten nachuntersucht werden. Die Sonographie zeigte bei 32 Patienten Narbengewebe und Adhäsionen im Gleitgewebe ohne Korrelation zur Funktion und subakromiale Ossifikationen in 10 Fällen. Die Funktionsbeurteilung wurde anhand der Messungen in gut (n = 43→ keine Funk-

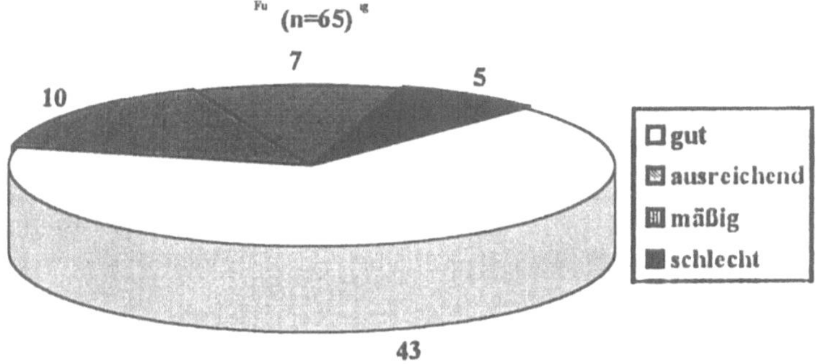

Abb. 6. Funktionsauswertung

tionsbeeinträchtigung), ausreichend (n = 10→ Hinterhauptsgriff und Schürzengriff gerade noch möglich, mäßig (n = 7→ Hand zum Mund noch möglich) und schlecht (n = 5→ Schulterbeweglichkeit deutlich eingeschränkt bis zur Schultersteife) eingestuft (Abb. 6). Die Abstufung entspricht dem Neer-Score (excellent, good, sufficient, poor).

Die radiologischen Kontrollen erfolgten bei unauffälligem Verlauf unmittelbar postoperativ, nach 3 und 6 Wochen, wobei bei den traumatischen Frakturen nach 3 Wochen meist ein Softkallus, nach 6 Wochen ein Fixationskallus zu erkennen war. Die durchschnittliche Ausheilungszeit betrug 10 Wochen. Die Materialentfernung erfolgte in der Regel nach 1/2 bis 1 Jahr. Bei älteren Patienten und pathologischen Frakturen wurde der Nagel belassen. Signifikant waren kurze OP-Zeiten ohne Lagerungsprobleme und die Unabhängigkeit von der Patientencompliance.

Komplikationen

In 2 Fällen kam es zu einem Infekt mit Markraumphlegmone, die unter adäquater Therapie schließlich zur knöchernen Heilung führten. Im ersten Fall lag eine 1° offene Fraktur vor, bei der es außerdem zu einer Hitzenekrose durch zu scharfes Auffräsen des Knochens kam. Im zweiten Fall war bei primär zu kurzer Implantatwahl eine Reosteosynthese erforderlich. Einmal kam es zu einer Sprengung des Kopfes mit proximal-lateralem Humerusanteil bei zu weit lateral gewähltem Insertionspunkt. Als Frühkomplikation fanden wir in 6 weiteren Fällen das Aussprengen eines zusätzlichen Fragmentes und/oder einer zusätzlichen Fraktur ohne Verschiebung im distalen Fragment. Diese Frakturen heilten ohne zusätzliche äußere Fixationen oder operative Maßnahmen zusammen mit der Hauptfraktur aus, was ein von der Marknagelung her bekanntes Phänomen ist. In 3 Fällen führte die Nagelung zu einer Distraktion der Fragmente, jedoch weniger als 1 cm ohne nachteilige Folgen für den Patienten.

Diskussion

Bei Schaftfrakturen an der unteren Extremität hat sich heute die Verriegelungs-
marknageltechnik durchgesetzt. Der Oberarm schien für die Marknagelung
aufgrund seiner uneinheitlichen Markhöhle nicht geeignet [1, 16, 21], woraus
mit den bisher verwendeten intramedullären Implantaten spezifische Probleme
resultierten [11, 20, 26]. Seidel gelang die Kombination des Verriegelungsnagels mit einem speziell für diese Region adaptierten Implantat. Verglichen mit
den Ergebnissen der Plattenosteosynthesen am Humerus [17, 19] liegen unsere
funktionellen Ergebnisse eher im Bereich derjenigen, die auch bei sachgerech-
ter konservativ-funktioneller Therapie erreicht werden [5, 15, 21]. Natürlich
wirken sich die spezifischen Probleme operativer Verfahren – Infektion und
iatrogen- bzw. implantatbedingte Zusatztraumata des Knochens – negativ auf
die Patientencompliance aus. Auf der anderen Seite sind wir dessen gewiß, daß
die funktionellen Ergebnisse angesichts der aus der Indikationsliste ersichtli-
chen Probleme mit konservativ-funktioneller Behandlung nicht leichter zu erzielen gewesen wären (Abb. 7). Die immer wieder geäußerte Befürchtung [13,
18], die Rotatorenmanschette würde bei Implantation und Explantation des
Nagels nachhaltig beschädigt, scheint mit unseren Ergebnissen keine Bestätigung zu erhalten: Zwar finden wir selbstverständlich Narben, aber keine sichere Korrelation zu einer eventuellen Funktionseinschränkung. Daß bei allen Patienten eine zeitgerechte knöcherne Heilung eintrat und keine delayed union
auftrat, spricht u. E. dafür, daß Seidel-Nagel die biologische Heilung unterstützt. Dabei scheint das vorsichtige Aufbohren nicht nachteilig zu sein. Verfolgt man die angelsächsische Literatur, so überwiegen am Oberarm bei den
operativen Maßnahmen die intramedullären Techniken, von denen jede aber
ihre spezifischen Probleme aufweist [6, 7, 11]. Neben der im deutschen Sprachraum favorisierten Plattenosteosynthese hat ohne viel Aufsehen in der wissenschaftlichen Literatur die Bündelung nach Hackethal [10] eine erstaunliche
Verbreitung; die von den Kennern mitgeteilten Ergebnisse sind keinesfalls negativ [2, 4, 7]. Probleme könnten allenfalls durch die schwer erzielbare Standardisierung entstehen.

Die bei den Oberarmfrakturen gefürchtetste Komplikation betrifft den N.
radialis: Liegt eine primäre Radialisparese vor, ist für uns die Freilegung des
Nervs obligat. Eine postoperative Radialisparese haben wir bei präoperativ intaktem Radialis nicht beobachtet. Bei der einfachen Materialentfernung ist der
Radialis nie gefährdet. Bei einem polytraumatisierten und primär, sowie über
eine längere Zeit intubationspflichtigen Patienten wurde nach Extubation eine
Radialisparese festgestellt, die sich unter abwartender, konservativer Therapie
besserte.

Bei Schaftfrakturen in Diaphysenmitte halten wir die von lateral eingebrachte proximale Verriegelungsschraube für ausreichend. Für die distale, unkomplizierte Verriegelung mittels des Spreizmechanismus ist inzwischen eine
Rotationsstabilität von 25 kp experimentell nachgewiesen, vorausgesetzt, der
Nagel reicht so distal wie möglich [6, 12]. Entscheidend für die Schulterbeweglichkeit ist die exakte Insertionsstelle des Nagels an der Spitze des Tuberculums

majus extraartikulär, die Spaltung der Rotatorenmanschette in Faserrichtung auf 2 cm, die Vermeidung des Nagelüberstandes, um einem postoperativen Impingement entgegenzuwirken, die Naht der Rotatorenmanschette, sowie die ausgiebige Spülung des Operationssitus und damit Entfernung des ausgetretenen Knochenmehls, um unerwünschten Verkalkungen vorzubeugen. Bei intaktem Instrumentarium und korrektem Gebrauch ist die proximale Verriegelung unkompliziert. Bei Problemen mit der konservativ-funktionellen Behandlungsmethode, bei pathologischen Frakturen und den in Tabelle 1 genannten Indikationen ist unseres Erachtens die Oberarmverriegelungsmarknagelung zu empfehlen, zumal wir unter der Behandlung mit dem HLN keine einzige Pseudarthrosenbildung beobachtet haben. Nach unseren Erfahrungen handelt es sich bei der Seidel-Nagelung zwar um ein leicht zu erlernendes, aber keinesfalls um ein anspruchsloses Verfahren, so daß eine entsprechende Kurseinweisung dringend empfohlen wird [8, 18].

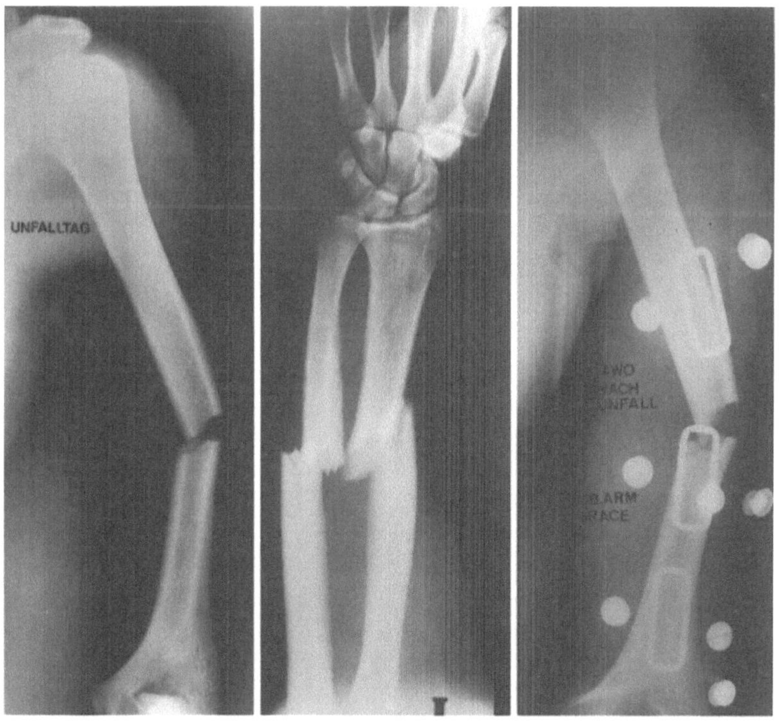

a, b   c

Abb. 7a–i. Fallbeispiel eines Floating elbow und verzögerter Bruchheilung am Humerus unter konservativer Therapie und knöcherner Konsolidierung unter HLN. **a** Oberarmschaftfraktur (A3 nach AO-Klassifikation); **b** komplette Unterarmfraktur (floating elbow); **c, d** 4 Wochen nach dem Unfall im Braceverband; **e, f** 4 Monate nach Oberarmverriegelungsmarknagelung; **g** 11 Monate nach Oberarmverriegelungsmarknagelung; **h** knöchern konsolidierte Unterarmfraktur nach DC-POS; **i** 12 Monate nach Unfall, OSME und knöcherner Konsolidierung (**d–i** s. S. 224)

4 Mon
P. OP
11 Mon
P. OP
12 MON.
NACH
UNFALL+
MATERIAL
ENTFERN.
d
e, f
g
h, i

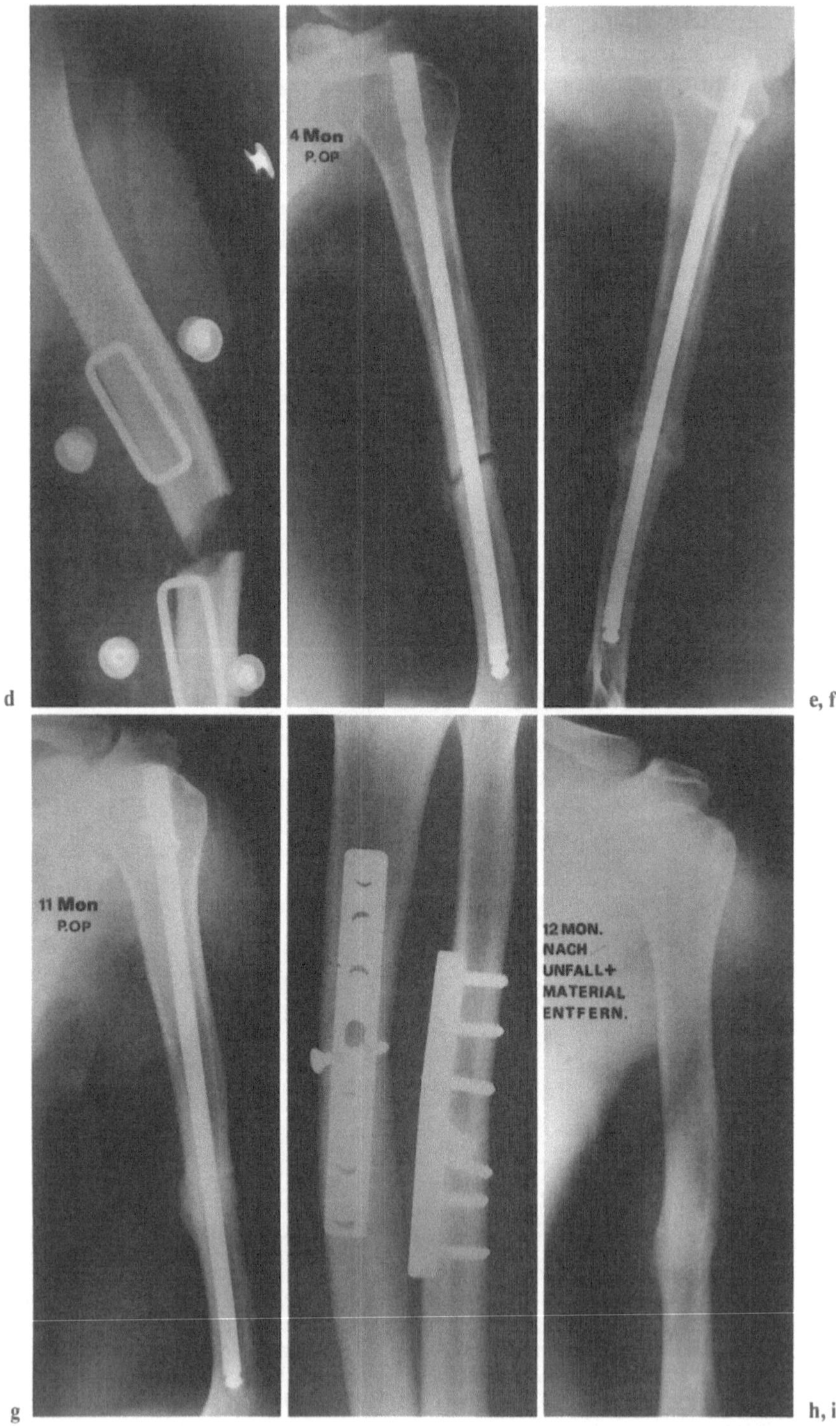

Abb. 7 d – i

Alles in allem scheint das Konzept des intramedullären Kraftträgers mit einem an die anatomische Region adaptierten Implantat an der oberen Extremität ebenso wirksam zu sein wie an der unteren, wenn man der Philosophie der indirekten Fixation und der Unterstützung der biologischen Heilung folgen mag.

Literatur

1. Bandi W (1964) Indikation und Technik der Osteosynthese am Humerus. Helv Chir Acta 31:89
2. Baranowski D, Brug E (1989) Aktuelle Indikationen zur Bündelnagelung. Unfallchirurg 92:486–492
3. Böhler L (1929) Die Technik der Knochenbruchbehandlung, Bd 1: Oberarmbrüche, XIII. Aufl. Mandrich, Wien, S 2683 ff
4. Brug E (1976) Bündelnagelung – nur bei Oberarmfrakturen? Unfallchirurgie 2:113–117
5. Charnley J (1959) The closed treatment of common fractures: Livingstone, Edinburgh, p 51
6. Dalton JE, Salkeld SL, Satterwhite YE, Cook SD (1993) A biomechanical comparison of intramedullary nailing systems of the humerus. Orthop Trauma 7/4:367–374
7. Durbin RA, Gottesmann MJ, Saunders KC (1983) Hackethal stacked nailing of Humerus shaft fractures. Experience with 30 patients. Clin Orthop 179:169–174
8. Evans PD, Conboy VBL, Evans EJ (1993) The Seidel humeral locking nail: an anatomical study of the complications from locking screws. Injury 24(3):175–176
9. Giebel G, Tscherne H, Reißmann K (1986) Die gestörte Frakturheilung am Oberarm. Unfallchirurg 89:353–360
10. Hackethal KH (1961) Die Bündel-Nagelung. Springer, Berlin Göttingen Heidelberg
11. Hall RF (1987) Ender nailing of acute fractures of the humerus. J Bone Joint Surg [AM] 69:558–567
12. Henley MB, Monroe M, Tencer AF (1991) Biomechanical comparison of methods of fixation of a midshaft osteotomy of the humerus. J Orthop Trauma 5/1:14–20
13. Jensen CH, Hansen D, Jorgensen U (1992) Humeral shaft fractures treated by interlocking nailing: a preliminary report on 16 patients. Injury 23:234–236
14. Küntscher G (1965) Intramedullary surgical technique and its place in orthopedic surgery – My present concept. J Bone Joint Surg [Am] 47:808
15. Mast JW, Spiegel PG, Harvey JP, Harrison C (1975) Fractures of the humerus shaft – a retrospective study of 240 adult fractures. Clin Orthop 112:254
16. Müller ME, Allgöver M, Schneider R, Willenegger H (1991) Manual of internal fixation. Springer, New York Berlin Heidelberg Tokyo
17. Nast-Kolb DC (1992) Der Oberarmschaftbruch. Ergebnisse einer AO-Sammelstudie. Hefte Unfallheilkd 222:62–65
18. Robinson CM, Bell DM, Court-Brown CM, McQueen MNM (1992) Locking nailing of humeral shaft fractures. Experience in Edinburgh over a two-year period. J Bone Joint Surg [Br] 74:558–562
19. Rommens PM, Vansteenkiste FP, Stappaerts KH, Broos PLO (1989) Indikationen, Gefahren und Ergebnisse der operativen Behandlung von Oberarmschaftfrakturen. Unfallchirurg 92:565–570
20. Rush LV, Rush HC (1950) Intramedullary fixation of fractures of the humerus by longitudinal pin. Surgery 27:268
21. Schweiberer L, Betz A, Krüger P, Wilker D (1982) Bilanz der konservativen und operativen Knochenbehandlung – obere Extremität. Chirurg 54:226
22. Seidel H (1989) Humeral locking nail – a preliminary report. Orthopedic 12:129

23. Seidel H (1991) Behandlung mit dem Humerusverriegelungsnagel. In: Wolter D, Zimmer W (Hrsg) Die Plattenosteosynthese und ihre Konkurrenzverfahren. Springer, Berlin Heidelberg New York Tokyo
24. Seidel H (1991) Verriegelungsmarknagelung des Humerus. Operat Orthop Traumatol 3:158−168
25. Ulrich C, Deffner P (1993) Der Humerusverriegelungsnagel nach Seidel in der Traumatologie des alten Menschen. Hefte z Unfallchir 232:211
26. Van der Griend RA, Ward EF, Tomasin J (1985) Closed Küntscher nailing of humeral shaft fractures. J Trauma 25:1166

Nachbehandlung nach Oberarmnagelung

K. Rippmann

Funktionelle Stabilität am Oberarm ist die Voraussetzung für eine zügige Frakturheilung. Die Stabilität wird beeinflußt durch:

1. Frakturlokalisation: proximal, Mitte, distal.
2. Frakturtyp: instabile Querbrüche bzw. kurze Schrägbrüche und Trümmerfrakturen oder stabil verhakte Mehrfragmentfrakturen.
3. Einwirkende Kräfte: Traktion, Kompression, Rotation.

Funktionelle Therapie − Plattenosteosynthese

Die funktionelle Behandlung der Oberarmfraktur basiert auf der Schienung der Fraktur durch die Muskulatur. Sie zeigt gute Ergebnisse. Böhler-Schiene und Sarmiento-Manschette unterstützen den Effekt der Schienung des am Oberarm kräftig ausgebildeten Muskelschlauches. Auch global instabile Frakturen können so zur Ausheilung kommen.

Makrobewegungen der Frakturfragmente verursachen jedoch in den ersten Tagen starke Schmerzen. Große Anforderungen werden daher an die Compliance des Patienten gestellt. Der zeitliche und personelle Aufwand der physikalischen Therapie ist beträchtlich. Durch schmerzbedingte Muskelkontraktionen kann es bei langen Spiralbrüchen unter der funktionellen Behandlung zu einem Telescoping der Fragmente kommen, eine Schaftverkürzung ist die Folge.

Unter dem Gewicht des „hanging cast" werden Muskeldystrophien − und damit eine Aufhebung der muskulären Schienung − beobachtet. Dies ist die Hauptursache für die Pseudarthrose am Oberarmschaft.

Durch den langen Unterarmhebel entsteht am Oberarm ein großes Drehmoment. Dadurch werden die Osteosynthesen bereits bei geringem Kraftaufwand stark beansprucht. Aus diesem Grund wird für die Plattenosteosynthese die starke Oberschenkelplatte empfohlen.

Der Erfolg der dargestellten Behandlungsmethoden basiert auf der intakten und aktiven Muskulatur. Tritt ein Mißverhältnis zwischen Frakturstabilität, Implantat bzw. funktioneller Schienung auf, heilt die Fraktur nicht aus, oder es entsteht eine Implantatkomplikation.

Hafenkrankenhaus Hamburg, Zirkusweg 11, D-20359 Hamburg.

Marknagelung mit dem Humerusverriegelungsnagel (HLN)

Der Vergleich der verschiedenen Behandlungsverfahren zeigt, daß mit allen Techniken eine aufbauende Therapie bis zur vollen Belastung durchgeführt werden kann. Die Nachbehandlung der mit dem Verriegelungsnagel (HLN) behandelten Oberarmfrakturen gestaltet sich einfacher, schneller und für den Patienten problemloser. Der Patient kann innerhalb von 2 Wochen selbständig die funktionelle Weiterbehandlung übernehmen.

Die schmerzhaften Makrobewegungen der instabilen Fragmente werden durch die intramedulläre Schienung aufgehoben. Auch die Distraktion wird durch die Marknagelung blockiert: Die proximale Schraubenverriegelung und die distale Nagelspreizung verhindern ein Auseinanderweichen der Fraktur. Ebenso wird die Dislokation ad latum blockiert. Das Telescoping der Fragmente mit konsekutiver Schaftverkürzung wird durch den Nagel verhindert. Im Laborversuch zeigte sich eine absolute Rotationsstabilität.

Der zeitliche Ablauf und die Intensität der Nachbehandlung hängt natürlich von der Art der Fraktur ab. Instabile Frakturen werden vorsichtiger aktiviert als stabile, z. B. wird eine lange Spiralfraktur behutsamer bewegt als eine Querfraktur. Denn die Stabilität der Fraktur wird durch den Muskelzug an jedem einzelnen Fragment beeinflußt, wobei der Nagel nicht die einzelnen Fragmente, sondern nur die funktionelle Achse stabilisiert. Die aktive Bewegung wirkt ebenso stabilisierend auf die Fraktur wie bei der rein funktionellen Behandlung.

Bei einer Schaftfraktur des oberen und mittleren Drittels bleibt der Arm postoperativ 2 Wochen in der Armschlinge. In dieser Zeit werden aus der Schlinge heraus Pendelbewegungen in Adduktion und Abduktion in limitierter Rotation durchgeführt. Nach Entfernen der Redon-Drainage am 2. postoperativen Tag wird bei gestrecktem Arm die Anteversion an der Kletterschiene geübt. Die sofort postoperativ mögliche Muskelaktivität führt über Periostreiz und Revaskularisierung zur schnellen Kallusheilung.

Die Nagelung ersetzt die äußere Schienung mit Brace bzw. die manuelle Führung der Fraktur und personalintensive Physiotherapie. Besonders bei zusätzlicher Traumatisierung der Haut und Weichteile, bei offenen Frakturen oder ausgedehnten Kontusionen ist die innere Schienung durch den Nagel vorteilhaft.

Eine erweiterte Indikation für die Verriegelungsnagelung besteht für weit distale Brüche und für Humeruskopffrakturen. Bei distalen Frakturen vom Typ S 5/6 muß die aktive Nachbehandlung verzögert einsetzen. Das distale Fragment, auf das der lange Hebel des Unterarms wirkt, ist nur mit relativer Stabilität durch den Nagel fixiert. Auch bei Oberarmkopffrakturen ist eine funktionelle Behandlung nur möglich, wenn die Fragmente stabil fixiert sind.

Durch den Einsatz des proximalen bzw. lateralen „washers" werden die Fragmente am Oberarmkopf fixiert und geführt. Die Muskulatur, die sonst ins Leere zieht, wird besonders im Bereich der Rotatorenmanschette durch den „washer" am Kopf fixiert. Ein Nachteil des „cap washers" ist die Limitierung der Bewegung. Daher muß bei dieser Osteosynthese eine Neersche Acromio-plastik durchgeführt werden.

Die Materialentnahme von „cap washer" und Nagel erfolgt ab der 6. Woche, sobald sich der Bridging-Kallus gebildet hat.

Nachbehandlungsschema nach Oberarmschaftfraktur

Im von uns vorgeschlagenen Nachbehandlungsschema für die Oberarmschaft-frakturen sind fixierende Verbände, wie Desault bzw. Gilchrist, nicht vorgese-hen. 4 Abschnitte werden unterschieden:

1. 1. bis 2. Woche postoperativ, geführte Bewegungen aus der Schlinge und an der Kletterschiene.
2. Ab der 3. Woche, mit Beginn der Softkallus Formation, setzen frei limitierte Übungen ein, ergänzt durch Bewegungsbad und Pendelübungen mit 1–2 kg.
3. Ab der 6. Woche, beim Übergang vom Soft- zum Bridging-Kallus, werden die Bewegungen aktiv frei und erweitert limitiert, d. h. gegen begrenzten Wi-derstand, durchgeführt.
4. Ab der 8. Woche − radiologisch zeigt sich meist neben dem Fixationskallus ein noch sichtbarer Bruchspalt − wird die freie Beweglichkeit unter Bela-stung erreicht. Die volle Kraft und Belastbarkeit des Oberarmes nach Kon-solidation der Fraktur besteht regelhaft ab der 12. Woche.

Die Materialentfernung des Nagels ist ab dem 6. Monat postoperativ vorgese-hen. Bei alten Patienten kann der Nagel in situ verbleiben. Eine Dynamisie-rung ist nicht notwendig.

AIOD State of the Art der Humerusnagelung

H. Seidel

Die erste Nagelung einer Oberarmfraktur mit dem Humerusverriegelungsnagel (HLN) wurde im Juni 1985 an einer Oberarmkopffraktur durchgeführt.

In Zusammenarbeit mit den Anwendern des HLN wurde die Weiterentwicklung und Verbesserung des Nagels und des Instrumentariums kontinuierlich ausgebaut. Ebenso wurde die Operationstechnik mit zunehmender Erfahrung vereinfacht und standardisiert. Mit dem Instrumentarium der zweiten Generation kann die Methode und die Anwendung des HLN als State of art empfohlen werden.

Die Behandlungsempfehlung umfaßt:

1. Indikation der Nagelung
2. Material, Nägel und Instrumentarium
3. Technik und Operation
4. Nachbehandlung ·
5. Materialentfernung
6. Nachkontrollen

Indikation der Nagelung

Es werden in einer anatomisch-topographischen Klassifikation Gelenkbrüche und Schaftbrüche (Abb. 1) unterschieden.

Alle instabilen Frakturen müssen operativ behandelt werden. Nach der angegebenen Klassifikation können alle Brüche von A1 bis S5 mit dem HLN sicher stabilisiert werden. Brüche der Sektion S6 bilden eine Ausnahmeindikation für den HLN.

Eine absolute Indikation zur Operation bilden offene Frakturen und Frakturen mit einem primären traumabedingten Schaden des N. radialis.

Die offenen Frakturen werden sofort operiert. Die Behandlung des Weichteilschadens erfordert besondere chirurgische Erfahrung. Die intensive Lavage, die Wundausschneidung und das nekroseumfassende Débridement sind ebenso wie die sofortige Antibiose wesentliche Bestandteile der Behandlung. Die Stabilisierung mit dem Nagel garantiert die notwendige Ruhigstellung der Fraktur und der Wunde.

Hafenkrankenhaus, Zirkusweg 11, D-20359 Hamburg.

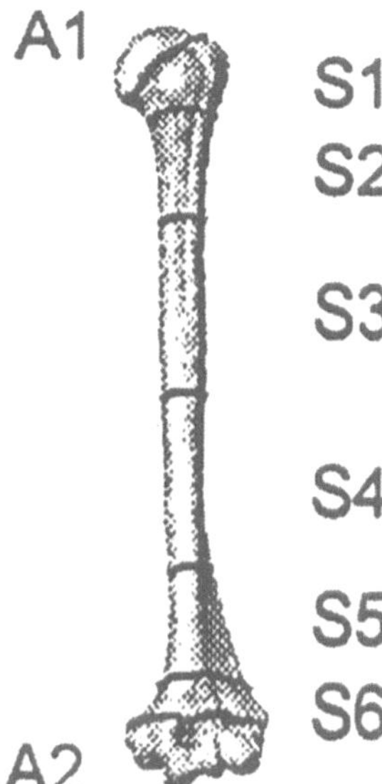

Abb. 1. Klassifikation der Humerussektionen: *A 1* Gelenk proximal, *A 2* Gelenk distal, *S 1* proximal epiphysär, *S 2* proximal metaphysär, *S 3* proximal diaphysär, *S 4* distal diaphysär, *S 5* distal metaphysär, *S 6* distal epiphysär

Für instabile Frakturen der Sektionen S2 und S5 wird der längst mögliche Nagel gewählt. Der Vorteil der Marknagelung ist die optimale Deckung der Hardware im Knochen ohne Kontakt zu den Weichteilen.

Beim Nervenschaden irritiert der Nagel den Nerv nicht durch direkten Berührungskontakt. Ebenso konfliktfrei läßt sich der Nagel ohne Präparation des Nerv entfernen.

Material, Nägel und Instrumentarium

Die Erfahrung mit dem 9-mm-Nagel hat ergeben, daß dünnere Nägel besonders bei kleineren Patienten vorteilhaft sind.

Der 9-mm-Nagel wurde daher mit Nägeln mit einem Durchmesser von 7 und 8 mm ergänzt.

Die Laboruntersuchungen haben gezeigt, daß die intramedulläre Blockierung des Nagels distal am stabilsten ist, wenn die Spreizschraube gerade in den Nagel so eingeschraubt ist, so daß kein freier Nagelüberhang besteht; d. h. die zu tief im Nagel eingeschraubte Schraube ergibt weniger Stabilität, insbesondere in der Rotationsrichtung, als die eben im Nageleingang lokalisierte Schraube.

Um diese günstige Nagellokalisation für jeden nur möglichen Durchmesser des Markraumes zu erreichen, stehen mehrere Spreizschrauben mit dem Durchmesser 7–11 mm zur Verfügung.

Die Spreizschraube wurde verändert. Die Schraube aus einem Stück wurde in eine Doppelschraube umkonstruiert. Diese neue Doppelschraube hat eine zu 50% größere Rotationsstabilität als die alte Schraube.

Ebenso wie die distale Verriegelung wurde die proximale Schraubenverriegelung verbessert.

Anstelle von 2 gekreuzten Schrauben werden 3 Schrauben verwendet. Zusätzlich zu den gekreuzten Schrauben in der Sagittal- und Frontalebene wird eine weitere Schraube in der Frontalebene verwendet, die am Nagel die erste Schraube ist. Das Schraubenloch dieser proximalsten Schraube im Nagel hat ein Gewinde, so daß dadurch eine verbesserte Stabilität zwischen Nagel und Schraube einerseits und zwischen Hardware und Knochen andererseits besteht.

Die Kombination der ersten Schraube mit dem gewindetragenden Loch im Nagel eignet sich besonders für subkapitale Frakturen. Die alleinige Schrauben-Nagel-Osteosynthese setzt jedoch eine gute Knochenqualität des Oberarmkopfes voraus. Mit dieser ersten Schraube wird der neue laterale Washer (Klammer) befestigt.

Der laterale Washer umfaßt den Oberarmkopf von außen und fixiert das Tuberculum majus und minus und die gelöste Rotatorenmanschette.

Mit der neuen Technik der Rekonstruktion der Oberarmkopffrakturen mit dem Nagel und dem lateralem Washer ist die Nachbehandlung schmerzfreier und weniger blockiert als mit dem proximalen Cap Washer. Dieser wird nur noch in Ausnahmeindikationen verwendet.

Die Instrumente sind in einer vorgegebenen Sequenz und einem standardisierten Operationsablauf einzusetzen und im Ablauf zwingend zu verwenden. Die Führungsinstrumente garantieren die sichere Implantation des Materials. Die doppelte Gewebeschutzhülse schließt Fehlbohrungen aus und die Verriegelungsschrauben können sicher durch die Gewebeschutzhülse ohne Kontakt zur Muskulatur plaziert werden.

Technik und Operation

Der operative Zugang ist für Oberarmschaftfrakturen und Oberarmkopffrakturen unterschiedlich.

Oberarmschaftbruch

Der Hautschnitt liegt frontal in der Mitte über dem Oberarmkopf. Er beginnt knapp unter der Klavikula und ist 2,0–2,5 cm lang.

Die Rotatorenmanschette wird transmuskulär freigelegt und in Faserrichtung 1,5 cm längsinzidiert. Der Eröffnungspunkt des Oberarmkopfes liegt intrakapsulär knapp medial und hinter der Spitze des Tuberculum majus. Die Führungslinie für den Pfriem bildet der Sulcus zwischen dem Knorpel des Oberarmkopfes und der Insertionslinie der Rotatorenmanschette.

Der Nageldurchmesser muß um 2 mm überbohrt werden, so daß der Nagel distal ausreichend gespreizt und verankert werden kann.

Die Kurvatur des Nagels ist nach hinten konkav. Nur in dieser Stellung kann der Nagel spannungsfrei im Markraum gelagert werden. Proximal liegt das Nagelende unter dem Kortikalisniveau des Oberarmkopfes.

Zum Aufspreizen des Nagels distal muß die Spreizschraube durch Linksdrehen (gegen den Uhrzeigersinn) in den Nagel geschraubt werden. Proximal wird immer mit 2 Schrauben verriegelt. Meist wird die erste und dritte Schraube im Nagel verwendet. Die zweite Schraube wird nur als Zugschraube für ein dorsales Fragment benützt.

Oberarmkopfbruch, proximale Oberarmfraktur

Alle Strukturen proximaler Frakturen müssen so stabil fixiert werden, daß postoperativ eine sofortige Übungsstabilität besteht. Grundsätzlich muß entschieden werden, ob eine reine Gelenkfraktur Typ A 1, eine reine Schaftfraktur Typ S 1 oder eine Kombination von beiden vorliegt. Entsprechend dem Frakturtyp und der Qualität des Knochens wird das Verfahren frakturindividuell gewählt.

Drei Verfahren sind möglich:

HLN und Schraube

Dieses Verfahren sollte nur angewendet werden wenn große Zweitfragmentbrüche mit stabiler Rotatorenmanschette vorliegen und die Knochenqualität so fest ist, daß die Schrauben fest greifen. Sie dürfen nicht lose im osteoporotischen Knochen plaziert werden. Die subkapitale Querfraktur am Collum chirurgicum ist der Prototyp für eine derartige Osteosynthese. In der Regel werden kurze Nägel, die unaufgebohrt eingesetzt werden und bis in die Sektion S 3 reichen, verwendet.

HLN und lateraler Washer

Diese Methode ist geeignet, um instabile Frakturen und Frakturen mit gelöster Rotatorenmanschette zu fixieren.

Auch bei diesen Brüchen wird ein kurzer, nicht vorgebohrter Nagel verwendet, der zunächst im Markraum plaziert und distal verriegelt wird.

Nach Reposition des Oberarmkopfes und der einzelnen Fragmente (Tuberculum majus, Tuberculum minus) wird der dem Oberarmkopf angepaßte und vorgebogene laterale Washer mit der ersten Schraube festgeschraubt. Der Washer umgreift die Frakturfragmente und hält den Oberarmkopf, wie die Hand einen Tennisball greift. Die Endspitzen der einzelnen Radien des Washers werden in den Knochen gebogen und 2 mm tief versenkt. Die Rotatorenmanschette liegt unter dem Washer.

HLN und proximaler Cap Washer

Diese Operation ist schwierig durchzuführen und wird nur noch ausnahmsweise bei Frakturen im Collum anatomicum und Fragmentierung des Tuberculum majus angewandt. Immer wird das Lig. coracoacromiale im Sinne einer Akromiolplastik nach Neer rezesiert.

Das Nagelende liegt etwa in Höhe der Oberarmkopfmitte, da der Washer
1 cm auf den Nagel aufgesetzt ist und diesen um 1 cm verlängert.

Nachbehandlung

Durch die Osteosynthesen mit dem HLN wird in allen Varianten der Technik
die Übungsstabilität erreicht, so daß sofort die Übungstherapie eingeleitet werden kann. Die Nachbehandlung orientiert sich an der funktionellen Behandlung der Frakturen und erleichtert diese, da eine innere Stabilität ohne zusätzliche äußere Schienung besteht.
   Während der ersten 2 Wochen wird der Arm in einer Schlinge getragen.
Es werden Pendelbewegungen und auf und absteigende Kletterbewegungen der
Hand bei gestrecktem Arm geübt. In den nachfolgenden Wochen wird der
Arm frei geführt und das Muskeltraining aktiv wie bei der funktionellen Behandlung gesteigert, zusätzlich wird die Schulter im Bewegungsbad aktiviert.
Ab der 6. Woche sind die Frakturen so fest, daß alle Bewegungen und Aktivitä-
ten möglich sind. Die Arbeit wird nach komplettem Durchbau der Fraktur auf-
genommen.

Materialentfernung

Der HLN sollte bei jüngeren Patienten immer entfernt werden. In der Regel
wird das gesamte Material der Schaftfrakturen nach 6–12 Monaten entfernt.
Bei proximalen Fakturen wird das Material nach 6–12 Wochen entfernt. Insbesondere muß der proximale Cap Washer nach dieser Zeit entfernt werden.
In der Regel wird er zusammen mit dem Nagel entfernt. Bei alten Patienten
kann das Material mit Ausnahme des proximalen Cap Washers belassen werden. Der laterale Washer ist funktionell nicht störend und kann belassen werden.

Nachkontrollen

Um eine Vergleichbarkeit der Ergebnisse zu ermöglichen, müssen die Befunde
prä- und postoperativ nach einheitlichen Kriterien erfaßt und dokumentiert
werden. Wir dokumentieren mit 3 Formblättern (Abb. 2–4). Das erste Formular erfaßt alle Personendaten, die Frakturklassifizierung, die Nebendiagnosen,
die Operation und das postoperative Ergebnis (Abb. 2). Das Formular zwei erfaßt ausschließlich die röntgenologische Beurteilung der Fraktur und der Operation (Abb. 3). Das Formular drei erfaßt den weiteren Verlauf (Abb. 4). Als
Beurteilungskriterien werden das Röntgenbild, die Funktion von Schulter und
Ellenbogen, sowie der gesamte klinische Aspekt mit Beurteilung der Wunde
und des Gesamtbefindens des Patienten dokumentiert. Die einzelnen Unter-
suchungsparameter werden entsprechend ihrer Qualität mit 0–4 beurteilt.

```
HUMERAL LOCKING NAIL                          HOSPITAL NR.:
                                              FORM 1


1.Patient Documentation Nr.:

Name                First Name                    Birth        Sex □

Street              City code                     City

Accident            Admission

Discharge           Home □      Reha □            Nursing □    Dead □
_________________________________________________________________________

2.Diagnosis         □ Fracture  □ Right      □ Left

                    □ Delunion  □□ Pseudarthrosis □ Pathol. Fracture
                    □ Multifracture   □ Polytrauma
                    Open Fr.□  I □  II □  III A □  IIII B □  IIII C □

NEER                □ 1  □ 2  □ 3  □ 4  □ 5  □ 6V  □ 6D
                    PART □ 2  □ 3  □ 4  □ >4

Section             □ A1  □ S1  □ S2  □ S3  □ S4  □ S5  □ S6  □ A2

Range               □ a1  □ s1  □ s2  □ s3  □ s4  □ s5  □ s6  □ a2

Displacement        □-v □-d □-m □-l □-pr □-di □-ab □-add □-re □-ri
Degree : 1, 2, 3,4
Dislocation         □-v □-d □-m □-l □-pr □-di □-ab □-add □-re □-ri
Degree : 1, 2, 3,4

Fragments           □ ( 1 - >6 )       □ Tr. maj.  □ Tr. min.

Maintype            □ Transvers        □ Oblique (s - 1)
                    □ Spiral (s - 1)  □ Multifragment   □ Comminuted

Osteoquality        □ 0          □ 1          □ 2          □ 3          □ 4
_________________________________________________________________________

Second Diagnosis    1.
                    2.
                    3.
                    4.
Remarks:
_________________________________________________________________________

3.Operation         Date □□ □□ □□   Time □□□      Surgeon □□□
                    HLN-Length □□□   HLN-Diameter □□  CW □  LW □
                    Exp.screw □□ mm  DS □□ mm        Screws  □ □ □
                    Reduction  Open □ Closed □       Reamed  □□ mm

Result              □ 0          □ 1          □ 2          □ 3          □ 4
_________________________________________________________________________

4.Healing           □ pp   □ ps  □ Infection closed     □ Infection open
                    □ Osteitis
                    □ Art. lesion □ Nerve lesion □ Rad. □ Uln □ Med.
Reoperation □       □ Infection        □ Loosening □ Nonunion
                    □ Pseudarthrosis

Change to Material  □ HLN         □ CW  □ LW  □ SCREW      □ PLATE
                    □ FIX.EX
```

Abb. 2. Formblatt 1

CLASSIFICATION OF HUMERAL FRACTURES AND TREATMENT   FORM 2

No.:   Hospital No.:

Pat.:

SECTION	A1	S1	S2	S3	S4	S5	S6	A2	
RANGE	a1	s1	s2	s3	s4	s5	s6	a2	
DISPLACEMENT (degree o 1 2 3 4)	0	v	d	m	l	pr	di	re ab	ri ad
DISLOCATION (degree 0-1-2-3-4-)	0	v	d	m	l	pr	di	ab re	ad ri
FRAGMENTS	2	3	4	5	6	>6			
MAINTYPE	tr	obs	obl	sps	spl	mt	com		
OSTEOQUALITY	0	1	2	3	4				
REDUCTION (degree 0-1-2-3-4-)	0	1	2	3	4				

Displacement, Dislocation, Reduction (degree 0-1-2-3-4)

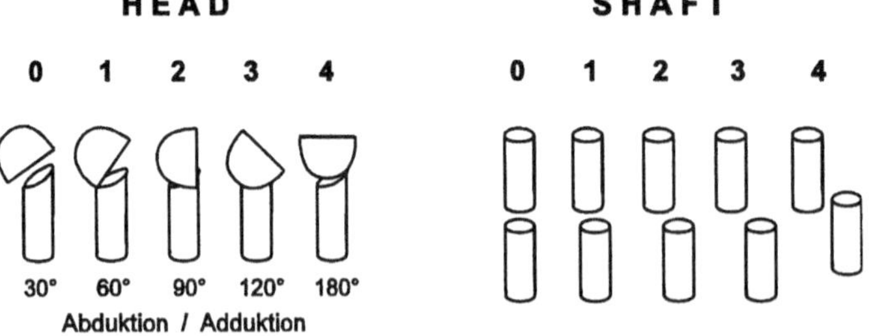

0 - sero, **v** - ventral, **d** - dorsal, **m** - medial, **l** - lateral, **pr** - proximal, **di** - distal, **ab** - abduction, **ad** - adduction, **re** - rotation ex., **ri** - rotation in., **tr** - transvers, **obs** - oblique short, **obl** - oblique long, **sps** - spiral short, **spl** - spiral long, **mf** - multifragment, **com** - comminuted
Q - Osteoquality, RD - Reduction

Abb. 3. Formblatt 2

```
HUMERAL LOCKING NAIL                        HOSPITAL NR.:
                                            FORM 3
PATIENT NR.

Follow UP DAT.

NAME                GIVEN NAME              BIRTH

SEX                 RIGHT                   LEFT
```

1.X-RAY
grade 0-4

ANATOMIC ☐   FUNCTIONAL ☐   DISPLACED ☐

CONSOLIDATION ☐   MALUNION ☐   NONUNION ☐
PSEUDARTHROSIS ☐ ARTHROSIS ☐   INFECTION ☐

                                          Score ☐☐

2.ACTIV MOTION
grade 0-4

ANTEFLEX/RETROFLEX .../.../...   ABDUCT/ADDUCT .../.../...

ROTEX/ROTIN   .../.../...   ELBOW   .../.../...
                                          Score ☐☐

3.COMBINED MOTION
grade 0-4

MOUTH ☐   HEAD ☐   OVERHEAD ☐   AXILLA ☐   BACK ☐

                                          Score ☐☐

4.FUNCTION
grade 0-4

POUNDING ☐   LIFTING ☐   THROWING ☐
                                          Score ☐☐

5.CLINIC
grade 0-4

PAIN ☐   WOUND ☐   INFECTION ☐   OSTEITIS ☐
                                          Score ☐☐

                                    Total Score ☐☐
REMARKS:

Abb. 4. Formblatt 3

Dadurch ist eine Gruppenbildung und ein Vergleich möglich. Die Gesamtbeurteilung durch Summation der Teilpunkte aus den einzelnen Gruppen ergibt
zwar eine Gesamtpunktzahl. Diese ist aber für das Gesamtergebnis wenig repräsentativ bzw. verfälscht sogar die Beurteilung des Gesamtergebnisses. Der
Punktevergleiche kann nur im Rahmen der Gruppen wie Bewegung, Funktion,
Konsolidierung etc. als nützlich für einen Vergleich des erreichten Ergebnisses
angesehen werden.

Indikationen zur konservativen und operativen Therapie von Radiusfrakturen

G. Asche[1]

Die distale Radiusfraktur ist, ohne Zweifel, die häufigste Fraktur der oberen Extremität. 25% aller Knochenbrüche ereignen sich an dieser typischen Stelle, und somit werden sie in der Literatur überhaupt als die häufigste Fraktur angesehen (Rehn 1965; Destot 1923; Scharitzer 1975).

Die verschiedenen Frakturtypen werfen immer wieder zahlreiche und grundsätzliche Fragen in bezug auf die Therapiemöglichkeiten und Komplikationen auf. Frakturen am distalen Ende des Unterarmes werden fast ausschließlich durch Sturz auf die ausgestreckte Hand verursacht. Hierbei kann die Hand extendiert oder seltener flektiert sein.

Je nach Stellung des Handgelenkes entstehen so Extensionsfrakturen (Colles-Frakturen) oder Flexionsfrakturen (Smith-Frakturen).

Als Böhler dann 1941 die Forderung nach möglichst exakter Reposition der Bruchfragmente des distalen Unterarmes mit anschließender Ruhigstellung im Gipsverband aufgestellt hatte, gewann die Behandlung distaler Radiusfrakturen an Bedeutung.

Mancherorts ist allerdings auch in unserer heutigen Zeit eine therapeutische Gleichgültigkeit gegenüber dem Speichenbruch festzustellen. Diese fußt zum Teil auf der Tatsache, daß hauptsächlich ältere Menschen durch diese Fraktur betroffen sind, Menschen, die keine Schwerarbeit mehr zu leisten haben. Daraus wird zu Unrecht abgeleitet, daß bei dieser Patientengruppe unbefriedigende Resultate in Kauf genommen werden können. Zum anderen Teil basiert eine solche Haltung aber auch auf der Erfahrung, daß gute funktionelle Ergebnisse und Schmerzfreiheit auch bei einer Frakturheilung mit beträchtlicher Fehlstellung beobachtet werden. Auf der anderen Seite sind gerade ältere Menschen nicht mehr so anpassungsfähig an Bewegungseinschränkungen und müssen vielfach einen Stock als Gehhilfe benützen. Gerade bei ihnen sollte ein schmerzfreies und funktionstüchtiges Handgelenk vor größter Bedeutung sein, denn die ist gleichbedeutend mit einem Leben ohne fremde Hilfe.

Eine ideale Frakturstellung von distalen Unterarmbrüchen ist besonders bei alten Menschen unbedingt erstrebenswert (Asche).

---

[1] Kreiskrankenhaus Freudenstadt, Karl-von-Hahn-Straße, D-72250 Freudenstadt.

Behandlungsmöglichkeiten

Die Stabilisierungsmöglichkeiten des Speichenbruches reichen von der geschlossenen Reposition und Ruhigstellung im Gipsverband bis zur offenen Reposition und Stabilsierung mit Plattenosteosynthese und Spongiosaplastik.
   Die am häufigsten geübten Verfahren sind

1. die geschlossene Reposition und Ruhigstellung im Gipsverband
2. die geschlossene Reposition mit perkutaner Fragmentstabilisierung mittels Kirschner-Drähten
3. die geschlossene Reposition und Stabilisierung mit dem Fixateur externe
4. die offene Reposition und Stabilisierung mit Plattenosteosynthesen in Verbindung mit Spongiosaplastik

   Durch Anregung von Cooney (1979) und Vidal (1980) und Mitarbeitern behandeln wir im Kreiskrankenhaus Freudenstadt *seit 1980 alle instabilen Speichenbrüche (Achse 1983)*

mit dem Midifixateur externe. Die Immobilisierung der Fraktur ist ausgezeichnet und ein sekundäres Verrutschen der Fragmente während der Ruhigstellungsdauer wird äußerst selten beobachtet. Die Behandlung kann ambulant durchgeführt werden.
   Die konservative Behandlung der Radiusfraktur ist angezeigt bei:

1. Frakturen ohne Dislokation
2. Frakturen mit Einstauchung ohne Dislokation
3. Frakturen mit dorsaler Abkippung unter 20 Grad
4. Dislozierte Frakturen, die nach der Reposition stabil bleiben

So sind die Indikationen für die operative Behandlung wie folgt anzusehen:

1. Speichenbrüche mit dorsaler Trümmerzone über 20 Grad
2. Speichenbrüche mit und ohne Gelenkbeteiligung
3. Speichenbrüche mit und ohne Repositionsverlust
4. Speichenbrüche doppelseitig

Operationstechnik

In Vollnarkose, Plexusanästhesie oder in intravenöser Regionalanästhesie werden, bei Lagerung des Armes auf einem Handtisch, zunächst an der radialen Kante des zweiten Mittelhandknochens zwei Stichinzisionen eingebracht[2]. In diesem Bereich muß man auf Sehnen und Nerven nicht achten, da hier keine Gefährdung besteht. Mit einem 1,5 mm starken Kirschner-Draht wird zunächst ein Loch in einem 45° Winkel vorgebohrt und in dieses dann ein 3 mm starker

---

[2] Ein Video über den Operationsablauf ist beim Verfasser oder bei der Fa. HOWMEDICA erhältlich.

Bunnell-Nagel eingeschraubt. Das gleiche Vorgehen erfolgt proximal der Speichenfraktur. Hier werden nach Stichinzision mit einer stumpfen Klemme die darunterliegenden Weichgewebe auseinandergedrängt, so daß die Sehnen und Nerven nicht geschädigt werden können. Auf den Hautast des N. radialis muß in dem Bereich besonders achtgegeben werden. Auch hier werden mit dem Kirschner-Draht Löcher vorgebohrt und dann die 3 mm starken Nägel direkt gegen den Kirscher-Draht ausgetauscht. Vor Befestigung der zwei Kugelgriffe wird mit dem Bildwandler überprüft, ob die Nägel die Gegenkortikalis des Knochens nicht zu weit überragen. Nun werden die Kugelgelenke montiert und auf dem Verbindungsstab angebracht. Der Operateur und der Assistent reponieren nun die Fraktur. Diese Vorgehensweise aber ist nur möglich bei Verwendung des Hoffmann-Midifixateur.

Die von Böhler beschriebene Reposition der Fraktur mit Zug und Gegenzug ist für ein korrektes Repositionsmanöver nicht ausreichend. Die manuelle Einrichtung der Fragmente durch zum Frakturtyp gegenläufige Repositionsmanöver stellt eine schonendere und exaktere Reposition dar.

Bei einer Extensionsfraktur muß zunächst weiter extendiert werden und anschließend in dem nächsten Zug gebeugt werden. Auf diese Weise rasten die Fragmente wie ein Zahnrad in ihre anatomische Position wieder ein. Bei der Flexionsfraktur verläuft das Repositionsmanöver in entgegengesetzter Richtung.

Bei der Immobilisierung nach exakter Reposition reicht eine Ruhigstellung in 20° ulnarer Abweichung und 10° Beugung vollständig aus. Eine übermäßige Beugung des Handgelenkes kann zu keiner besseren Stellung der Fragmente und Aufrechterhalten der Reposition führen. Im Gegenteil, eine zu starke Beugung im Handgelenk führt zu Fehlstellungen, Einengungen im Karpaltunnel und zu sekundärer Sensibilitätsstörung der Hand.

Durch das Anziehen der Flügelschrauben wird der Rahmen immobilisiert und die abschließende Kontrolle mit dem Bildverstärker muß das anatomisch korrekte Ergebnis zeigen. Der Zug an dem das Gelenk umgebenden Kapselbandapparat hält das Repositionsergebnis aufrecht.

Behandlungsverlauf

Die Behandlung kann ambulant oder wenige Tage stationär postoperativ erfolgen. Häufige Röntgenkontrollen sind nicht erforderlich. Sie werden postoperativ durchgeführt, nach drei und nach sechs Wochen. Ein Abrutschen der Fragmente des mit Fixateur externe stabilisierten Bruches erfolgt nicht.

Von besonderer Bedeutung ist die Lockerung des Zuges am Bandapparat nach 14 bis 21 Tagen. Wird dieses Vorgehen versäumt, besteht die Gefahr der Algodystrophie (Sudeck).

Der Fixateur externe wird immer nach der sechsten bis siebten postoperativen Woche entfernt. In wenigen Fällen, bei ausgeprägten Trümmerfrakturen, legen wir noch für ein bis zwei weitere Wochen eine Unterarmschiene an. Eine intensive physiotherapeutische und beschäftigungstherapeutische Behandlung ist nach Ablauf der Ruhigstellung unbedingt notwendig. Wir haben diese konsequent bei den Patienten aller Altersstufen durchgeführt.

Behandlungsergebnisse

Bei den Behandlungsergebnissen haben wir zwischen den röntgenologischen und den klinischen Resultaten unterschieden. Röntgenologisch waren 71,1% als „sehr gut" zu bezeichnen und 20,3% als „gut". Trotz der großen Anzahl der Trümmerfrakturen mit Gelenkbeteiligung Typ Frykman VI bis VII, war bei den allermeisten Patienten *kein Ellenvorschub* zu finden, dies ist insbesondere von Bedeutung, da bei *keinem Patienten* eine offene Reposition mit *Spongiosaplastik* erfolgte.

207 Patienten wurden klinisch und radiologisch nachuntersucht, wobei für die Beurteilung des Behandlungsergebnisses die Bewelichkeit des Handgelenkes und die Schmerzfreiheit ausschlaggebend waren.

Bei 82% war die Bewegung zwischen verletzter und unverletzter Hand gleich gut möglich.

Nur 3,5% unserer behandelten Patienten zeigten erhebliche funktionsbehindernde Bewegungseinschränkungen, dabei handelte es sich immer um offene Frakturen und Frakturen bei gleichzeitiger Beteiligung von Elle und Speiche.

Bei der Befragung der Patienten nach ihrer Meinung über das Behandlungsergebnis wurde ein sehr gutes bis gutes Ergebnis in 97,8% der Fälle angegeben.

Die Komplikationsrate können wir als sehr gering bezeichnen, da nur bei zwei Patienten Bohrlochinfekte auftraten, die einer späteren operativen Revision bedurften.

Diskussion

Der sehr häufige Speichenbruch stellt den behandelnden Arzt oft vor das Problem, mit welcher Art der Stabilisierung der anfangs sehr gut reponierbare Bruch zu halten ist. In der Mehrzahl der Fälle reicht die Ruhigstellung der sich als stabil erweisenden reponierten Frakturen im Gipsverband aus, so daß nur die instabilen Brüche einer operativen Stabilisierung zugeführt werden müssen.

Der Kirschner-Draht stellt in den verschiedensten Variationen der Einbringung eine Möglichkeit dar, macht aber immer die gleichzeitige Immobilisierung im Gipsverband notwendig. Die Plattenosteosynthese bietet sich als Stabilisierungsmöglichkeit mit den verschiedenen Plattenmodifikationen für das Handgelenk an und wird auch sehr häufig angewendet. Sie ist aber ein sehr aufwendiges und anspruchsvolles Osteosyntheseverfahren, deren Grenzen insbesondere bei Patienten mit schweren osteoporösen Knochen liegen.

Pfeiffer (1987) hat in einer Serie nachuntersuchter, mit Plattenosteosynthese stabilisierter Radiusfrakturen eine große Anzahl mäßiger und schlechter

Ergebnisse gefunden und den Eindruck gewonnen, daß der Fixateur externe hier das schonendere Behandlungsverfahren mit besseren Ergebnissen gewesen wäre.

Unsere große Zahl nachuntersuchter Patienten, die mit Fixateur externe behandelt wurden, bestätigen diese Ansicht.

Die Plattenosteosynthese ist nach Pfeiffers und auch nach unserer Meinung nur bei jungen Patienten mit dorsaler Trümmerzone und bei nicht osteoporotischen Knochen angezeigt.

Das operative Verfahren der Einbringung und auch der Entfernung einer Platte ist ausgesprochen traumatisierend.

Es kann als allgemeingültig angesehen werden, daß von der Gesamtzahl aller zu behandelten Speichenbrüche nur etwa *30%* wegen ihrer Schwere und Kompliziertheit mit dem Fixateur externe behandelt werden mußten. Bei den übrigen Speichenbrüchen handelt es sich um nach der Reposition stabile Frakturen.

Wichtig aber ist es, anhand eines Indikationskataloges festzulegen, welche Frakturen mit einem Fixateur stabilisiert werden sollten und welche mit einem Gipsverband behandelt werden können, denn bei Vorliegen eines solchen Kataloges könnte man sich frühzeitig zur Operation entschließen.

Nur die sofortige oder frühsekundäre Reposition und Stabilisierung mit dem Midifixateur externe bringt die Voraussetzung für gute Behandlungsergebnisse.

Jeder instabile Speichenbruch bedarf einer Stabilisierung.

Ein Indikationskatalog (Asche 1987) beinhaltet folgende Frakturen:

1. Speichenbrüche mit ausgeprägter dorsaler Trümmerzone (dorsale Impression größer als 20°)
2. Speichenbrüche mit Stückfrakturen und Gelenkbeteiligung
3. offen Speichenbrüche
4. doppelseitige Speichenbrüche
5. konservativ behandelte Speichenbrüche mit Retensionsverlust in den ersten 10 Tagen
6. Flexionsfrakturen der Speiche (Smith-Frakturen)

Wir glauben auch, daß der Fixateur externe eine wichtige Funktion für die Vermeidung der Algodystrophie darstellt. In unserem Krankengut war die niedrige Rate der Algodystrophie bei 0,9% statistisch relevant. Die von anderen Autoren angegebenen Werte liegen zwischen 4−5% (Mettler 1987). Auch sind die Ausheilungsergebnisse nach der Behandlung mit dem Midifixateur externe günstiger, da die Diagnose „Sudeck" früher gestellt und somit auch früher therapiert werden kann. Nur die frühzeitige Behandlung des Morbus Sudeck verhindert traumatische Spätfolgen.

An einer großen Anzahl nachuntersuchter Patienten konnten wir aufzeigen, daß der Fixateur externe ein ideals Stabilisierungsverfahren für Speichenbrüche darstellt (Abb. 1−5). Voraussetzung für den Erfolg aber ist die Verwendung eines flexiblen Fixateur-externe-Systems, das die Möglichkeit der Nachre-

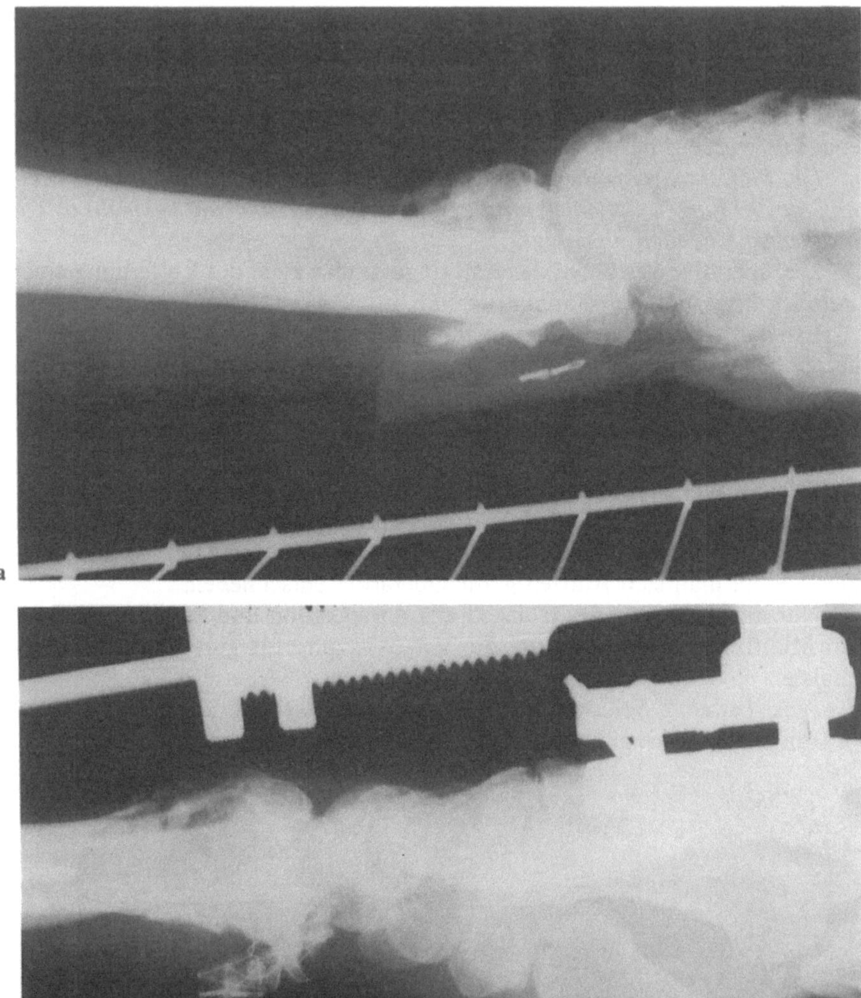

Abb. 1. a, b Ausgeprägte dorsale Dislokation eines Speichenbruches. Sofortige geschlossene Reposition mittels Ligamentotaxis macht ideale Position möglich

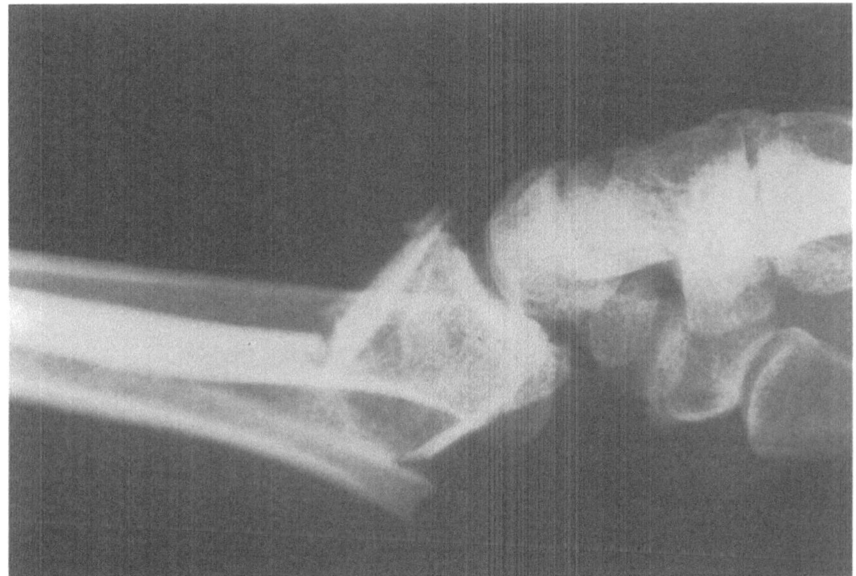

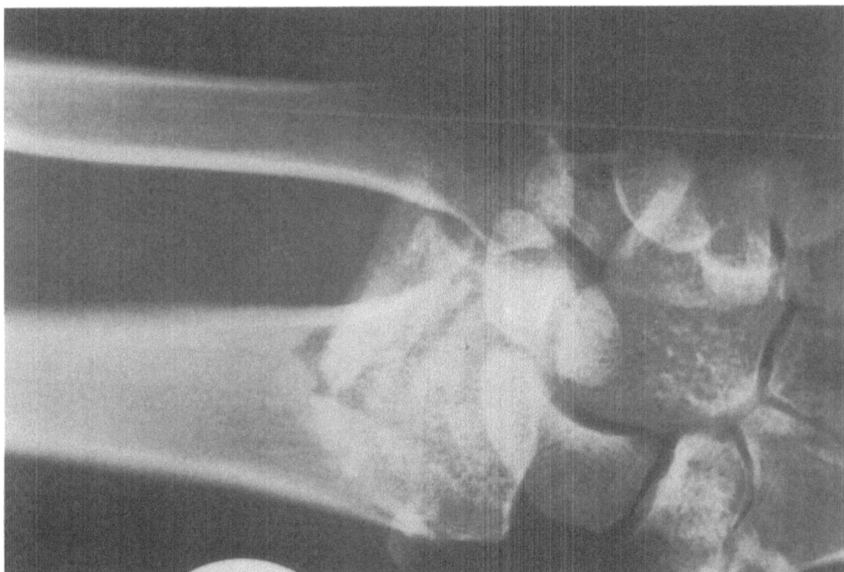

Abb. 2. a, b Instabiler Speichenbruch mit erheblicher Dislokation

position bei liegender Montage ermöglicht. Unflexiblere Fixateursysteme, die erst nach Reposition der Fraktur angebracht werden können, sind unpraktisch und können die Qualität unserer Behandlungsergebnisse nicht erreichen. Dies erklärt die unterschiedlichen Ansichten über die Ergebnisse der Fixateurbehandlung bei Verwendung anderer Systeme, als dem Hoffmann-Fixateur.

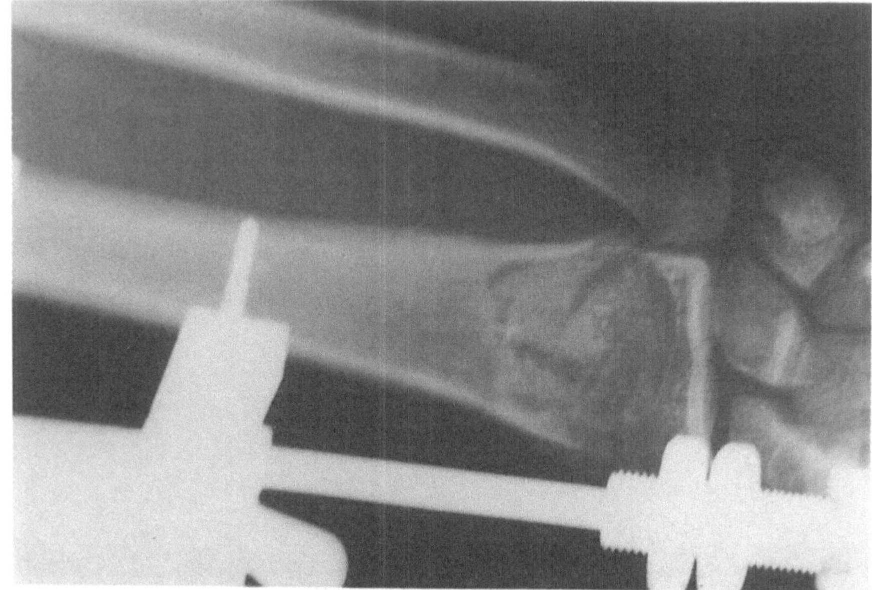

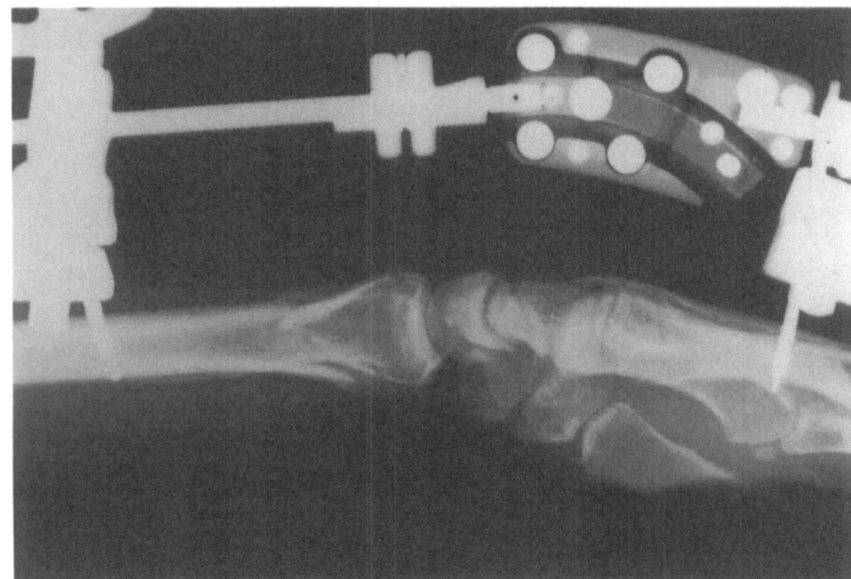

Abb. 3. a, b Sofortige Reposition bringt exakte Positionierung der Fragmente. Der angebrachte Bewegungsfixateur ermöglicht die Bewegung im Handgelenk bereits nach 4 Tagen

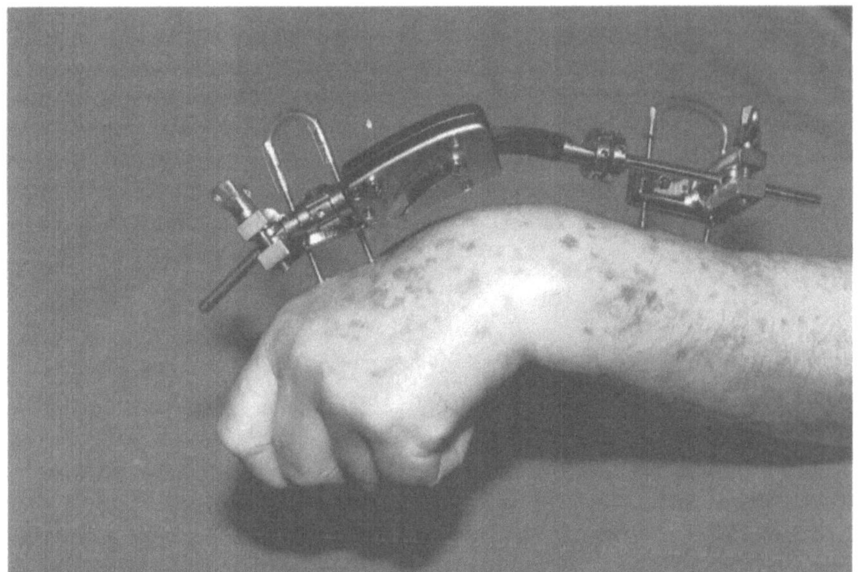

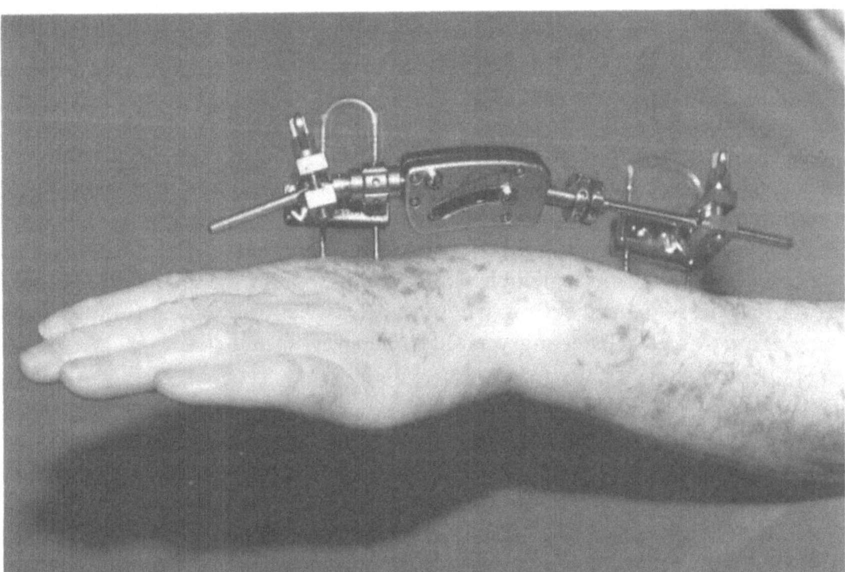

Abb. 4. a, b Bewegung im Handgelenk nach 4 Tagen war möglich. Nach 8 Tagen ist die Schwellung abgeklungen und die Finger frei beweglich

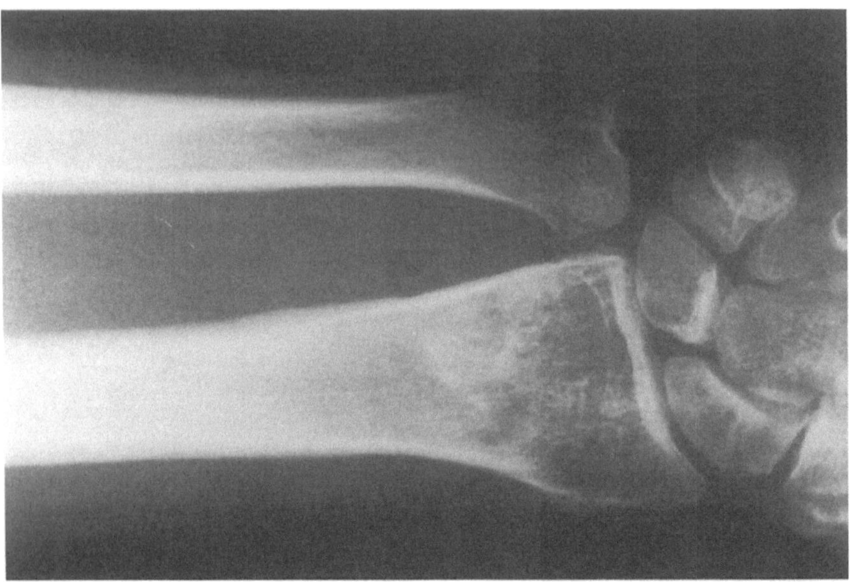

Abb. 5. Folgenlose Ausheilung dieser schweren Handgelenksverletzung *ohne invasiven Eingriff* und insbesondere *ohne Spongiosaplastik*

Bei Kenntnis und erlernter Handhabung dieses Osteosyntheseverfahrens ist die Anwendung traumatisierender interner Osteosynthesemittel kaum noch zu vertreten.

Der von uns verwendete Fixateur externe kann als Osteosynthesemittel nur noch durch einen beweglichen Handgelenksspanner (Asche 1990) verbessert werden, dessen Entwicklung wir wesentlich beeinflußt haben und der als noch eleganteres Stabilisierungsverfahren zur Verfügung steht.

Zusammenfassung

Mit der von Vidal erstmals beschriebenen Ligamentotaxis wurde eine Möglichkeit gesehen, handgelenksnahe Frakturen mit dem Fixateur externe zu behandeln.

Erste Veröffentlichungen brachten erstaunlich gute Ergebnisse. Seit 1980 werden vom Verfasser erstmals im deutschsprachigen Raum Radiusfrakturen in größerem Umfang mit dem Hoffmann-Midifixateur behandelt.

Jetzt, nach 10 Jahren, wurden 220 Patienten radiologisch und davon 207 Patienten auch klinisch nachuntersucht. Die Behandlungs- und Funktionsergebnisse waren durchweg gut. Von besonderer Bedeutung war, daß kein wesentlicher Ellenvorschub aufgetreten war, obwohl es sich in der Mehrzahl der Frakturen um die Typen Frykman VII und VIII handelte.

82% der nachuntersuchten Patienten hatte seitengleiche Beweglichkeit des Handgelenkes. 91,3% der Röntgenkontrollen zeigten eine gute und sehr gute Stellung. Bei nur 0,9% aller mit Fixateur externe behandelten Patienten trat ein Morbus Sudeck auf. 97,8% der befragten Patienten waren mit dem Behandlungsergebnis sehr zufrieden.

Die guten Ergebnisse sind allerdings nur mit ausreichend stabilen Fixateuren möglich. Mit anderen Montagen als dem Hoffmann-Midifixateur können die günstigen Ergebnisse nicht erzielt werden. Die Möglichkeit der Reposition bei liegender Montage ist hierfür ausschlaggebend. Jeder Fixateur hat andere biomechanische Eigenschaften.

Ein neu entwickelter Fixateur ermöglicht die Bewegung des Handgelenkes bereits nach 3–8 Tagen.

Literatur

1. Asche G (1983) Stabilisierung von handgelenksnahen Speichenbrüchen mit dem Midifixateur externe: Vorgetragen 22. Symposium Deutschsprachige Arbeitsgemeinschaft für Handchirurgie 1981. Handchirurgie 15:38–42
2. Asche G (1987) Die Behandlung der distalen Radiusfractur mit dem Midifixateur externe. In: Nigst H (Hrsg) Frakturen der Hand und des Handgelenkes. Hippokrates, Stuttgart, S 37–41
3. Asche G (1990) Die dynamische Behandlung von handgelenksnahen und gelenksbeteiligenden Speichenbrüchen mit einem neuartigen Bewegungsfixateur. Akt Traumatol 1
4. Böhler L (1941) Die Technik der Knochenbruchbehandlung im Kriege und im Frieden, 7. Aufl. Maudrich, Wien
5. Cooney W (1979) Current management of fractures of the distal radius and forearm: Experience with external pin fixation. External Fixation: The current state of the art. Brooker AF, Edwards ChC (eds) Williams & Wilkins, Baltimore, pp 83–104
6. Frykman G (1967) Fractures of the distal radius, including sequelae-shoulder-hand-finger-syndrome, disturbance in the distal radio-ulnar joint and impairment of nerve function. A clinical and experimental study. Acta Orthop Scand Suppl 108:1
7. Mettler O (1987) Distale Radiusfrakturen und Rentenfälle der SUVA in den Jahren 1980–1981. In: Nigst H (Hrsg) Frakturen der Hand und des Handgelenkes. Hippokrates, Stuttgart, S 13–30
8. Pfeiffer K (1987) Offene Osteosynthese distaler Radiusfrakturen. Indikationen, Technik, Resultate. In: Nigst H (Hrsg) Frakturen der Hand und des Handgelenkes. Hippokrates, Stuttgart, S 43–52
9. Rehn J (1965) Behandlungsergebnisse typischer Radiusfrakturen. Chirurg 36:206–211
10. Vidal J (1980) Der Hoffmann'sche Fixateur externe in der Orthopädie und Traumatologie Orthop Traumatol 227:667–679

Die Behandlung von Speichenbrüchen mit Kirschner-Drähten – Indikationen und Kontraindikationen

K. Weise[1] und A. Meilinger[2]

Einleitung

Zur adäquaten Therapie verschiedener Erscheinungsformen distaler Radiusfrakturen existiert eine breit gefächerte Behandlungspalette. Diese reicht von einem konservativen Regime mit Reposition und nachfolgender Gipsretention bis zum handgelenksüberbrückenden Bewegungsfixateur. Die Bohrdrahtosteosynthese nimmt einen wichtigen Platz zwischen der rein konservativen Therapie und den offenen Verfahren ein. Sie kann alleine oder in Kombination, temporär oder bis zum Abbinden der Fragmente und in Form verschiedener Techniken eingesetzt werden. Willenegger u. Guggenbühl haben bereits 1959 auf die Möglichkeit verwiesen, durch perkutan eingebrachte Bohrdrähte eine Sekundärdislokation zu vermeiden. In diesem Sinne stellt die Bohrdrahtosteosynthese ein Verfahren zur Erweiterung und Sicherung der konservativen Therapie dar.

Voraussetzung für die Wirksamkeit dieser Methode ist die richtige Indikationsstellung nach vollständiger geschlossener Reposition und eine korrekte Insertionstechnik. Letztere muß einige wichtige Grundsätze berücksichtigen, da durch die Bohrdrähte ansonsten mehr Schaden als Gewinn zu erwarten ist. In der Literatur werden bei Anwendung der perkutanen Bohrdrahtosteosynthese Komplikationsraten bis zu 30% angegeben, welche das Behandlungsergebnis mehr oder weniger stark beeinträchtigen. Bei unzureichender Technik oder der Notwendigkeit von Reosteosynthesen steigt die Komplikationsrate bezüglich Infektion, Sudeck-Dystrophie und Sekundärarthrose drastisch an (Kwasny et al. 1990; Richter et al. 1994).

Eine fachgerechte konservative Therapie mit leichter Sekundärdislokation hinterläßt im Vergleich zu Fällen mit fehlgeschlagener perkutaner Bohrdrahtosteosynthese regelmäßig bessere Ergebnisse, so daß neben einer strengen Indikationsstellung für das Verfahren das strikte Beachten einiger technischer Grundsätze gefordert werden muß.

Eigene Erfahrungen und die Ergebnisse einer Dissertationsarbeit aus der Berufsgenossenschaftlichen Unfallklinik Tübingen (Meilinger 1990) führen zu

---

[1] Klinik und Poliklinik für Unfall- und Wiederherstellungschirurgie, Zentrum für Chirurgie, Liebigstr. 20a, D-04103 Leipzig.
[2] Berufsgenossenschaftliche Unfallklinik, Schnarrenberg-Str. 95, D-72076 Tübingen.

der Empfehlung, daß frakturspezifische und individuelle Parameter zu einer differenzierten Indikationsstellung bei der Auswahl des geeigneten Therapieverfahrens beitragen müssen. In der Hand des Geübten läßt sich der Einsatzbereich der perkutanen Bohrdrahtosteosynthese erheblich erweitern, so daß selbst bei C1–C3-Frakturen nach der AO-Klassifikation günstige Ergebnisse berichtet werden (Kwasny et al. 1990; Kirchner et al. 1994).

Indikation

Unter Zugrundelegung der AO-Klassifikation sehen wir die Hauptindikation für die perkutane Bohrdrahtosteosynthese bei Extensionsfrakturen ohne wesentliche Gelenkbeteiligung, aber mit dorsaler Trümmerzone, weil diese erfahrungsgemäß stark dislokationsgefährdet sind (Typ 23 A3). In manchen Fällen können einfache extraartikuläre Frakturen vom A2-Typ bzw. vom Typ B1 und C1 ebenfalls Anzeige für dieses Osteosyntheseverfahren sein. Die Brüche vom Typ 2 sind dann für dieses Verfahren geeignet, wenn sie gut reponiert werden können.

Die Frakturtypen B2 und B3 sind nach unserer Auffassung ebenso eine Indikation für die Plattenosteosynthese wie der Typ C2, wohingegen C3-Frakturen eine Domäne des Fixateur externe bilden. Selbstverständlich sind jederzeit Abweichungen von diesem Therapieschema möglich, abhängig von Alter und Allgemeinzustand des Patienten bzw. den örtlichen Weichteilverhältnissen.

Speziell bei A3-Frakturen dient die perkutane Bohrdrahtosteosynthese als präventive Maßnahme zur Vermeidung der drohenden Redislokation. Das ausgebrochene dorsale Kortikalisfragment, zu sehen in der seitlichen Röntgenprojektion, ist Indikator für diese Neigung zum Zusammensintern und zur Dorsalabkippung, was durch korrekt eingebrachte Bohrdrähte weitgehend vermieden werden kann.

Die von Kapandji (1976) angegebene Körbchendrahtmethode, welche von dorsoradial in den Bruchspalt eingeführt und nach Kippen in der proximalen Gegenkortikalis verankert wird, benötigt demnach eine intakte dorsale Kortikalis. Von dorsoulnar eingebrachte Bohrdrähte sollen bei C2-Frakturen das ulnare Gelenkfragment und damit das distale Radioulnargelenk sichern.

Tscherne u. Jähne (1990) sehen die Anzeige zur perkutanen Bohrdrahtosteosynthese auch bei C1- und C2-Frakturen, wobei diese Bruchtypen quasi die Schnittstelle zur Plattenosteosynthese bilden. Nur wenn eine geschlossene Reposition nicht möglich ist, sei ein internes Verfahren angezeigt. Boszotta et al. (1991) geben auf der Grundlage einer retrospektiven Studie die durch die Fraktur eingetretene Verkürzung von mehr oder weniger 3 mm als Grenze zwischen Platten- bzw. Bohrdrahtosteosynthese an. Eigene, gute Erfahrungen mit der dorsalen Plattenosteosynthese bei C1- und C2-Frakturen haben dazu ermutigt, die Indikation hierfür auszuweiten (Weise u. Steinebronner 1994).

Zusammenfassend sind wir der Ansicht, daß die perkutane Bohrdrahtosteosynthese dann angezeigt ist, wenn die konservative Therapie alleine zu unzuverlässig und eine offene Reposition und Retention noch nicht erforderlich ist. Das Verfahren stellt dann lediglich eine Erweiterung der konservativen Behandlung dar, da auf die zusätzliche Immobilisierung im Gipsverband zumindest anfänglich nicht verzichtet werden kann.

Technik

Die perkutane Bohrdrahtosteosynthese ist wegen der zahlreichen technischen Fehlermöglichkeiten und der vergleichsweise hohen Komplikationsrate kein Anfängereingriff. Gewisse Grundsätze müssen bei Einsatz dieses Verfahrens unbedingt berücksichtigt werden. Hansis u. Weller listen 1988 mögliche Fehler der perkutanen Bohrdrahtosteosynthese auf, basierend auf einer retrospektiven Studie von 240 distalen Radiusfrakturen. Neben der unvollständigen Reposition der Fraktur ist die mangelhafte Fixation des distalen Fragmentes als wesentlicher Fehler anzusehen. Werden die Bohrdrähte an falscher Stelle und im falschen Winkel zum Schaft sowie ohne Perforation der Gegenkortikalis eingebracht, ist die Sekundärdislokation vorprogrammiert.

Die eigenen Erfahrungen gehen dahin, daß die perkutane Bohrdrahtosteosynthese in Plexusanästhesie oder Allgemeinnarkose durchgeführt werden kann und unter sterilen Bedingungen zu erfolgen hat. Die Reposition wird in gleicher Technik wie bei der konservativen Therapie vorgenommen und hat zum Ziel, daß die palmare Kortikalis des distalen Fragmentes über diejenige des proximalen gehebelt wird. Zumindest sollten beide Kortikales Stoß auf Stoß stehen. Für die Fixation kommen Bohrdrähte der Stärken 1,6−2,0 mm zur Anwendung, welche über Stichinzisionen eingebracht werden. Diese plaziert man ca. 1 cm distal der Spitze des Processus styloideus radii und im palmaren Drittel der Tabatière (Wittner u. Holz 1993), um den R. superficialis des N. radialis sicher zu schonen. Mit einem kleinen Präparierklemmchen geht man durch vorsichtiges Spreizen der Weichteile auf den Griffelfortsatz ein. Unter kontinuierlichem Halten der Reposition durch Zug, ulnare Abduktion und Daumendruck auf das distale Fragment von dorsal werden 2 Bohrdrähte in der Weise eingebracht, daß sie in der Frontalebene divergieren und in der Sagittalebene nicht im gleichen Niveau liegen. Zum Schutz der Weichteile empfiehlt sich die Verwendung eines Bohrschutzes. Die Gegenkortikalis ist sicher zu perforieren, die Drahtenden müssen umgebogen und fallweise versenkt werden. Geschieht dies nicht, ist eine sorgfältige lokale Kontrolle in regelmäßigen Abständen angezeigt.

Von Kapandji stammt die bereits 1976 geäußerte Empfehlung, die Bohrdrähte von radial und dorsal her direkt in den Frakturspalt einzuschieben, die Spitze richtungsmäßig nach proximal zu kippen, damit das distale Fragment aufzurichten und dann mit dem Draht die Gegenkortikalis zu durchbohren.

Die auch von Böhler (1985) empfohlene Methode der sog. Körbchenmarkdrahtung soll durch Hebelwirkung Reposition und Retention des distalen Fragmentes bewirken und sichern. Das Verfahren ist nicht ganz frei von Komplikationen und hat sich im deutschsprachigen Raum nicht sehr verbreitet durchgesetzt.

Hoffmann et al. (1992) teilen erste Ergebnisse der Osteosynthese distaler Radiusfrakturen mit biodegradablen Frakturstiften mit. Bei nahezu 25% der Patienten kam es nach 2–4 Monaten zu aseptischen Fremdkörperreaktionen, so daß die Verwendung dieser Polyglykolstifte nur bei Verbesserung der Biokompatibilität und optimiertem Management empfohlen wird. Ungeachtet der hohen Prozentzahl vom Komplikationen erreicht der Autor mittelfristig in 3/4 der Fälle gute bis sehr gute Ergebnisse.

Begleit- und Nachbehandlung

Diese ist stark abhängig vom Frakturtyp bzw. der Stabilität des Bruches, aber auch von der Beschaffenheit des Knochens und der Zuverlässigkeit von Reposition und Retention. Die zusätzliche Immobilisierung mit Gipsverband erstreckt sich über 3, maximal über 6 Wochen, die Drähte werden in der Regel nach spätestens 4 Wochen entfernt. Ebenso wie bei konservativem Behandlungsregime muß auf die nicht selten vorkommende Reflexdystrophie geachtet, eine entsprechende Prophylaxe betrieben und bei Eintritt dieses Krankheitsbildes eine umfassende Behandlung unter stationären Bedingungen eingeleitet werden.

Vor dem Beginn analgetischer, lokaler und sonstiger Begleitmaßnahmen ist der ruhigstellende Verband zu entfernen. Wichtig ist, daß man den Typus von Patienten, der möglicherweise eine derartige Komplikation erleiden könnte, bereits vor dem Vollbild der Erkrankung erkennt und ihn dementsprechend engmaschig beobachtet.

Werden die Bohrdrähte nicht versenkt, müssen die Durchtrittsstellen gut gepflegt und regelmäßig überprüft werden. Beim geringsten Zeichen einer beginnenden Infektion sind sie ersatzlos zu entfernen, in einigen Fällen kann eine Gelenktransfixation mit Fixateur externe notwendig sein.

Ergebnisse

Das Kollektiv umfaßt 524 distale Radiusfrakturen aus dem Jahre 1984–1986 (Meilinger 1990). Nahezu 70% aller Frakturen gehören zur Gruppe A3 nach der AO-Klassifikation (193 Patienten), 33% = 171 Patienten zur Gruppe C2. Mit jeweils ca. 8% fallen noch die Frakturtypen B1, B3 und A2 ins Gewicht. 244 Patienten wurden einer perkutanen Bohrdrahtfixation zugeführt, d.h. nahezu die Hälfte aller Frakturen wurde als potentiell dislokationsgefährdet eingestuft. 222 Frakturen aus diesem Kollektiv wurden dem Verfahren der perkutanen Bohrdrahtosteosynthese primär zugeführt, lediglich 22 Fälle sekundär gespickt. Bei der Primärfixation handelte es sich in 116 Fällen um C2-Frakturen (48%) und in 100 Fällen um A3-Frakturen (41%).

Interessant ist die Feststellung, daß von 30 Frakturen mittlerer Dislokationsgrade (Speichenschaftgelenkwinkel 10–19 Grad, ulnarer Vorschub

2 – 5 mm, palmarer Winkel – 10 – – 1 Grad und 16 – 25 Grad) 36,6 % redislozierten, von 163 Frakturen mit starker Dislokation (SSGW < 10 Grad, ulnarer Vorschub > 5 mm, palmarer Winkel < – 10 Grad oder > 25 Grad) 64 %, allerdings war diese Sekundärabweichung nur in einem relativ geringen Prozentsatz von größerer Bedeutung. Unterschiede waren zudem in den Ergebnissen nach primärer und sekundärer Bohrdrahtosteosynthese zu erkennen, in dem letztere deutlich ungünstiger abschnitt. Als Resümee wurde konstatiert, daß die Bohrdrahtosteosynthese ein anspruchsvolles Verfahren ist, welches nachstehende Forderungen erfüllen muß:

1. Sichere Fixation aller wichtigen Fragmente
2. Zuverlässige Perforation der Gegenkortikalis mit den Drahtspitzen bei ausreichendem Abstand zum Frakturspalt
3. Ausreichend steiles Einbringen der Bohrdrähte zur besseren Aufnahme axial einwirkender Kräfte
4. Divergierende Bohrrichtung zur Verhinderung einer Fragmentverschiebung parallel zum Frakturspalt.

Die retrospektive Studie von Meilinger (1990) ließ erkennen, daß nur in ca. 2/3 der Fälle alle diese Kriterien erfüllt waren, was auf eine nicht unbeträchtliche Lernkurve hinweist. Einwandfreie Technik bei diesem Verfahren hinterließ in 77 % der Fälle ein gutes bis sehr gutes Ergebnis bezüglich der Retention, bei technischen Mängeln sank diese Rate bis auf 35 %.

Verglichen mit einem konservativen Therapieregime waren aber auch diejenigen Speichenbrüche, die nach Bohrdrahtosteosynthese eine mäßige Sekundärdislokation aufwiesen, im Endergebnis günstiger.

Diskussion

Für die Therapie der distalen Radiusfraktur steht zwischenzeitlich eine Reihe von Verfahren zur Verfügung, aus welchen das im jeweils vorliegenden Fall geeignete ausgewählt werden kann. Das früher überwiegend konservative Management ist einer Strategie gewichen, welche in Abhängigkeit von individuellen Voraussetzungen das günstigste Resultat verspricht. In diesem Zusammenhang sind semikonservative Verfahren wie die perkutane Bohrdrahtosteosynthese und der Fixateur externe von beträchtlichem therapeutischem Wert. Als einziges internes Verfahren nimmt die Plattenosteosynthese distaler Extensionsfrakturen des Radius eine Sonderstellung ein.

Die perkutane Bohrdrahtosteosynthese kann als eine Art Erweiterung der konservativen Therapie mit anderen Mitteln angesehen werden. Ihr zunehmender Einsatz im Rahmen der Primärbehandlung entspringt der Erfahrung, daß der Gipsverband bei Frakturen, z. B. mit dorsaler Trümmerzone, das sekundäre Abkippen des distalen Fragmentes nicht zuverlässig verhindern kann. So stellt die perkutane Bohrdrahtosteosynthese ein präventives Verfahren in Fällen drohender Sekundärdislokation dar. Bei guter Insertionstechnik können Bohrdrähte grundsätzlich dann zum Einsatz kommen, wenn die Reposition der Gelenkfläche ohne wesentliche Stufenbildung vollständig gelingt.

Man muß sich jedoch davor hüten, die Methode zu überfordern, da alle weiteren therapeutischen Maßnahmen bei fehlgeschlagener Bohrdrahtosteosynthese mit einer erhöhten Komplikationsrate einhergehen.

Die Nachuntersuchungsergebnisse eines geschlossenen Kollektivs von nahezu 250 perkutanen Bohrdrahtosteosynthesen aus der Berufsgenossenschaftlichen Unfallklinik Tübingen lassen erkennen, daß selbst bei korrekter, erst recht aber bei fehlerhafter Insertionstechnik Sekundärdislokationen häufig sind. Im Vergleich zur konservativen Therapie sind diese Abweichungen jedoch von geringerem Ausmaß, so daß das funktionelle Endergebnis nur selten stärker beeinträchtigt wird. Es zeigt sich aber auch, daß die sekundäre perkutane Bohrdrahtosteosynthese nach primär konservativem Therapieregime ebenso nachteilige Behandlungsresultate zeitigt wie eine Überforderung des Verfahrens bei nicht geeignetem Frakturtyp oder ungünstigen individuellen Voraussetzungen.

Die Technik der perkutanen Bohrdrahtosteosynthese muß exakt beherrscht werden, da die fehlerhafte Lage der Drähte zu einer Reihe von Komplikationen führen kann. Diese sind v. a. in der Sekundärdislokation bzw. örtlichen Problemen wie Sehnen- und Nervenschädigungen sowie lokalen Reizzuständen und Infektionen zu sehen. In solchen Fällen ist ein umgehender Verfahrenswechsel zum Fixateur externe, zur Platte oder zur alleinigen Gipsbehandlung angezeigt.

Mitteilungen über retrospektive Studien aus Kliniken mit hoher Fallzahl zeigen, daß die perkutane Bohrdrahtosteosynthese das mit am häufigsten geübte Behandlungsverfahren bei distalen Radiusfrakturen darstellt. In der Hand des Erfahrenen ist damit eine Optimierung des Therapieregimes bei diesen häufigen Verletzungen verbunden.

Literatur

Boszotta H, Helperstorfer W, Sauer G (1991) Zur Operationsindikation bei der distalen Radiusfraktur. Unfallchirurg 1994:417−423

Hansis M, Weller S (1988) Technischer Fehler bei der perkutanen Kirschnerdrahtfixierung distaler Radiusfrakturen. KrankenhausArzt 61:113−116

Hermichen HG, Hansis M (1987) Die Bohrdrahtosteosynthese bei distalen Radiusfrakturen. Akt Traumatol 17:109−112

Hoffmann R et al (1992) Osteosynthese distaler Radiusfrakturen mit biodegradablen Frakturstiften. Unfallchirurg 95:99−105

Kirchner R et al (1994) Ergebnisse nach percutaner intramedullärer Bohrdrahtspickung bei distalen Radiusfrakturen. Z Orthop 132:129−135

Knigge-Barrios H, Rudolph H (1987) Die Bohrdrahtosteosynthese bei distaler Radiusfraktur. Akt Traumatol 17:105−108

Kwasny O, Hertz H, Schabus R (1990) Die perkutane Bohrdrahtfixation zur Behandlung dislokationsgefährdeter distaler Radiusfrakturen. Akt Traumatol 20:97−101

Kapandji A (1976) L'ostéosynthese par double enbrochage intra-focal. Traitement fonctionnel des fractures non articulaires de l'extrémité inférieure du radius. Ann Chir 30: 903−908

Lauber P, Pfeiffer KM (1984) Offene Osteosynthese distaler Radiusfrakturen. Unfallheilkunde 87:185–195

Letsch R, Schmit-Neuerburg KP, Schax M (1987) Zur Wahl des Operationsverfahrens am distalen Radius. Akt Traumatol 17:113–119

Meilinger A (1990) Die distale Radiusfraktur loco typico. Inaugural-Dissertation, Eberhard-Karls-Universität Tübingen

Richter D, Richter F, Dreier H (1994) Zum Stellenwert der perkutanen Bohrdrahtosteosynthese der Radiusfraktur „loco typico". Akt Chir 29:129–133

Wagner HE, Jakob RP (1985) Operative Behandlung der distalen Radiusfraktur mit Fixateur externe. Unfallchirurg 88:473–480

Weise K, Steinebronner P (1994) Korrekturosteotomien nach distalen Radiusfrakturen. OP-J 1, 10:48–54

Tscherne H, Jähne J (1990) Aktueller Stand der Therapie der distalen Radiusfraktur. Unfallchirurg 93:157–164

Wittner B, Holz U (1993) Die geschlossene Reposition und Spickdrahtosteosynthese dislozierter distaler Radiusfrakturen. Operative Orthop Traumatol 5:286–290

Willenegger HA, Guggenbühl A (1959) Zur operativen Behandlung bestimmter Fälle von distalen Radiusfrakturen. Helv Chir Acta 26:81

Wüstner-Hofmann M, Hofmann AK, Kinzl L (1993) Behandlung der einfachen intraartikulären Radiusfrakturen (Typ B1–B3). Chirurg 64:889–893

Ergebnisse der Speichenbruchbehandlung mit dem dynamischen Bewegungsfixateur — eine prospektive Studie

L. Räder[1] und G. Asche[2]

Zusammenfassung

In einer prospektiven Multicenterstudie wurden über einen Zeitraum von 1,5 Jahren 102 Patienten mit 104 distalen, instabilen Radiusextensionsfrakturen mit einem dynamischen Fixateur externe versorgt und nach durchschnittlich 7 Monaten nachuntersucht. Sowohl die klinischen Untersuchungen der Handgelenksfunktion als auch die radiologische Auswertung nach Lidström ergaben sehr optimistische Ergebnisse. Die Montage des Handgelenkfixateurs ist leicht und ermöglicht eine ambulante Behandlung.

Die distale Radiusfraktur ist die häufigste Fraktur des menschlichen Skeletts. Etwa 5–20% aller Frakturen sind Radiusfrakturen an typischer Stelle. Trotz dieser Häufigkeit gibt es bezüglich der Therapie der distalen Speichenbrüche sehr unterschiedliche Auffassungen. Während einige Autoren nach wie vor fast ausschließlich konservativ behandeln und dabei bis zu 50% unbefriedigende Ergebnisse in Kauf nehmen [3, 10, 11], empfiehlt Tscherne die operative Therapie aller dislozierten Frakturformen [17, 18]. Die geschlossene Reposition fast aller distalen Radiusfrakturen macht kaum Probleme. Die Retention einer gut reponierten Fraktur im Gips- oder Schienenverband ist bei den meisten instabilen Frakturtypen nicht möglich [6, 12, 17]. Nach Poigenfürst besteht eine instabile distale Radiusfraktur bei ulnarer Desinsertion, bei der radioulnaren Separation und der dorsalen Trümmerzone bzw. der Gelenkbeteiligung [15]. Die Kombination dieser Faktoren bedingt einen weiteren Instabilitätsverlust. Die Anwendung des Fixateur externe bei instabilen distalen Speichenbrüchen ermöglicht die Aufrechterhaltung der Traktion einer unter Ausnutzung der Ligamentotaxis geschlossen reponierten Fraktur. Durch das Zwischenschalten eines Bewegungselementes ist der Patient in der Lage, das Handgelenk frühzeitig zu strecken und zu beugen, ohne einen Korrekturverlust hinnehmen zu müssen.

In unseren Einrichtungen wurden ausschließlich instabile Frakturtypen mit dem dynamischen Handgelenksfixateur behandelt [8] (Abb. 1). Unter Verwendung der Grundelemente des Hoffmann-Fixateurs wird anstelle der Spindel ein Bewegungselement verwandt, das eine Beübung des Handgelenkes in Form einer limitierten Extension/Flexion bis 30° erlaubt. Erste Anwendungen

[1] Unfallorthopädische Klinik des Städtischen Klinikums Fulda, Pacelliallee 4, D-36043 Fulda.
[2] Kreiskrankenhaus Freudenstadt, Karl-von-Hahn-Straße, D-72250 Freudenstadt.

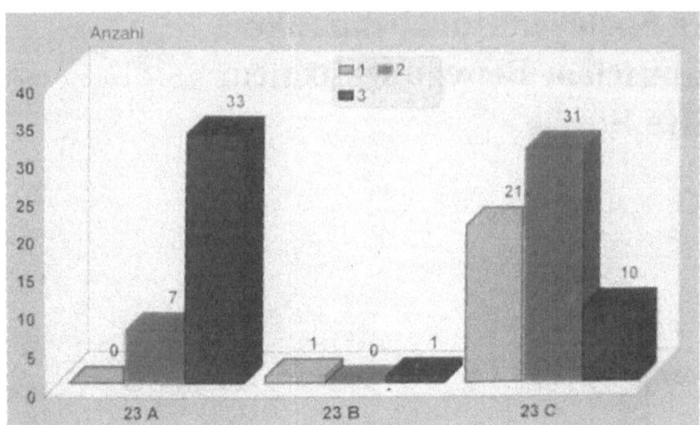

Abb. 1. Einteilung der 104 distalen Radiusfrakturen nach der AO-Klassifikation

eines Bewegungsfixateurs am Handgelenk wurden durch Cleyburn [4] und
Johnson [7] beschrieben. 1990 berichtete Asche über die ersten 6 Patienten, die
mit seinem weiterentwickelten Modell behandelt wurden [2]. Die Vorteile dieses Fixateurs bestehen vor allem darin, daß eine Bewegung des Handgelenkes
auch in Extension möglich ist und daß die Fraktur nach Anlage des Fixateur
externe reponiert werden kann.

Operationstaktik

Der Eingriff erfolgt ambulant oder stationär in Plexus- oder Venenanästhesie.
Es werden zunächst dorsal-radial 2,3 mm starke selbstschneidende Apexpins in
den 2. Mittelhandknochen eingebracht. Um genügend Platz für das Bewegungselement zu haben, ist die subkapitale Plazierung des distalen Pins
Grundvoraussetzung. Nachdem die beiden proximalen Pins in gleicher Weise
in den distalen Radius eingeschraubt wurden, erfolgt die Montage von 2
Backen des Midifixateurs nach Hoffmann. Danach wird das Bewegungselement zunächst proximal, dann distal eingesetzt. Nach de Lange et al. projeziert
sich die Bewegungsachse des Handgelenkes auf den proximalen Anteil des Os
capitatum [13]. Auf diesen Punkt wird die Bewegungsachse des Fixateur externe unter Röntgenkontrolle im seitlichen Strahlengang justiert. Dieses Manöver
ist die Voraussetzung dafür, daß die Extension/Flexion im Handgelenk und
nicht im Frakturspalt stattfindet (Abb. 2). Die anschließende Reposition der
Fraktur läßt sich in Plexus- bzw. Venenanästhesie wesentlich leichter durchführen als in Bruchspaltanästhesie. Bei richtiger Einstellung des Bewegungsteiles
sieht man bei der anschließenden intraoperativen Röntgenkontrolle keine Bewegung im Frakturbereich.

Ergebnisse

Zwischen dem 22.1.1991 und dem 19.7.1993 wurden 104 instabile distale Radiusfrakturen bei 102 Patienten mit dem dynamischen Handgelenksfixateur ver-

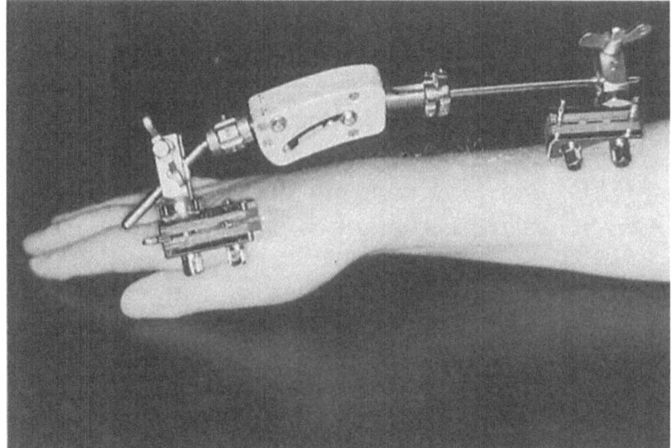

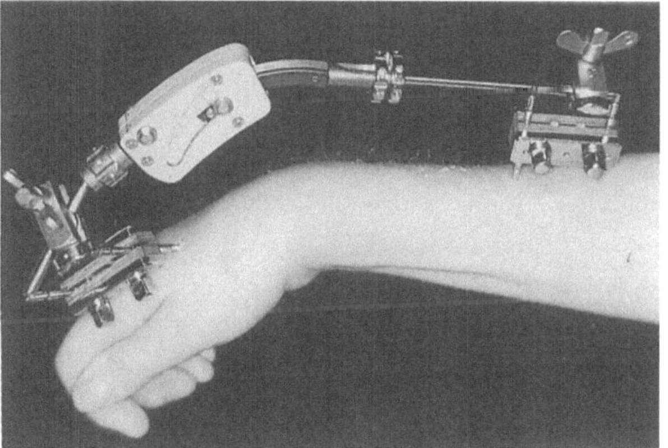

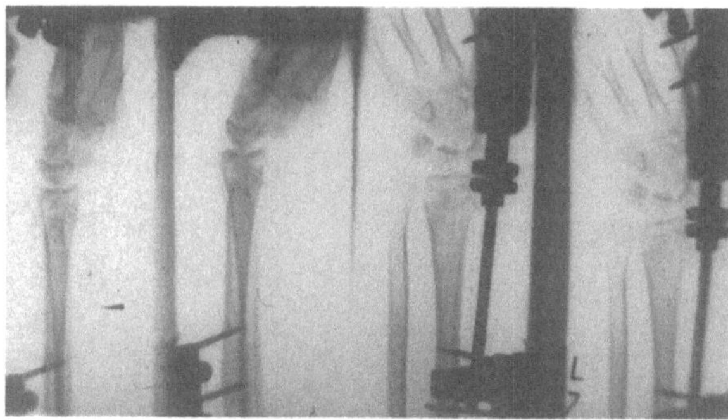

Abb. 2a–c. a,b 47jährige Patientin, die mit dem dynamischen Fixateur externe eine limitierte Bewegung im Handgelenk ausführen kann; **c** bei der radiologischen Kontrolle der Extension/Flexion findet im Frakturbereich keine Beweglichkeit statt

sorgt, nach 7 Monaten nachuntersucht und in einer prospektiven Multicenterstudie erfaßt. Teilnehmer der Studie waren: Asche (Freudenstadt), Jung (Vel-
bert), Räder (Fulda) und Wagner (Ottobeuren). Es handelte sich um 70 Frauen
und 32 Männer zwischen 19 und 78 Jahren. Das Durchschnittsalter betrug 54
Jahre. Nach der AO-Klassifikation versorgten wir vorwiegend Brüche mit Gelenkbeteiligung (23 C) und Frakturen mit dorsaler Trümmerzone (23 A 3) (s.
Abb. 1). Die Operationsdauer betrug durchschnittlich 32 min, die Durchleuchtungszeit 87 s.

Folgende Komplikationen verzeichneten wir: 4mal Pininfekte, 4mal Su-
decksche Dystrophie (davon 2 Patienten mehrfach voroperiert), 3mal Nachreposition, 1mal Spongiosaplastik. Die Liegedauer des Fixateur betrug 43 Tage,
die durchschnittliche Arbeitsunfähigkeitsdauer 86 Tage. 18 Patienten wurden
ambulant, 84 Patienten stationär behandelt.

Grundlage der Nachuntersuchung war das Röntgenergebnis nach Lidström, die klinische Untersuchung und die subjektive Patientenmeinung. Nach
den Röntgenkriterien wurde in 102 Fällen ein sehr gutes bzw. gutes Resultat

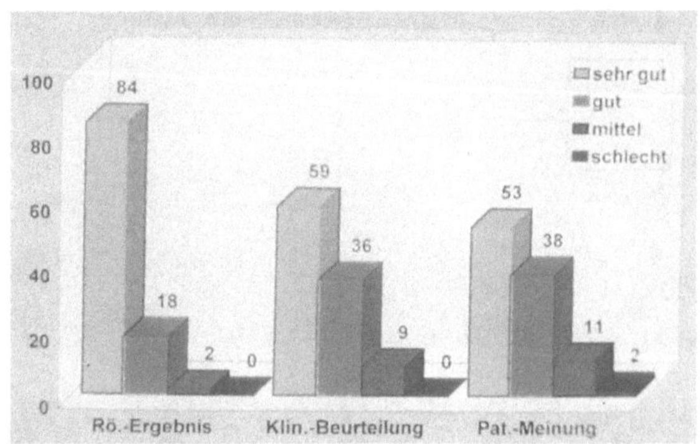

Abb. 3. Röntgenergebnis, klinische Beurteilung und Patientenmeinung 7 Monate nach dem
Unfall

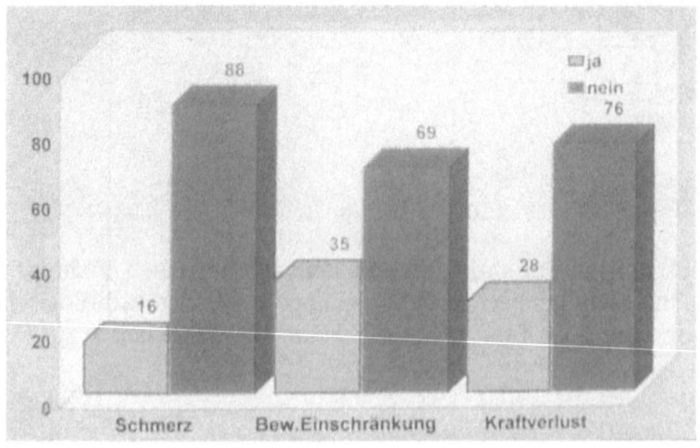

Abb. 4. Schmerzen, Bewegungseinschränkung und Kraftverlust 7 Monate nach dem Unfall

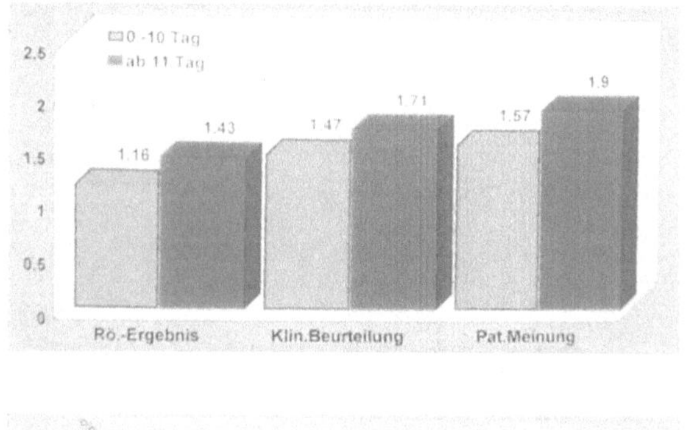

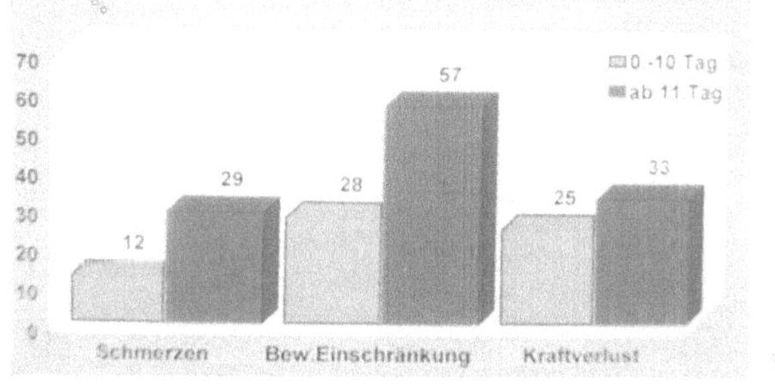

Abb. 5. a, b Vergleichende Untersuchung zwischen der Gruppe, die mit der Handgelenksbewegung bis zum 10. Tag begonnen hat, und der Gruppe, die damit ab dem 11. Tag begann. (Die Punktbewertung errechnet sich aus den Durchschnittswerten der klinischen Ergebnisse: „sehr gut" 1 Punkt; „gut" 2 Punkte; „mäßig" 3 Punkte und „schlecht" 4 Punkte)

erzielt, die klinische Beurteilung ergab lediglich in 9 Fällen ein mäßiges Ergebnis (Abb. 3). Bei der Nachuntersuchung nach 7 Monaten klagten nach 16 Patienten über Schmerzen, 35 über Bewegungseinschränkung und 28 über Kraftverlust (Abb. 4).

Bei der Auswertung verglichen wir die Patientengruppe, die innerhalb der ersten 10 Tage mit der Bewegung begonnen hat, mit der Gruppe, die mit der Bewegung erst ab dem 11. Tag began. In allen aufgeführten Kriterien schnitt die frühe Bewegungsgruppe besser ab (Abb. 5). Die Patienten, die „sehr gut" reponiert wurden, erzielten bei der Nachuntersuchung in allen Punkten ein besseres Endresultat (Abb. 6). Wurde die Operation innerhalb der ersten 3 Tage nach dem Unfall vorgenommen, zeigte sich nach der Auswertung ein tendentiell besseres Ergebnis (Abb. 7).

Diskussion

Die geschlossene Reposition der distalen Radiusfraktur gelingt bei fast allen Frakturtypen. Die Ausnutzung der Ligamentotaxis ist dabei nicht nur bei den distalen Speichenbrüchen, sondern auch bei anderen Gelenkfrakturen, wie der Tibiakopffraktur oder der Fraktur des Pilon tibiale, eine etablierte Alternative

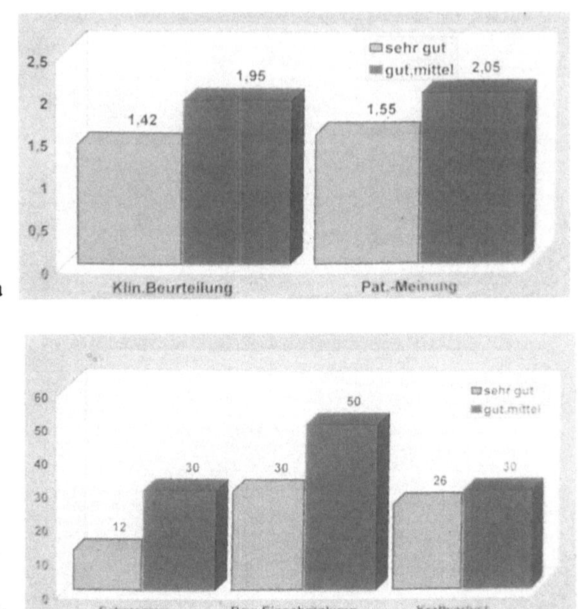

Abb. 6. a, b Vergleichende Untersuchung zwischen der „sehr gut" reponierten Gruppe und der „gut und mittelmäßig" reponierten Gruppe

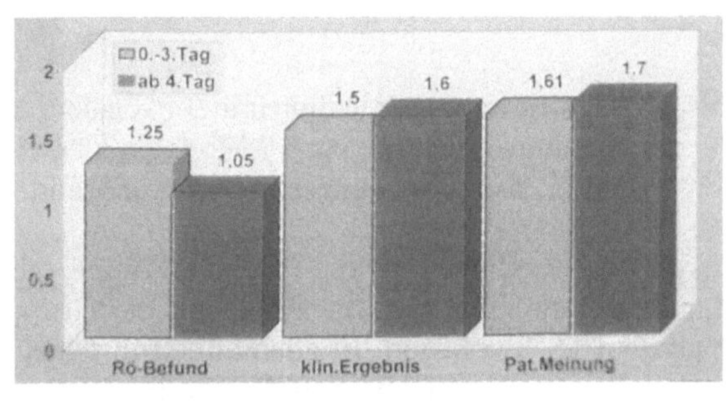

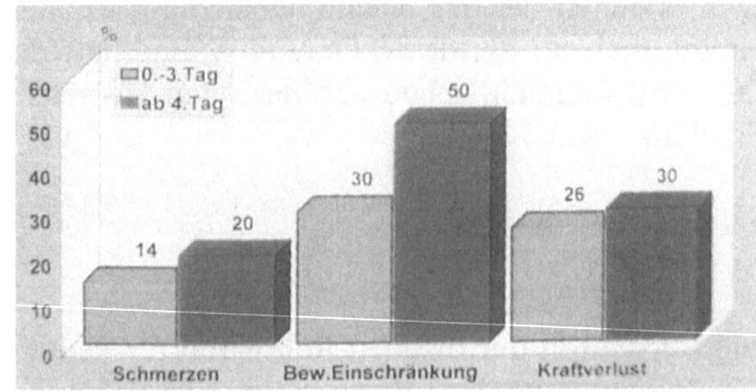

Abb. 7. a, b Vergleichende Untersuchung zwischen der Gruppe, die innerhalb der ersten 3 Tage operiert wurde, und der Gruppe mit der Operation nach dem 4. Tag nach dem Unfall

zur offenen Reposition. Die Retention sollte die Aufrechterhaltung der Traktion gewährleisten, wozu sich der Fixateur in idealer Weise eignet [1]. Der dynamische Handgelenksfixateur erfüllt diese Kriterien und erlaubt zusätzlich eine bereits unmittelbar postoperativ bzw. wenige Tage nach der Operation beginnende Extension/Flexion in einem Bewegungsradius von 30° (s. Abb. 3). Im Gegensatz dazu ist bei den meisten Bohrdrahtosteosynthesen eine zusätzliche Ruhigstellung im Gipsverband bis zu 6 Wochen notwendig [5, 18]. Die Vorteile des Bewegungsfixateurs bestehen in der frühfunktionellen Behandlung des Patienten ohne Korrekturverlust der Frakturzone. Eine Spongiosaplastik war nur in 1 Fall erforderlich. Durch eine schonende Reposition in Regionalanästhesie und eine ausreichende Retention ist der Patient bereits nach wenigen Tagen schmerzfrei und kann die Bewegungen im Handgelenk problemlos ausführen. Bereits unmittelbar nach Entfernung des Fixateurs erreicht der Patient eine gute Funktion des betroffenen Handgelenkes. Dadurch wird die Rehabilitationsphase verkürzt und die Wiedereingliederung in den Arbeitsprozeß beschleunigt. Die Montage des Fixateurs ist leicht und erlaubt eine ambulante Operation und Nachbehandlung. Wesentlich ist die exakte Justierung des Bewegungselementes auf das Os capitatum. Als Indikation für den Bewegungsfixateur sehen wir alle instabilen distalen Extensionsfrakturen des Radius. Mehrfache konservative Repositionsversuche führen zu schlechten Ergebnissen und haben ein Ansteigen der Sudeckrate zur Folge [9, 16]. Der Operationszeitpunkt sollte daher frühzeitig, innerhalb der ersten 3 Tage liegen [14].

Aus unserer prospektiven Multicenterstudie ergeben sich 3 vom Operateur beeinflußbare Kriterien, die zu einer Verbesserung der Behandlungsergebnisse führen:

1. Die frühzeitige Freigabe des Bewegungselementes innerhalb der ersten 10 Tage führt zu besseren Endresultaten. In diesem Punkt ist der dynamische Fixateur externe dem starren Fixateur überlegen.
2. Je günstiger das primäre Repositionsergebnis, desto besser ist das Endresultat bei der Nachuntersuchung nach 7 Monaten.
3. Die operative Therapie der distalen Radiusfraktur mit dem dynamischen Handgelenksfixateur führt zu den besten Resultaten, wenn rechtzeitig, d. h. innerhalb der ersten 3 Tage nach dem Unfall operiert wird.

Literatur

1. Asche G (1983) Stabilisierung von handgelenksnahen Speichenstückfrakturen mit dem Midi-Fixateur externe. Handchirurgie 15:38
2. Asche G (1990) Die dynamische Behandlung von handgelenksnahen und gelenksbeteiligten Speichenbrüchen mit einem neuartigen Bewegungsfixateur. Akt Traumatol 20:1
3. Caisting J (1964) Les fractures rècentes de l'èxtrèmitè inferieure du radius chez l'adulte. Rev Chir Orthop 50:581
4. Cleyburn TA, Housten MD (1987) Dynamic External Fixation for Comminuted Intra Articular Fractures of the Distal End of the Radius. J Bone Joint Surg 69 A:248
5. Habernek H, Schmid L (1992) Technik und Ergebnisse einer modifizierten perkutanen Bohrdrahtosteosynthese an der distalen Speiche. Unfallchirurg 95:339

6. Jenkins NH (1989) The unstable Colles'Fracture. J Hand Surgery 14B:149
7. Jonsson UH; Abbazadegan K, Sivers (1986) Unstable Plastertreated Colles'Fractures 12th International Conference on Hoffmann External Fixation, Garm.-Partenkirchen
8. Kongsholm J, Olerud C (1987) Comminuted Coles fractures treated with external fixation. Arch Orthop Surg 106:220
9. Kwasny O, Hertz H, Schabus R (1990) Die perkutane Bohrdrahtfixation zur Behandlung dislokationsgefährdeter distaler Radiusfrakturen. Akt Traumatol 20:208
10. Kwasny O, Schabus R, Hertz H (1990) Ergebnisse von konservativ behandelten Radiusfrakturen an typischer Stelle. Akt Traumatol 20:1
11. Kwasny O, Schabus R, Fuchs M (1991) Die Korrekturosteotomie zur Behandlung des Karpaltunnelsyndroms bei in Fehlstellung verheilter distaler Radiusfraktur. Unfallchirurg 94:478
12. Lafontaine M, Hardy D, Delince Ph (1989) Stability assessment of distal radius fractures. Injury 20:208
13. de Lange A, Kauer JMG, Huiskis R (1987) Kinematic Behavior of the Human Wrist Joint: A Roentgen-Stereophotogrammatic Analysis. J Orthop Res 3:56
14. Langenberg R (1989) Die konservative Behandlung von distalen Radiusfrakturen. Unfallchirurg 92:1
15. Poigenfürst J (1980) Brüche am distalen Unterarmende, Einteilung der Bruchformen und Indikation. Hefte Unfallheilkd 148:53
16. McQueen MM, Mac Laren A, Chalmers J (19086) The Value of Remanipulating Colles Fractures. J Bone Joint Surg 68B:232
17. Tscherne H, Jähne J (1990) Aktueller Stand der Therapie der distalen Radiusfraktur. Unfallchirurg 93:157
18. Tscherne H, Wippermann BW (1990) Konservative Frakturbehandlung der oberen Extremität. Chirurg 61:752

Ergebnisse der Speichenbruchbehandlung mit dem dynamischen Bewegungsfixateur in einem Regionalkrankenhaus

W. Heß[1]

Einleitung

Die distale Radiusfraktur stellt in vielfacher Hinsicht eine Besonderheit dar. Sie ist die häufigste Fraktur des menschlichen Körpers überhaupt und auch gleichzeitig die Knochenverletzung, der oft mit einer unverständlichen therapeutischen Kompromißbereitschaft begegnet wird. Bereits Lorenz Böhler [4] wies auf die Notwendigkeit einer möglichst exakten Reposition der Radiusgelenkfläche und einer frühzeitigen Mobilisation aller in die Ruhigstellung einbezogenen Gelenke hin. Diese Forderungen haben an Aktualität nichts verloren [1, 2, 9]. Die distale Radiusfraktur nimmt auch in der Ausbildung einen festen Platz ein. Jeder junge Chirurg erlernt an dieser häufigen Fraktur die Grundlagen der Reposition als ersten Schritt der Behandlung. Wer Radiusfrakturen häufig behandelt, weiß, daß das Ergebnis der Reposition noch lange nicht dem Endzustand der ausgeheilten Fraktur entspricht [4, 8, 9]. Häufig genug entwickelt sich aus einem brillanten Repositionsergebnis eine enttäuschende Fehlstellung mit direkter Auswirkung auf die Hand, was sich besonders bei alten Menschen sehr negativ auswirkt. Gerade sie sind auf die Halte- und Stützfunktionen ihrer Hände mehr als junge Menschen angewiesen.

Aktuelle Therapieverfahren

Die Ursachen der sekundären Dislokation während der Ruhigstellung der Radiusfraktur sind bekannt. Genau dort stehen wir an dem entscheidenden Behandlungsproblem: Sicheres Fixieren des Repositionsergebnisses bei Notwendigkeit einer frühestmöglichen Übungsbehandlung über den gesamten Prozeß der Heilung des Knochenbruchs.

Während der alleinigen Gipsruhigstellung ist das so nicht möglich. Die Fraktur rutscht in aller Regel spätestens nach dem Zurückgehen der frakturbedingten Weichteilschwellung ab. Diese Probleme berücksichtigend haben sich 4 Behandlungsmethoden etabliert [1, 8–10].

---

[1] Johanniter-Krankenhaus, Vor dem Mühlentor 3, D-19258 Boizenburg.

Mögliche Therapieverfahren

- Geschlossene Reposition und Ruhigstellung im herkömmlichen Gipsverband
- Geschlossene Reposition und perkutane Bohrdrahtfixierung
- Geschlossene Reposition und Immobilisierung mittels Fixateur externe
- Offene Reposition, Plattenosteosynthese, interfragmentäre Verschraubung, Spongiosaplastik

Die erste Methode kann nur bei nicht dislokationsgefährdeten Frakturen zur Anwendung kommen. Die Kirschner-Drahtfixierung bedarf einer zumindest ein- bis zweiwöchigen Ruhigstellung aus Schmerzgründen. Die offene Reposition mit fast immer notwendiger Spongiosaplastik ist von Operationstechnik und Zeitaufwand her anspruchvoll und nur erfahrenen Operateuren vorbehalten. Außerdem birgt die Metallentfernung ein erneutes Risiko in sich.

Die Behandlung mit dem dynamischen Bewegungsfixateur bringt einige entscheidende Vorteile in das Therapiekonzept der distalen Radiusfraktur [1]:

- Geschlossene, durch Ligamentotaxis ermöglichte schonende Reposition
- Sichere Fixierung bei frühestmöglicher dynamischer Behandlung und Mobilisation aller Gelenke
- Möglichkeit einer Nachreposition ohne Verfahrenswechsel
- Technisch leicht erlernbare Methode

Um dieses Therapieverfahren hat sich Asche verdient gemacht, indem er den bekannten Hoffmann-Midifixateur mit einem weiterentwickelten Bewegungsteil nach Jonsson modifizierte, der eine stufenweise Mobilisierung der betroffenen Hand in einer vorher bestimmten Richtung zuläßt, ohne das Repositionsergebnis zu beeinflussen. Dabei erfüllt sich unser Streben nach Minimalbewegungen im frakturierten Bereich im Sinne des dynamischen Prinzips zur Kallusinduktion. Wir haben Erfahrungen mit allen oben aufgeführten Behandlungsmethoden gesammelt und uns wegen der guten funktionellen Ergebnisse bei der Behandlung, besonders der Frakturtypen VII und VIII nach Frykman, für den Einsatz des dynamischen Bewegungsfixateurs entschieden. Bei richtiger Indikation und Technik lassen sich gerade bei diesen problematischen Trümmerbrüchen gute bis sehr gute Ergebnisse erzielen, die nach unserer Erfahrung mit keiner anderen Methode zu erreichen sind.

Frakturhäufigkeit, Altersverteilung, Ergebnisse

In unserem mit dem Fixateur behandelten Patientengut überwiegen die Frakturen des Typs VIII nach Frykman deutlich (Abb. 1). Die Ursache für die überproportionale Häufung dieses Frakturtyps liegt in der Altersverteilung der Patienten mit dem Häufigkeitsgipfel zwischen 65. und 70. Lebensjahr und der damit verbundenen obligaten Osteoporose (Abb. 2).

Von den 63 nachuntersuchten Patienten bezeichneten 58 ihr Ergebnis mit gut, 4 mit befriedigend und ein Patient war nicht zufrieden, obwohl der objek-

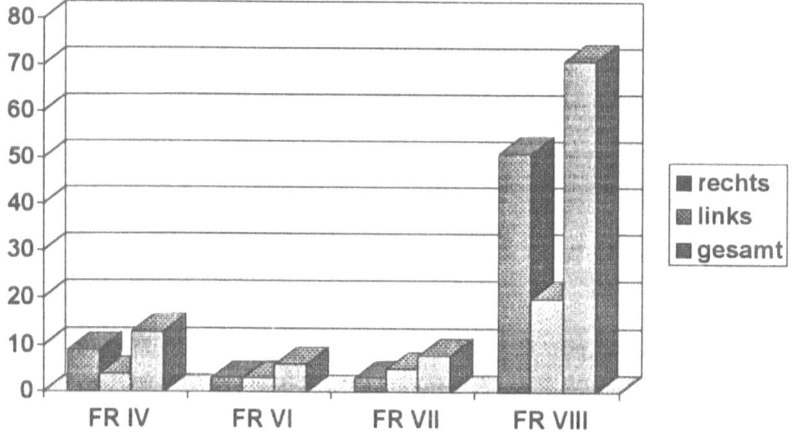

Abb. 1. Einteilung unserer mit dem Dynamischen Bewegungsfixateur behandelten Radiusfrakturen von September 1991 bis September 1994

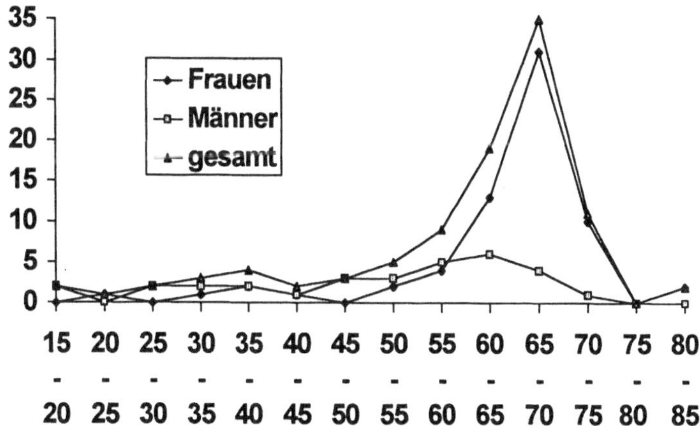

Abb. 2. Altersverteilung unserer mit dem Fixateur behandelten Patienten

tive Befund ein gutes Resultat zeigte (Abb. 3). Bei diesem Patienten war die einzige unserer Pininfektionen aufgetreten, die aber nach Aufbohren und Einbringen einer Gentamycinkette beherrscht wurde. Bei keinem Patienten war
eine Läsion des superfizialen Radialisastes oder der Sehne des M. abductor
pollicis longus nachweisbar. Bisher ist uns auch keine Spätruptur der Sehne
demonstriert worden [9].

Eine der Patientinnen bot als seltenen Nebenbefund eine sog. Madelung-
Deformität [7].

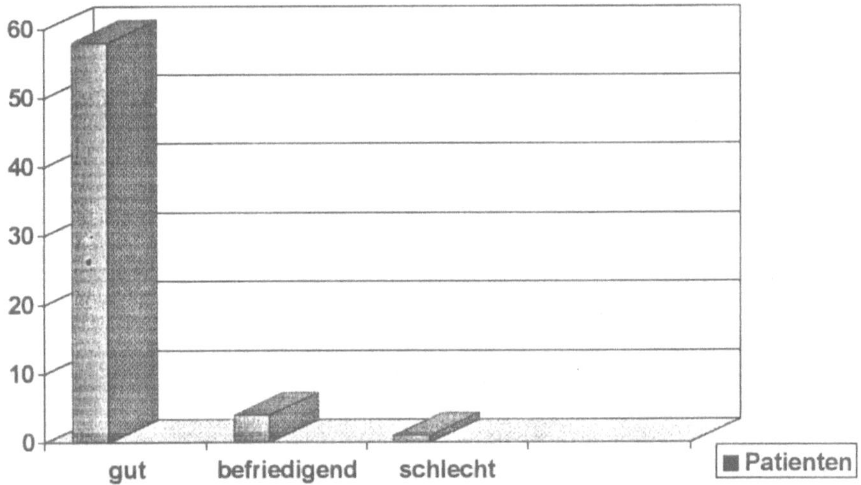

Abb. 3. Behandlungsergebnisse der 63 nachuntersuchten Patienten

Wichtige Gesichtspunkte bei der Behandlung mit dem dynamischen Bewegungsfixateur

Der erste Pin sollte unmittelbar proximal der Gelenkkapsel und des radialen Koolateralbandes des MCP II plaziert werden. Der Fixateur hat eine technisch festgelegte Länge, die bei zu weit proximal eingebrachten Pins kein Ausrichten des Bewegungsteils auf den richtigen Drehpunkt in der Handwurzel (zwischen Mond- und Kahnbein im seitlichen Strahlengang) zuläßt. Beim Einbohren des ersten Pins muß die Hand durch den Assistenten exakt fixiert werden, damit es zu keinem Abrutschen des Pins kommt. Es sollten primär Apex-Pins mit einer selbstschneidenden Spitze benutzt werden. Gelegentlich bohrten wir mit einem 1,2-mm-Bohrer oder einem 1,2-mm-Kirschner-Draht lediglich die radiale Kortikalis vor, um ein Abgleiten zu verhindern. Das Durchschneiden der Gegenkortikalis ist deutlich spürbar und bedarf keiner Röntgenkontrolle. Der dritte Pin sollte, 1,5 – 2 cm proximal des Frakturspalts plaziert werden, damit der notwendige vierte Pin nicht zu weit in die Weichteile des Unterarms zu liegen kommt, um Pininfektionen vorzubeugen. Hier ist beim Präparieren auf den N. radialis superficialis zu achten. Nachdem alle Pins fest verankert sind, werden der Fixateur vormontiert, alle Pinstellen verbunden und die Fraktur dann im „Mädchenfänger" [4] reponiert. Das einfache „Aushängen" der Fraktur ist nach unseren Erfahrungen nicht ausreichend. Wir benutzen die bereits von Böhler angegebene Repositionsmethode [4], indem zunächst weiter extendiert wird, um dann die Fraktur in Flexion zu reponieren. Durch den Zug bei angelegten „Mädchenfängern" ist nur ein geringer Kraftaufwand notwendig. Nach erfolgter Reposition und Ausrichtung des Gleitmechanismus mittels der beiden Zielpins werden die Kugelgelenke des Fixateurs fest montiert. Jetzt wird zunächst die Richtung der Flexionsbewegung eingestellt. Die Bewegung muß leicht und ohne jeden Widerstand möglich sein. Erst jetzt wird die Montage statisch fixiert und eine zusätzliche Distraktion von etwa 3 – 4 mm eingestellt. Die Hand steht in 10° Beugung und 20° Ulnarabduktion. Dies ist ausreichend und notwendig, um den N. medianus im Karpaltunnel nicht durch Druck zu schädigen [3].

Noch am gleichen Tag wird mit einer Übungsbehandlung aller benachbarten Gelenke begonnen. Am vierten postoperativen Tag stellen wir die Dynamisierung durch Verminderung der Distraktion um die Hälfte und Öffnen des Gleitmechanismus auf 5 – 10° ein. Die Patienten werden angehalten, sofort mit der Übungsbehandlung der Finger und dem selbständigen Versorgen der Pinstellen zu beginnen.

Ein wichtiger Gesichtspunkt muß erwähnt werden, der sich aus unserem Patientengut ergeben hat:

Frakturen der Ulna proximal des Processus styloideus müssen vorher stabilisiert werden, da sonst bei statischer Montage ein Drehmoment auf das System einwirkt, dem es nicht gewachsen ist. In diesem Zusammenhang kam es bei zwei unserer Patienten zu einem Fixateurbruch. Nachdem wir die Ulna vorher stabilisierten, ist dieses Problem nicht mehr aufgetreten.

Zusammenfassend verfügen wir mit dem dynamischen Bewegungsfixateur über eine Möglichkeit, besonders bei problematischen Trümmerbrüchen gute bis sehr gute funktionelle Ergebnisse zu erzielen.

Zusammenfassung

Wir setzten den dynamischen Bewegungsfixateur seit September 1991 in unserem Therapiekonzept der distalen Radiusfrakturen ein. Die Indikation für den Einsatz des dynamischen Bewegungsfixateurs stellten wir bei Colles-Frakturen der Typen IV–VIII nach Frykman [5]. Im Zeitraum von 3 Jahren konnten wir 99 Patienten mit dem Bewegungsfixateur behandeln. 63 Patienten wurden innerhalb 1 Jahres nachuntersucht. In 58 Fällen wurde das Behandlungsergebnis als gut bis sehr gut eingeschätzt. Die objektiven Untersuchungsbefunde entsprachen den subjektiven Angaben der Patienten.

Literatur

1. Asche G (1990) Die dynamische Behandlung von handgelenksnahen und gelenkbeteiligenden Speichenbrüchen mit einem neuartigen Bewegungsfixateur. Aktuel Traumatol 20:6–10
2. Asche G (1987) Die Behandlung der distalen Radiusfraktur mit dem Midifixateur externe. In: Nigst H (Hrsg) Frakturen der Hand und des Handgelenkes. Thieme, Stuttgart, S 37–41
3. Asche G, Bodenstein H (1990) Behandlung und Behandlungsergebnisse der distalen Radiusfraktur. Howmedica Schriften zur Traumatologie, S 27–37
4. Böhler L (1941) Die Technik der Knochenbruchbehandlung im Kriege und im Frieden, 7. Aufl. Maudrich, Wien

5. Frykman G (1967) Fractures of the distal radius, including sequelae-shoulderhand-fin-
   ger-syndrom, disturbance in the distal radio-ulnar joint and impairment of nerve function. A clinical and experimental study. Acta Orthop Scand Suppl 108
6. Jakob R (1983) Die Behandlung der Radiustrümmerfrakturen mit dem Fixateur externe.
   BG-Sonderheft 52:65
7. Lenzinger D (1994) Kasuistischer Beitrag: Operative Behandlung einer Madelungschen
   Deformität. Operat Orthop Traumatol 1:60–68
8. Rehn J (1965) Behandlungsergebnisse typischer Radiusfrakturen. Chirurg 36:206–211
9. Reill P, Kruft St (1993) Diagnostik und Behandlung der Begleitverletzungen und Folge-
   schäden bei distalen Radiusfrakturen. Chirurg 64:899–906
10. Tscherne H, Jähne J (1990) Aktueller Stand der Therapie der distalen Radiusfraktur.
    Unfallchirurg 93:157

Teil VIII

Infektionen nach Nagelung

Das Management der Infektion
nach Nagelung von Femur und Tibia

V. Vécsei und M. Greitbauer[1]

Einleitung

Trotz zunehmender Verbesserung der präklinischen und klinischen Versorgung bleibt die Infektion die gefürchtetste Komplikation in der operativen Frakturbehandlung. Immer besser werdende intensivmedizinische Möglichkeiten führen immer mehr Patienten mit komplizierten Verletzungen einer operativen Versorgung zu. Technisch ausgereifte Implantate und potente Antibiotika stehen den behandelnden Ärzten zur Verfügung. Der Trend zur intramedullären Osteosynthese von Frakturen der langen Röhrenknochen ist aus den Statistiken der letzten Jahre deutlich abzulesen. Die Grenzindikationen, sowohl die Lokalisation als auch die Schwere der Verletzung betreffend, werden immer weiter hinausgeschoben. Dennoch bleibt die Infektion als schwerweigendste Komplikation auch bei unkomplizierten Verletzungen als Damoklesschwert im Raum. Die Weitsicht in der Indikationsstellung und das operative Können des einzelnen Chirurgen ist gefragt, um mit den zur Verfügung stehenden Mitteln dem Patienten die Chance einer raschen Heilung und Rehabilitation zu geben.

Die intramedulläre Osteosynthese mit belastungsstabilen Kraftträgern ist heute als state of the art in der Behandlung von Femur- und Tibiaschaftfrakturen anzusehen. Diese gedeckte Operationsmethode hat die offene Reposition und Verplattung mit ihrer hohen Rate an Infektionen und anderen Komplikationen an vielen führenden traumatologischen Kliniken vom Knochenschaft verdrängt [2, 12].

Mehr noch, die Entwicklung von unaufgebohrten Nagelsystemen ist auf dem besten Wege, dem Fixateur externe in der Behandlung von offenen Frakturen und Frakturen mit schwerem Weichteilschaden den Rang abzulaufen [10, 11].

Auf Grund der speziellen Situation am Unterschenkel, vor allem die Durchblutung bei häufig vorgeschädigten Gefäßen und die schwache Weichteildeckung betreffend, ist der Euphorie Einhalt geboten. Die Infektionszahlen nach Nagelung von Tibiafrakturen scheinen sich zwischen 1 und 7% einzupendeln [1, 5, 14].

Am Femur ist es eher die Komplikation der Einschwemmung von Knochenmarkbestandteilen in den pulmonalen Kreislauf, welche dem Vormarsch der intramedullären Osteosynthese (noch) Einhalt gebieten könnte [9].

---

[1] Universitätsklinik für Unfallchirurgie Wien, Währinger Gürtel 18−20, A-1090 Wien.

Die Ursachen von Infektionen nach Nagelung von Frakturen von Tibia und Femur sind multifaktoriell; die Behandlung erfordert größtes Verständnis der Zusammenhänge und Kenntnis der therapeutischen Möglichkeiten.

Infektionsprophylaxe

Allgemeine Prädisposition

Neben den im Kollektiv sehr seltenen genuinen Immunmangelzuständen sind sämtliche zu einer peripheren Minderdurchblutung und Störung der Mikrozirkulation führenden Allgemeinerkrankungen als Prädispositionsfaktor anzuführen, i. e. Diabetes mellitus, arterielle Verschlußkrankheiten jedweder Genese, aber auch kardiopulmonale Erkrankungen mit sekundärer peripherer Minderzirkulation. Äthylismus und chronischer Nikotinabusus sind bei dem Patientengut gehäuft anzutreffen und beeinflussen den Heilungsverlauf nicht unwesentlich. Auch das zunehmend hohe Alter der Bevölkerung in industrialisierten Ländern mit der daraus folgenden Polymorbidität stellt einen ungünstigen prognostischen Faktor dar.

Spezielle prädisponierende Faktoren

Frakturlokalisation: Im Rahmen der zunehmenden Erfahrung mit intramedullären Kraftträgern und der Entwicklung von speziellen Implantaten rücken die Grenzen für die Indikation zur Nagelung immer mehr nach distal und proximal, wo eine gedeckte Reposition und stabile Frakturversorgung nicht immer mit Leichtigkeit zu erzielen ist. Zudem sind gerade die gelenknahen Anteile von Tibia und Femur häufig Angriffspunkt von direkten Traumen mit entsprechendem Weichteilschaden und konsekutiv besonders gefährdeter Blutversorgung.

Frakturform: Das Röntgenbild alleine darf nicht zur Indikationsstellung herangezogen werden. Die einwirkende traumatisierende Kraft kann sich an einem zertrümmerten Knochen erschöpfen, so daß gerade Mehrfragment- und Trümmerfrakturen oft von einem weniger starken Weichteilschaden begleitet sind, als dies vom Röntgenbild anzunehmen ist. Genaue Inspektion der betroffenen Extremität durch den Operateur und rechtzeitiges therapeutisches Handeln (Kryotherapie, Lagerung) sind obligat.

Offene Frakturen: Entsprechend der Klassifikationen von Gustilo u. Anderson [3], sowie Oestern u. Tscherne (1983), sind schwerstgradig offene Frakturen potentiell als infiziert anzusehen. Sollten sie mit einem gröberen Weichteilschaden oder einem Hämatom vergesellschaftet sein, bieten diese den geeigneten Nährboden für die vorhandenen Keime. Auch die Propagation von Schmutzpartikeln von Schürfwunden in den Markraum kann einer Infektion den Weg bahnen. Gewissenhafte Antisepsis bei der chirurgischen Vorbereitung, großzügige Spülung und Exzision von verschmutzten und nekrosegefährdeten Wundgebieten, allenfalls unter Inkaufnahme eines zweizeitigen Wundverschlusses, können ein drohende Infektion vermeiden helfen. Eine hochdosierte perioperative Antibiotikagabe mit breitem Wirkungsspektrum sollte die chirurgische Infektionsprophylaxe ergänzen. Die endgültige Antibiotikatherapie kann im Falle von lokalen oder laborchemischen Infektionszeichen auf Basis der Keim- und Resistenzbestimmung eines präoperativen Wundabstriches erfolgen.

Operationszeitpunkt: Ein ausgereiftes Rettungssystem bei relativ kurzen Transportwegen ermöglicht in Zentral- und Westeuropa eine rasche klinische Betreuung schwerverletzter Patienten. Dieser zeitvorsprung sollte durch zügige Diagnostik und parallel dazu ablaufendem, evtl. notwendigem Schockmanagement in einer raschen operativen Versorgung genützt werden. Dies allein rechtfertigt die Konstituierung traumatologischer Zentren, die diese Möglichkeit rund um die Uhr bieten. Ein Zeitraum von 6 h ab Unfall sollte für die intramedulläre Osteosynthese offener Frakturen nicht überschritten werden, andernfalls müßte ein zweizeitiges Vorgehen mit temporärer externer Fixation gewählt werden.

Indikationsstellung

Unter Abwägung obig angeführter Faktoren stehen dem Chirurgen heute im Prinzip zwei Verfahren zur intramedullären Osteosynthese zur Verfügung:

- Markraumaufbohrung und Frakturstabilisierung mit einem bündig sitzenden und größtmögliche Stabilität gewährleistenden verriegelten Nagel (Tribut der Vaskularität an die Stabilität)
- Stabilisierung mit einem unaufgebohrten Verriegelungsnagel

Rezente Literaturberichte setzen große Hoffnung in die unaufgebohrte Nagelung, welche aufgrund verbesserter Implantate aus neuen Werkstoffen

- einerseits zusehends auch bei unkomplizierten Frakturen bei geringgradig infektionsgefährdeten Patienten eingesetzt wird,
- andererseits wegen des die endostale Blutversorgung schonenden Verfahrens zunehmend den Fixateur externe bei Problemfrakturen und bei prädisponierten Patienten ersetzt (Tribut der Stabilität an die Vaskularität) [10, 11].

Operation

Neben der Notwendigkeit der chirurgischen Vorbereitung und des entsprechenden Weichteilmanagements bei Problemfrakturen ist besonderes Augenmerk auf die gedeckte Reposition zu legen. Ausgesprengte Frakturfragmente sind im Verband zu lassen, eine Denudierung des Knochens durch offene Reposition ist auf alle Fälle zu vermeiden. Eine radiologisch einwandfreie anatomische Frakturstellung ist nicht unbedingt vonnöten, die Achse wird durch das Implantat gehalten. Die Operationsdauer (Zeit der offenen Wunde) ist möglichst kurz zu halten, was am besten durch einen erfahrenen Operateur gewährleistet wird.

Postoperative Phase

Neben allgemeinen Maßnahmen wie Hochlagerung der verletzten Gliedmaße, Kryotherapie und eventueller abschwellender Medikation ist die genaue Wundkontrolle, die Beobachtung lokaler, allgemeiner und laborchemischer Infektzeichen angezeigt. Rasches Reagieren auf die erhobenen Befunde kann die Propagation einer sich anbahnenden Infektion vermeiden helfen.

Einteilung und Management der Infektionen (Tabelle 1)

Frühinfektion

Definition: Auftreten von lokalen oder allgemeinen klinischen Infektzeichen oder laborchemischen Entzündungsparametern innerhalb der ersten 3 postoperativen Monate.

Bei Auftreten allgemeiner Infektzeichen sollte nach Ausschließen eines anderen Entzündungsherdes (Harnwegsinfekt, Respirations- und Verdauungstrakt, Zähne, Cavspitze), selbst bei unauffälligem Lokalbefund, mit einer chirurgischen Revision nicht zugewartet werden, da die Gefahr einer progressiven Infektion einerseits, und einer chronischen Infektion bzw. Osteomyelitis, andererseits besteht. Im Regelfall weisen jedoch die Kardinalsymptome „rubor, tumor, dolor, calor, functio laesa" den Weg. Sekretion aus der Wunde kann, muß aber nicht bestehen. Blutsenkungsrate und Leukozytenzahl sind üblicherweise erhöht, Fieberkontinua über 3 Tage und Schüttelfrost bei Fieberzacken sprechen für sich. Die operative Revision muß unter den selben antiseptischen Bedingungen wie eine „saubere" Operation erfolgen. Sie besteht aus:

- Eröffnung aller betroffenen Gewebeschichten
- Abstrichentnahme aus den verschiedenen Schichten
- sorgfältige Nekrosektomie
- ausgiebiger Spülung mit physiologischer Kochsalzlösung
- exakter Blutstillung
- Einlegen lokaler Antibiotikaträger (in Vliesform oder als Kugelketten je nach Lokalbefund)

Tabelle 1. Einteilung der Infektionen nach ihrem zeitlichen Auftreten

Schleichende Infektion	Okkult/lokale Symptome
↗ ↘	
Frühinfektion ↓ Spätinfektion	Lokale/generalisierte Symptome
↗ ↘	
Progressive Infektion	Sepsis

- ausreichender Drainage
- lockerer Wundadaptation oder zweizeitigem Wundverschluß je nach Maß-
  gabe
- gezielter systemischer antibiotischer Therapie nach vorliegendem Antibiogramm

Die Stabilität der intramedullären Frakturfixation muß anhand des Röntgenbildes und intraoperativ klinisch überprüft und ggf. verbessert werden (statische statt dynamischer Verriegelung, evtl. zusätzliche Osteosynthese). Sollte
eine operative Verbesserung der Stabilität nicht erreicht werden können, muß
zumindest ein Oberschenkelgips (bei Tibiafrakturen und distalen Femurfrakturen) zur Ruhigstellung der betroffenen Extremität angelegt werden. Der Nagel
ist, sollte eine Entfernung nicht aus anderen Gründen notwendig sein, in situ
zu belassen.

Die möglichen Folgezustände einer erkannten und operativ revidierten
Frühinfektion sind:

1. blande Ausheilung
2. Übergang in einen chronischen Infekt mit Markraumbeteiligung
   - knöcherne Konsolidierung abwarten, Infektsanierung im Zuge der Im-
     plantatentfernung
3. weiter progrediente Infektion
   - weitere Revision, evtl. Verfahrenswechsel.

Spätinfektion

Definition: Auftreten der obengenannten Befunde nach dem 3. postoperativen
Monat. Diese wird meist retrospektiv als zunächst okkulte Infektion erkannt,
die sich mit einem zunehmenden Beschwerdebild langsam an das Tageslicht
schleicht: zunehmender Ruhe- und Nachtschmerz, Nachtschweiß, Appetitlo-
sigkeit und Gewichtsverlust. Ein Abszeß kann Anlaß für akute Entzündungs-
zeichen geben, die Ausbildung einer sezernierenden Fistel beendet meist dieses
akute Aufflackern der Infektion. Radiologisch können sich diffuse Weichteil-
verschattungen, subperiostale Abhebungen, osteolytische oder -sklerotische
Veränderungen, Sequesterbildungen und Implantatlockerungen als Ausdruck
des lodernden Infektes finden. Verzögerte knöcherne Überbrückung kann den
aufmerksamen Nachbehandler ebenfalls in die richtige Richtung lenken. Zu-
satzuntersuchungen, wie leukozytenmarkierte Szintigraphie, CT- oder MR-Un-
tersuchungen zur Lokalisation des Prozesses, sind selten notwendig. Der Fort-
gang der Frakturheilung muß genau analysiert werden, um einen notwendigen
Revisionseingriff planen und auf den intraoperativ erhobenen Befund richtig
reagieren zu können.

Die Therapie entspricht der bei der Frühinfektion beschriebenen, mit folgenden zusätzlichen Schritten:

- Abszeßeröffnung und -exkochleation/Revision und Ausräumung des
  Fistelganges

- evtl. Einlegen lokaler Antibiotikaträger in Vliesform oder als Miniketten
- bei stabiler Osteosynthese Belassen des Implantates
- bei instabiler Osteosynthese Metallentfernung, Markraumaufbohrung (um
  2–3 mm), Spülung, neuerliche Nagelung und Implantation lokaler Antibiotikaträger (Gentamicin-PMMA Kette in den Nagel)
- Sequestrektomie
- evtl. Spongiosaplastik
- bei knöchern durchgebauter Fraktur Metallentfernung und Maßnahmen,
  evtl. distale Fenestration des Knochenrohres

Eine perioperative Antibiotikatherapie ist nicht obligat. Sie richtet sich nach
der klinischen Symptomatik des Patienten und erfolgt am besten mit einem,
nach dem Befund eines präoperativ entnommenen Abstriches bestimmten Mittel. Die Fortführung der antibiotischen Therapie ist vom intraoperativ erhobenen Befund, lokalen und systemischen Infektzeichen und dem Ergebnis des
intraoperativen Wundabstriches abhängig. Eingebrachte Drainagen sollen als
Überlauf geführt und für mindestens 5 Tage belassen werden. Ausgeleitete
PMMA-Ketten werden über einen Zeitraum von 14 Tagen sukzessive nachgezo-
gen und gekürzt. Vermehrte Sekretion im Bereich eines Antibiotikavlieses kann
bis zu 3 Wochen anhalten; dies sollte genau beobachtet werden, auf keinen Fall
jedoch Anlaß zu überstürztem chirurgischen Handeln geben. Sollte nach Entfernung der letzten Kettenglieder blande Wundverhältnisse vorliegen, steht einer weiteren ambulanten Behandlung eines allgemein asymptomatischen Patienten nichts im Wege. Etwaige zurückgebliebene Hautdefekte können temporär mit synthetischem Material gedeckt und bei sicheren blanden Wundver-
hältnissen sekundär mit Spalthaut verschlossen werden. In Vakuumtechnik angelegte okklusive Schaumverbände brachten bisher gute Ergebnisse selbst bei
tieferen Defekten und werden in Hinkunft möglicherweise eine Alternative zur
konservativen granulationsfördernden Therapie darstellen.

Regelmäßige ambulante Kontrollen von ausbehandelten Patienten erfordern ein gutes Arzt-Patient-Verhältnis und eine hohe Compliance. Sie sind obligat, um ein Aufflackern eines totgeglaubten Infektes erkennen und darauf
adäquat reagieren zu können.

Progressive Infektion

Ein okkulter oder schleichender Infekt kann jederzeit foudroyant exazerbieren,
ohne daß dafür ein ersichtlicher Grund vorhanden sein muß. Er ist auf jeden
Fall durch massive Allgemeinsymptome gekennzeichnet, der Lokalbefund
kann aber unauffällig sein. Ist die Stabilität der Fraktur am Nagel nicht sicher
gewährleistet, die Frakturheilung nicht absehbar, so muß der Nagel als Ursache der Sepsis angesehen werden. Rasches Handeln ist angezeigt:

- hochdosierte i.v.-Antibiotikatherapie (Abstrich/Blutkultur)
- Kontrolle der Blutversorgung (evtl. Angiographie)
- Implantatentfernung und o.a. Maßnahmen

- Stabilisierung meist mittels Fixateur externe
- Weichteilsanierung (evtl. zweizeitiger Wundverschluß)

Der Nagel wird gleichsam als septischer Sequester entfernt – es muß jedoch radiologisch und klinisch nach avitalem Gewebe geforscht und dieses radikal entfernt werden. Daraus resultierende ossäre oder Weichteildefekte werden nach Überwinden der akuten Symptomatik einer sekundären Sponigosaplastik oder einem Segmenttransport bzw. einer entsprechenden Weichteildeckung (Verschiebelappen, freie Lappen) zugeführt. Eine evtl. notwendige Gefäßsanierung sollte, um von Erfolg gekrönt zu sein, bei möglichst blanden Verhältnissen erfolgen. Wenn die Amputation im Raum steht, sollte damit – nach genauem Abwägen des Für und Wider – vor allem am Unterschenkel nicht allzu lange gezögert werden.

Klinische Ergebnisse

An der Universitätsklinik für Unfallchirurgie Wien wurden im Zeitraum von 1975–93 761 intramedulläre Osteosynthesen frischer Frakturen der unteren Extremität durchgeführt. 115 Frakturen (15,1%) waren erst- bis zweitgradig (Femur: 43), bzw. erst- bis drittgradig (Tibia: 72) offen [3].

Am Femur kam ausschließlich der Verriegelungsnagel nach Grosse u. Kempf (G & K) zur Anwendung, an der Tibia wurden offene Frakturen im Jahr 1993 zum Teil mit dem UTN(AO) versorgt (n = 7).

Die Infektionsrate betrug insgesamt 2,1% (n = 16), wobei 5 Infektionen nach der Nagelung von offenen Frakturen (Infektionsrate 4,3%) auftraten.

Tabelle 2 gibt Auskunft über das Erregerspektrum, welches anhand von Abstrichbefunden von der Fistel oder der Operationswunde bestimmt wurde.

Perioperative Antibiotikaprophylaxe erfolgte nur bei offenen Frakturen, und zwar mit einem gegen Staphylococcus aureus wirksamen Mittel (zumeist Kombinationspräparat Amoxicillin + Clavulansäure). Die weitere antibiotische Therapie richtete sich nach den erhobenen Abstrichbefunden.

Tabelle 2. Erregerspektrum

	Femur (n = 7)	Tibia (n = 9)
Staph. aureus	2	3
Staph. aureus, Staph. epidermidis	1	1
Staph. aureus, Staph. Coagulase neg.	–	1
Staph. aureus, Proteus mirabilis	1	–
Staph. aureus, β-heam. Streptokokken	–	1
Staph. epidermidis	–	1
Staph. epidermidis, St. Coagulase neg.	–	1
Clostridium perfringens	1	–
β-haem. Streptokokken	1	–
Negativer Abstrichbefund	1	1

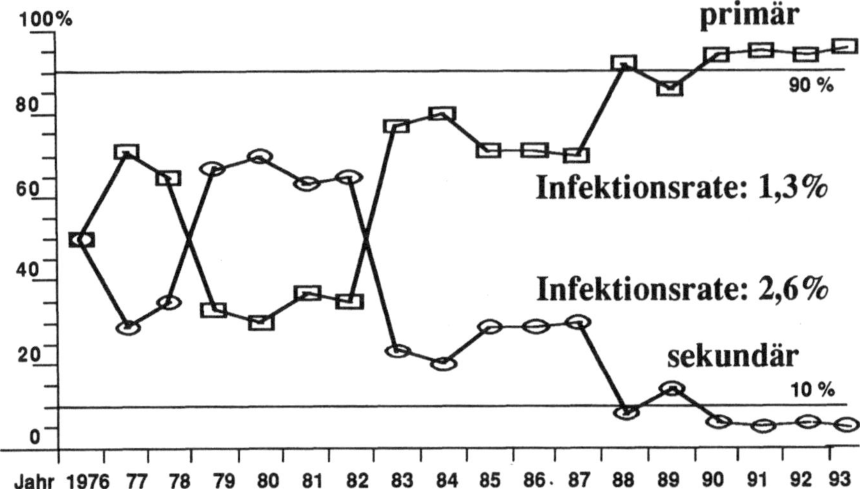

Abb. 1. Einteilung unserer mit dem Dynamischen Bewegungsfixateur behandelten Radiusfrakturen von September 1991 bis September 1994

Femur

385 Femurfrakturen bei 378 Patienten wurden innerhalb von 19 Jahren primär mit dem G & K-Nagel stabilisiert. Bei den 205 Männern (54,2%) war die Femurfraktur häufig im Rahmen eines Polytraumas zu diagnostizieren (23%, n = 48), während bei den 173 Frauen (45,8%) das hohe Alter mit entsprechender Polymorbidität imponiert (>70: 140 = 60,1%). 43 erst- und zweitgradige offene Frakturen (11,2%) wurden sofort (durchschnittlich innerhalb von 6 h) intramedullär stabilisiert (Abb. 1). Im Laufe der Jahre wurde entsprechend des operationstechnischen Vorteiles der Nagelung der gedeckten Reposition zunehmend der Vorzug gegeben. Vielleicht entspricht diese Tendenz aber auch einer gewissen Lernkurve in der Anwendung des Implantates.

Die Infektionsrate betrug insgesamt 1,9% (n = 7), 0,9% bei den Männern (jeweils 1 offene und 1 geschlossene Fraktur), 2,4% bei den Frauen (5 geschlossene Frakturen). Die Verteilung der Infektionen, bezogen auf die Repositionsmethode, ist aus Abb. 2 zu entnehmen.

Als Frühinfekt waren insgesamt 6 Fälle einzustufen, als Spätinfekt 1 Fall. Bei 4 Patienten kam die Fraktur am Nagel bzw. nach Nagelentfernung zur blanden Ausheilung, einmal war ein Verfahrenswechsel auf Fixateur externe (Wagner-Apparat) notwendig. Eine Patientin starb in Folge einer progredienten Frühinfektion mit Clostridium perfringens an Gasbrandsepsis. Ein weiterer todesfall bei Frühinfekt war bei einer 93-jährigen Patientin mit vorbestehendem schlechtem Allgemeinzustand zu beklagen.

Tibia

An der Tibia kam der G & K Nagel 369mal, der UTN(AO) 7mal primär zur Anwendung (368 Patienten: 232 Männer (63%), 136 Frauen (37%)). 72 offene

Frakturen (19,1%) wurden primär genagelt, wobei zweimal der UTN bei IIIB-Frakturen bei Problempatienten (AVK, Diabetes mellitus I) verwendet wurde. Auch hier ist eine Tendenz zur aggressiven frühzeitigen Stabilisierung zu erkennen (Abb. 1). Möglicherweise ist diese aber auch nur ein Spiegelbild der verbesserten intensivmedizinischen, apparativen und personaltechnischen Möglichkeiten.

Die Infektionsrate betrug insgesamt 2,4% (n = 9): offene Frakturen 5,5% (n = 4), geschlossene 1,6% (n = 5). Auffällig ist hier, daß nur bei 4 Patienten ein Frühinfekt festzustellen war, während bei 5 Patienten die Infektionszeichen erst nach über 3 Monaten zu Tage traten. Der UTN schneidet bei der Infektionsstatistik sehr schlecht ab (3 von 7 Fällen = 42,8%), es ist jedoch zu bedenken, daß mit diesem Implantat nur ausgesprochene Grenzindikationen intramedullär stabilisiert wurden.

5 Patienten konnten ihre ossäre Infektion am Nagel ausheilen (55,5%), 2 Patienten aus dem Jahr 1993 sind noch in ambulanter Bahandlung. Bei diesen besteht mäßige Sekretion aus Fisteln in Frakturhöhe bei liegendem Implantat und regelrechter Frakturheilung. Bei einer Patientin mit vorbestehender hochgradiger arterieller Verschlußkrankheit mußte wegen Ausbildung einer trockenen Gangrän nach bereits erfolgter Metallentfernung nach 9 Monaten der Unterschenkel an typischer Stelle amputiert werden. 1 Patient konnte nicht nachuntersucht werden. Auch an der Tibia ist neben allgemein prädisponierenden Faktoren der Patienten die offene Reposition der Fraktur mit einer deutlich höheren Infektrate vorgesellschaftet (Tendenz fallend, Abb. 2).

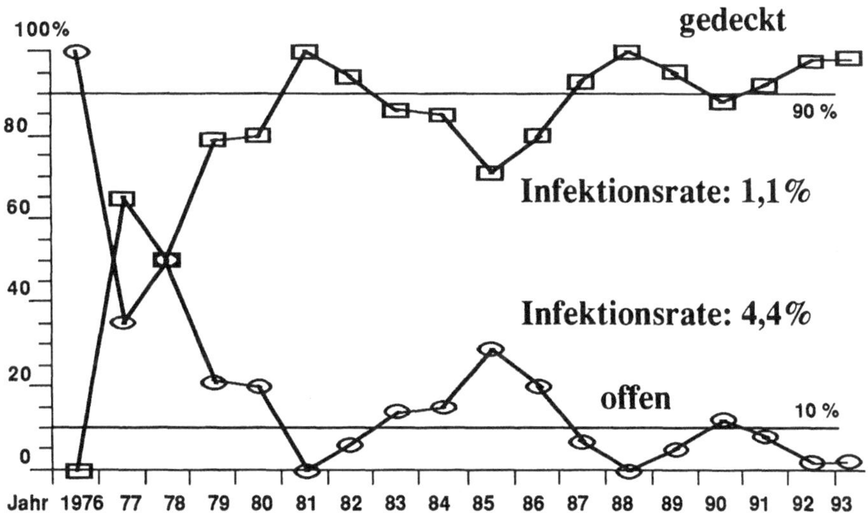

Abb. 2. Offene/gedeckte Reposition (Femur+Tibia, n = 761)

Diskussion

Die Verriegelungsnagelung ist heute eine anerkannte und vielgeübte Methode zur operativen Versorgung von Femur- und Tibiafrakturen. Ausgereifte Implantate gewährleisten relativ einfach durchzuführende und belastungsstabile intramedulläre Osteosynthesen und treiben die Indikationsgrenzen immer weiter. Die Vorteile dieser Technik liegen nicht nur auf medizinischer, sondern auch auf volkswirtschaftlicher Seite. Implantatbedingte Komplikationen sind selten. Auch septische Komplikationen konnten, bezogen auf den Schweregrad der versorgten Verletzungen, im Lauf der Jahre reduziert werden. Die Infektionsrate von 2,1% ist deutlich unter dem Durchschnitt des traumatologischen Krankengutes [4].

Betrachtet man die präsentierten Fälle, so kann man feststellen, daß alle Patienten, die eine tiefe Infektion nach Nagelung erlitten haben, einen oder mehrere prädisponierende Faktoren aufwiesen. Diese sind einerseits im Allgemeinzustand und der Anamnese der Patienten zu suchen, andererseits im jeweiligen Verletzungsmuster und daraus evtl. erwachsender operationstechnischer Schwierigkeiten. Daraus ist konsequenterweise zu folgern, daß bei Patienten mit einem hohen Risiko einer Infektion strenge Maßstäbe in der Indikationsstellung für die intramedulläre Osteosynthese angelegt werden müssen.

Diese Patienten müssen von erfahrenen Chirurgen unter besonderer Rücksichtnahme auf die Behandlung der Weichteile operativ versorgt werden. Die spezielle Behandlung beschränkt sich jedoch nicht nur auf die Operation, sondern setzt sich in gleich bedeutender Weise in der stationären und ambulanten Nachbetreuung fort. Nur so können septische und andere Komplikationen rechtzeitig erkannt und erfolgreich behandelt werden, wie die angeführten Zahlen untermauern sollen [13].

Schlußfolgerung

Das vorgestellte Therapiekonzept beruht auf dem konservativ-abwartenden Verhalten unter ständiger Betreuung des Patienten. Vorzeitige Metallentfernung und ein eventueller Verfahrenswechsel sind nur angezeigt, wenn

- die Stabilität der Fraktur durch das Implantat nicht gewährleistet ist,
- die Frakturheilung nicht absehbar ist, und
- das Implantat zur Ursache einer Sepsis wird.

In allen anderen Fällen sollte der Nagel selbst unter infizierten Bedingungen in situ belassen werden, bis die Fraktur knöchern überbrückt ist. Die Infektsanierung erfolgt dann, wie beschrieben, im Zuge der Metallentfernung. Blind verabreichte Antibiotikagaben bei stabiler Infektsituation erscheinen nicht sinnvoll und tragen das Risiko der Erregerselektion in sich [4, 8].

Lokale Antibiotikaträger jedoch können durchaus einen positiven Einfluß auf das Infektgeschehen haben [6, 7].

Es bleibt als Resümee, daß chirurgische Infektionen nur chirurgisch definitiv behandelt werden können. Diese Behandlung besteht aus sorgfältiger Revision und Nekrosektomie von Weichteilen und Knochen, Aufbohrung des Markraumes, ausgiebiger Spülung und Verbesserung der Stabilität des Systems.

Die Zukunft wird zeigen, ob durch neue Erkenntnisse und neue Methoden ein weiterer Schritt in der Prophylaxe und Behandlung septischer Komplikationen bei intramedullärer Osteosynthese gemacht werden kann. Erste Erfolge mit unaufgebohrten Kraftträgern sind vielversprechend. Das Stabilitätsproblem scheint gelöst, nun steht das Vaskularitätsproblem zur Lösung an.

Literatur

1. Bone LB, Johnson KD (1986) Treatment of tibial fractures by reaming and intramedullary nailing. J Bone Joint Surg [Am] 68:877–887
2. Clifford RP, Beauchamp CG, Kellam JF, Webb JK, Tile M (1970) Plate fixation of open fractures of the tibia. J Bone Joint Surg [Br] 4:644–648
3. Gustilo RB, Anderson JT (1976) Prevention of infection in the treatment of one thousand and twenty-five open fractures of long bones. J Bone Joint Surg [Am] 58:453–458
4. Imhoff M, Cullmann W, Tassler H (1988) Auswirkungen der systemischen Antibiotikatherapie auf Keimspektrum und Resistenzentwicklung bei chronischer Osteomyelitis. Unfallchirurg 91:197–204
5. Jenny G, Jenny JY (1993) Septische Komplikationen nach Verriegelungsnagelung: Eine statistische Auswertung von 1474 Verriegelungsnagelungen des Femur und der Tibia im Zeitraum von 1974 bis 1989. Osteosyn Int 1:30–35
6. Klemm KW (1988) Gentamicin-PMMA chains for the local antibiotic treatment of chronic osteomyelitis. Reconstr Surg Trauma 20:11–35
7. Krüger-Franke M, Carl C, Haus J (1993) Die Behandlung der infizierten Marknagelosteosynthese. Aktuel Traumatol 23:72–76
8. Naumann P (1979) Antibiotikaprophylaxe in der Traumatologie – Mikrobiologische Aspekte. Unfallheilkunde 92:270–274
9. Pape HC; Regel G, Dwenger A, Krettek C, Mehler D, Sturm JA, Tscherne H (1992) Effekte unterschiedlicher intramedullärer Stabilisierungsverfahren des Femurs auf die Lungenfunktion bei Polytrauma. Unfallchirurg 95:634–640
10. Povacs P, Lechenauer P, Primavesi CH, Hertz H (1993) Der unaufgebohrte Tibianagel (UTN). Eine Pilotstudie bei 52 Patienten. ACA 25–6
11. Runkel M, Wenda K, Rahn BA, Ritter G (1994) Knochenheilung bei unaufgebohrter versus aufgebohrter Marknagelung. Osteosyn Int 2:60–68
12. Schreinlechner P (1982) Infekthäufigkeit nach Plattenosteosynthesen offener Unterschenkelfrakturen. Hefte Unfallheilkd 157:86–89
13. Tscherne H (1983) Prinzipien der Primärversorgung von Frakturen mit Weichteilschaden. Orthopäde 12:9–22
14. Vécsei V, Wruhs O, Hertz H, Trojan E (1981) Ergebnisse nach Verriegelungsnagelung. Unfallheilkunde 84:387–389

Frühinfekt – Spätinfekt nach Verriegelungsnagelung: Was tun?

V. Vécsei[1]

Die Infektionshäufigkeit nach Verriegelungsnagelung wird in der Literatur zwischen 1% (Vécsei 1980) und 6,8% (Jenny 1989) angegeben.

Die Infektionszahlen hängen grundsätzlich neben allgemeinen von den folgenden Faktoren ab:

- vom Frakturtyp (offen = 10%, geschlossen > 2%),
- von der Frakturlokalisation (Femur = 2 – 3%, Tibia = 4%),
- von der Repositionsart (offen 5 – 6%, geschlossen 1 – 2%),
- vom Frakturmechanismus (direkte oder indirekte Gewalteinwirkung),
- vom Verletzungsmuster (isolierte Verletzung = 1%, Polytrauma = 5%).

Als Illustration dienen die Infektionszahlen aus meinen Arbeitsgebieten (Tabelle 1 und 2):

1. I. Univ. Klinik für Unfallchirurgie Wien 1975 – 1991: Anzahl der Verriegelungsnagelungen 692, Anzahl der manifesten ossären Infekte 11 (1,6%).
2. I. Chirurgische Abteilung des Wilhelminenspitals der Stadt Wien 1982 – 1991: Anzahl der Verriegelungsnagelung 261, Anzahl der manifesten ossären Infekte 6 (2,3%).

Gesamt sind dies 953 Patienten mit 17 ossären Infektionen: 11 akute, 4 späte und 2 schleichende.

An beiden Behandlungsstätten sind zusammen 86 offene Femur- und Tibiafrakturen behandelt worden (Femur ein- bis drittgradig; Tibia ein- bis zweitgradig), davon ist eine ossäre Infektion zu beobachten gewesen (1,2%).

Dies sollte nicht als Aufforderung zur Nagelung offener Frakturen verstanden werden, sondern als Hinweis für eine richtige Indikationsstellung.

Grundsätzlich unterscheiden wir zwischen 3 Formen des Infektionsverlaufes:

Akute Infektion

Diese tritt während der Erstbehandlung in der postoperativen Phase auf (11/953).

---

[1] Univ. Klinik für Unfallchirurgie, Währinger Gürtel 18 – 20, A-1090 Wien.

Tabelle 1. Analyse: *Femur*

	n	Osteomyelitis	Lokalrevision ossäre Heilung	Implantatentfernung Reosteosynthese	Verstorben an Infekt
1	358	6[a]	5	2	2[b]
2	86	1	1	0	0

[a] Alle offen reponiert.
[b] 1 Amputation.

Tabelle 2. Analyse: *Tibia*

	n	Osteomyelitis	Lokalrevision ossäre Heilung	Implantatentfernung Reosteosynthese
1	334	5 (1[a])	4	1[b]
2	175	5	4	1[b]

[a] Amputation.
[b] Mit Verriegelungsnagel.

Therapierichtlinien

Retention beseitigen
- Débridement: avitales Entfernen
- Stabilität verbessern (dynamische Verriegelung in statische umwandeln)
- Stabilität vorausgesetzt, Implantat belassen!
- Antibiotikatherapie systemisch nötig, wenn deutliche Weichteilbeteiligung vorhanden und/oder Sepsiszeichen erkennbar
- Knöcherne Konsolidierung abwarten
- Infektsanierung im Zuge der Implantatentfernung

Schleichende Infektion

In der postoperativen Phase treten lokale Rötung, Fieber, nächtliche Schmerzen ohne Fistelung auf. Laborbefunde (Blutsenkungsrate erhöht, Leukozytose) können positive Hinweise liefern (2/953).

Fragen

- Stabilität gegeben?
- Frakturheilungsprozeß regulär verlaufend?

Therapie

- Blinde systemische Breitspektrumantibiotikatherapie (mit Wirksamkeit gegen Staphylococcus aureus!)
- Stabilität verbessern

- Implantatentfernung nach knöchernen Konsolidierung
- Bei der Nagelentfernung wird der Markraum um 2–3 mm weiter aufgebohrt, der Markraum mit mehreren Litern Ringer-Lösung gespült und zur
  lokalen Infektsanierung eine Gentamycin-PMMA-Kette eingeführt, eine
  Überlaufdrainage für 5 Tage installiert. Die perkutan herausgeleitete Kette
  wird schrittweise bis zum 14. Tag nach der Operation entfernt.

Spätinfektion

Nach regulärem Verlauf treten 3 Monate post operationem oder später alle
Symptome der manifesten Infektion auf (4/953).

Fragen

- Stabilität gegeben?
- Revision nötig?
- Frakturheilung ausständig, im Gange, oder abgeschlossen?

Therapie

- Verbesserung der Stabilität, wenn möglich, unter Belassung des Nagels
- Radikales Débridement
- Beschleunigung der knöchernen Konsolidierung
- Implantatentfernung nach Defektsanierung, wie beschrieben nach knö-
  cherner Heilung

Bei Fortschreiten des Infektionsprozesses, Verbesserung der Implantatstabilität
nicht verwirklichbar, Frakturheilungsprozeß unabsehbar, Ursache einer gene-
ralisierten Sepsis ist der Verriegelungsnagel

Therapie

- Systemische Antibiotikatherapie nach Antibiogramm
- Kontrolle der Blutversorgung (evtl. Angiographie)
- Implantatentfernung
- Aufbohren des Markraumes, Spülung, Drainage, Gentamycin-PMMA-Ket-
  ten lokal,
- Stabilisierung (wichtig!) meistens mit Fixateur externe
- Weichteilsanierung
- Sekundäre Spongiosaplastik

Schlußfolgerungen

95% aller Infektsituationen können mit bestem Erfolg unter Belassung des
Verriegelungsnagels behandelt werden. Die Therapieziele werden aufgesplittet:
Erstes Ziel ist die Erzielung der knöchernen Konsolidierung unter Kontrolle
des Infektes (Drainage, Retentionsbeseitigung, evtl. Antibiotikatherapie).

Solange der Verriegelungsnagel in situ ist, ist mit dem Aufflackern des Infektes zu rechnen.

Infektsanierung durch lokale Maßnahmen erfolgt im Zuge der Implantatentfernung: Aufbohrung, Spülung, evtl. distale Fenestrierung und temporäre Implantation von Gentamycin-PMMA-Ketten.

Weichteilsanierungsmaßnahmen sind rechtzeitig zu überdenken.

Die routinemäßige Nagelentfernung vor Abschluß der Frakturheilung als Einzelmaßnahme ist grundsätzlich falsch.

Literatur

1. Gustilo RB, Anderson JT (1976) Prevention of infection in the treatment of one thousand and twenty-five open fractures of long bones. J Bone Joint Surg [Am] 58:453
2. Hierholzer G, Lob G (1978) Antibioticatherapie in der Unfallchirurgie. Unfallheilkunde 81:64–68
3. Imhoff M, Cullmann W, Tassler H (1988) Auswirkungen der systemischen Antibiotikatherapie auf Keimspektrum und Resistenzentwicklung bei chronischer Osteomyelitis. Unfallchirurgie 91:197–204
4. Jenny G, Jenny JY (1993) Septische Komplikationen nach Verriegelungsnagelung: Eine statistische Auswertung von 1474 Verriegelungsnagelungen des Femur und der Tibia im Zeitraum von 1974 bis 1989. Osteosynth Int 1:30–35
5. Kaltenecker G, Wruhs O, Quaicoe S (1990) Lower infection rate after interlocking nailing in open fractures of femur and tibia. J Trauma 30:474–479
6. Klemm KW (1988) Gentamycin-PMMA chains for the local antibiotic treatment of chronic osteomyelitis. Reconstr Surg Traumatol 20:11–35
7. Krüger-Franke M, Carl C, Haus J (1993) Die Behandlung der infizierten Marknagelosteosynthese. Akt Trauma 23:72–76
8. Naumann P (1979) Antibiotikaprophylaxe in der Traumatologie – Mikrobiologische Aspekte. Unfallheilkunde 82:270–274
9. Ochsner PE, Gösele A, Buess P (1990) The value of intramedullary reaming in the treatment of chronic osteomyelitis of long bones. Arch Orthop Trauma Surg 109:341–347
10. Schweiberer L, Lindemann M (1973) Infektion nach Marknagelung. Chirurg 44:542–548
11. Tscherne H (1983) Prinzipien der Primärversorgung von Frakturen mit Weichteilschaden. Orthopäde 12:9–22
12. Vécsei V, Hertz H (1977) Erfahrungen mit der Verriegelungsnagelung. Arch Orthop Unfallchir 89:191–198